肠易激综合征的基础与临床

主　编　唐旭东　卞兆祥

科学技术文献出版社
SCIENTIFIC AND TECHNICAL DOCUMENTATION PRESS
·北京·

图书在版编目（CIP）数据

肠易激综合征的基础与临床/唐旭东，卞兆祥主编．—北京：科学技术文献出版社，2015.9（2023.9重印）

ISBN 978-7-5189-0667-3

Ⅰ.①肠… Ⅱ.①唐…②卞… Ⅲ.①结肠疾病—综合征—诊疗 Ⅳ.①R574.62

中国版本图书馆 CIP 数据核字（2015）第 206482 号

肠易激综合征的基础与临床

策划编辑：薛士滨　责任编辑：张　蓉　责任校对：赵　瑷　责任出版：张志平

出　版　者	科学技术文献出版社	
地　　　址	北京市复兴路 15 号　邮编　100038	
编　务　部	（010）58882938，58882087（传真）	
发　行　部	（010）58882868，58882870（传真）	
邮　购　部	（010）58882873	
官　方网址	www.stdp.com.cn	
发　行　者	科学技术文献出版社发行　全国各地新华书店经销	
印　刷　者	北京虎彩文化传播有限公司	
版　　　次	2015 年 9 月第 1 版　2023 年 9 月第 6 次印刷	
开　　　本	850×1168　1/32	
字　　　数	284 千	
印　　　张	10.625	
书　　　号	ISBN 978-7-5189-0667-3	
定　　　价	58.00 元	

编　委

主　编　唐旭东　卞兆祥
编　委　（按姓氏拼音为序）

卞立群　卞兆祥　陈　婷　康　楠　李保双
李振华　林　媚　苏　敏　唐旭东　王　微
王春燕　王凤云　王晓鸽　温艳东　杨俭勤
张　默　张北华　张丽颖　赵迎盼　朱恩林

序

　　肠易激综合征（irritable bowel syndrome，IBS）是一组发病率很高的临床常见综合征，主要表现为胃肠功能改变，以持续或间歇发作的腹痛或腹部不适，伴排便频率改变及粪便性状异常等为特征。IBS 是临床上最常见的功能性胃肠病之一，随着生活节奏的加快，其患病率不断增加。其病因和发病机制复杂，严重影响了患者的生活质量，过度的检查和治疗不仅给患者本身，也给社会造成了巨大的经济负担。近年来随着科学研究的深入与发展，国内外对 IBS 的认识取得了许多新的进展，为 IBS 的临床治疗带来希望。

　　本书汇集了中、西医两种医学体系研究 IBS 的最新进展，从疾病的流行病学、病因、发病机制、诊断、临床类型、治疗、基础研究与临床研究等多方面分别作了阐述，内容丰富，是目前国内对该病论述系统性较强的一部专著。

　　本书还从临床医疗及科学研究的角度详细阐述了 IBS 相关基础研究、临床研究的关键技术问题，包括 IBS 动物模型的构建、临床试验的设计和临床疗效的评价指标等，无论是对这一领域的基础研究还是临床研究都有一定的借鉴作用。本书主编唐旭东教授与卞兆祥教授是海内外享有盛名的消化系统疾病临床医学家，学识及经验丰富。二位教授带领研究团队针对中医药研究的特点，从病证结合动物模型的建立、中药复方的临床疗效评价和作用机制等方面也开展了深入的探索性研究，具有实用性和创新性。本书的作者，都是临床一线的、集医疗、科研与教学于一身的工作人员，掌握这一领域的研究动态，并对这一疾病有多年的临床与研究经验。

　　本书内容准确翔实，编排合理，信息量大，可读性强，是一本完整、新颖和实用的医学参考书，可供广大消化疾病专业临床医师、科研人员及医学生参考学习。

　　今在本书出版之际，谨以此序祝贺本书的问世，并愿推荐给广大读者。

中国科学院院士　陈可冀

2015年5月于北京

前　言

IBS 作为最常见的功能性胃肠病之一，因其临床症状反复发作，发病机制未完全阐明，且缺乏理想的诊断标准和化学治疗药物，一直是国际备受关注的疾病。中医药治疗 IBS 手段多样，疗效肯定，优势突出，研究 IBS 也引起了广大中医药工作者的关注。近年来，随着现代医学科技的发展，中、西医研究 IBS 均取得了很大进展，但目前缺乏一本汇集 IBS 最新中、西医研究现状的专著，因此，我们共同努力搜集 IBS 最新国内外研究资料，编写本书奉献给广大读者。

本书分现代医学篇、科学研究篇和祖国医学篇三篇，共 13 章。现代医学篇详细阐述了现代医学对 IBS 定义、流行病学、发病机制、诊断和治疗的最新研究进展；科学研究篇从科研的角度阐述了肠易激综合征的动物模型、临床研究、新药研发以及中医药作用机制最新研究进展；祖国医学篇从病因病机、证候诊断、中医药治疗、名老中医诊治经验以及预防的角度，阐述了肠易激综合征的中医药研究进展。本书内容全面、系统、新颖、文献丰富、信息量大。

　　本书旨在满足消化疾病专业中、西医临床医师、科研工作者、医学生对 IBS 相关知识的需要，为他们提供一本完整、新颖和实用的参考书。希望本书的出版能激励和鼓舞立志从事 IBS 研究、改善 IBS 患者状况的同道们。

　　本书承蒙陈可冀院士作序，在此表示衷心感谢。感谢为本书的出版付出心血的所有参编人员。

　　由于时间仓促，加之我们自身水平有限，本书疏漏之处在所难免，敬希各位读者不吝赐教！

编者

2015 年 5 月

目　　录

现代医学篇

科学研究篇

目 录

祖国医学篇

现代医学篇

第一章　肠易激综合征概论

第一节　定义及沿革

现代医学将腹痛或腹部不适伴大便或排便习惯的改变，并且缺乏可解释症状的形态和生物化学异常的一组综合征称为肠易激综合征（irritable bowel syndrome，IBS）。早在 1818 年就有关于 IBS 主要症状的描述："腹痛、消化紊乱及腹胀。"[1]由于 IBS 缺乏特征性症状和体征，诊断十分混淆，因此最初的命名也十分混乱，如"腹胀性绞痛""神经性肠绞痛""痉挛结肠""黏液性结肠炎""过敏性结肠炎""易激结肠"等。直到 20 世纪 40 年代，Dolkart PE 等[2]提出 IBS 这一概念，并沿用至今。

IBS 没有一个明确的生物标志，没有一个大家公认的诊断金标准，主要基于临床症状进行诊断。无论是最早用于 IBS 诊断的 Manning 标准[3]，到后来的 Kruis 标准[4]，以及罗马 I [5]、罗马 II [6]、罗马 III [7]标准都强调腹部不适和腹痛症状的存在，这些症状在 IBS 中是必不可少的。此外还强调腹部不适和腹痛症状与排便的关系，单纯腹部不适或腹痛，或者仅有排便异常或排便习惯的改变都不能说明患有 IBS，同时必须是这类患者无形态和生物化学的异常。

Manning 等研究的初衷是使 IBS 与器质性疾病相鉴别，从而在减免不必要检查的基础上尽可能降低器质性疾病的误诊和漏诊率，但是由于 IBS 症状的异质性和多样性，以及其症状诊断缺乏特异性，使 Manning 标准出现了一些局限性。在 Manning 标准之后，Kruis 等根据患者腹痛、腹胀、排便习惯改变等症状提出了一个评分系统，即在症状的基础上，结合病史、体格检查和基本的实验室检查，对 IBS 进行诊断，由于此评分系统过于繁琐，同时有些指标不确定因素较多，这个标准并没有得到广泛应用。1988 年由 Thompson 倡导，以 Manning 标准和 Kruis 标准为基础，经罗马工作小组的共同努力，修改制定了 IBS 罗马标准，即罗马 I 标准，该标准首先对症状持续的时间进行了规定，要求病程中至少有 3 个月出现 IBS 的主要症状；其次将大便次数减少和大便干结等便秘症状包括在诊断之中；另外还纳入了较以往更多的症状，并提出何为持续性或反复发作。1998 年的罗马会议，对既往标准进行了新的修改，于 1999 年推出了罗马 II 标准，在遵循生物—心理—社会医学模式的基础上，强调 IBS 具有胃肠感觉和动力异常的发病机制，并指出 IBS 与其他功能性胃肠病一样，社会心理因素在其中发挥重要作用，并与器质性疾病和其他功能性胃肠疾病有重叠现象；该标准将诊断时间延长至 12 个月，规定期间至少有 12 周时间有症状，但可以不连续，由此反应该病的慢性和反复发作的特点。罗马 III 标准对于 IBS 诊断是建立在最近的 3 个月和诊断前至少 6 个月出现症状，较罗马 II 标准症状出现的时间缩短至 6 个月，并强调不适意味着区别于疼痛的难受的感觉，在病理生理研究和临床试验中，入选的个体在观察期间疼痛或不适的频率至少每周 2 天，并将 IBS 亚型分类法从罗马 II 标准根据多症状分类改变为只根据粪便性状分为 4 型：便秘型 IBS（constipation-predominant IBS，IBS-C）、腹泻型 IBS（diarrhea-predominant IBS，IBS-D）、混合型 IBS（mixed IBS，IBS-M）、未定型 IBS（undefined IBS，IBS-U）。

罗马标准产生了巨大的影响和争论，它们不是完美无缺的，验证研究困难而且很少。IBS 罗马标准的不断修订也促进了对功能性肠病的深入理解，随着证据的不断积累，也会有更新的 IBS 罗马标准出现。

第二节 流行病学

IBS 是一种全球性疾病，人群患病率较高，并且有逐年增加的趋势[8]。IBS 患者的生活质量明显低于一般人群，甚至低于胃食管反流病、糖尿病、终末期肾病患者[9]。因 IBS 过度检查、相关治疗及其生活质量下降、甚至劳动力的丧失等，造成了重大的经济负担和社会负担[10]。目前 IBS 的病因和发病机制尚未完全明确，开展流行病学调查可以分析其危险因素，从中寻找线索，为 IBS 的临床和基础研究提供客观依据。

一、肠易激综合征的全球分布特征

从文献报道来看[11]，在全球范围内，各个国家 IBS 的患病率相差较大，可能与各国的社会、文化、地理和环境因素不同有关，与所采用的 IBS 诊断标准不同也有很大关系。

（一）地区分布

对 IBS 的流行病学进行调查研究（1947—2011 年），最多的是北欧和东南亚国家，南美、南亚、非洲和澳大利亚各国也有一部分报道，中美洲国家未见报道。IBS 全球总体患病率约为 11.2%（95% CI，9.8% ~12.8%），东南亚患病率最低约为 7.0%，南美最高约为 21.0%，具体各地区患病率见表 1 - 1。

表 1 - 1 不同地区 IBS 患病率[11]

	研究数	样本量	总体患病率	95% CI	I^2	I^2P 值
所有研究	80	260 960	11.2	9.8 ~12.8	99.3	<0.001
北欧	21	72 031	12.0	9.0 ~15.0	99.4	<0.001
东南亚	19	55 545	7.0	5.0 ~9.0	98.5	<0.001
北美	10	52 790	11.8	7.4 ~17.2	99.6	<0.001

续表

	研究数	样本量	总体患病率	95% CI	I^2	I^2P 值
南欧	9	36 577	15.0	11.0 ~ 20.0	98.5	<0.001
中东	8	32 374	7.5	3.5 ~ 12.8	99.5	<0.001
南亚	4	5857	17.0	5.0 ~ 33.0	99.5	<0.001
南美	4	1272	21.0	18.0 ~ 25.0	54.7	0.004
澳大利亚	3	3739	14.0	13.0 ~ 15.0	—	—
非洲	2	775	19.0	2.0 ~ 46.0	—	—

同一地区采用不同的诊断标准，即使是相同国家的人口样本，不同的研究获得的患病率也有明显差异，如表 1 - 2 所示。我国 2005 年前后的几项调查研究[12-14]显示：符合罗马 Ⅱ 诊断标准的 IBS 患病率约为 12.57%。2010 年上海松江区调查了 45 个社区 7648 例社区居民，符合罗马Ⅲ标准的 IBS 患病率为 13.1%[15]。

表 1 - 2　同一地区基于不同 IBS 诊断标准的患病率[11]

国家	Manning (%)	95% CI	罗马 I (%)	95% CI	罗马 Ⅱ (%)	95% CI
美国	16.0	14.0 ~ 18.0	9.0	6.0 ~ 12.0	7.0	6.0 ~ 7.0
加拿大	无	—	13.0	12.0 ~ 16.0	18.0	7.0 ~ 33.0
英国	19.0	15.0 ~ 24.0	10.0	8.0 ~ 11.0	10.0	7.0 ~ 14.0
瑞典	19.0	13.0 ~ 26.0	14.0	8.0 ~ 20.0	13.0	9.0 ~ 18.0
荷兰	6.0	4.0 ~ 9.0	无	—	无	—
法国	2.0	2.0 ~ 3.0	3.0	1.0 ~ 5.0	2.6	0.3 ~ 7.2
芬兰	10.0	9 ~ 11.0	6.0	5.0 ~ 6.0	5.0	4.0 ~ 6.0
冰岛	31.0	28.0 ~ 33.0	无	—	无	—
俄罗斯	无	—	19.0	17.0 ~ 22.0	无	—

国家	Manning（%）	95% CI	罗马 I（%）	95% CI	罗马 II（%）	95% CI
德国	无	—	6.0	0.2～18.9	12.0	10.0～14.0
西班牙	无	—	14.0	10.0～18.0	无	—
意大利	无	—	7.0	6.0～9.0	7.0	6.0～8.0
罗马尼亚	无	—	14.0	11.0～19.0	无	—
克罗地亚	无	—	28.0	24.0～32.0	无	—
土耳其	无	—	无	—	11.0	6.0～16.0
伊朗	无	—	无	—	9.0	6.0～13.0
尼日利亚	无	—	无	—	32.0	27.0～36.0
孟加拉国	无	—	8.0	7.0～10.0	8.0	6.0～9.0
巴基斯坦	无	—	无	—	28.0	4.0～62.0
新加坡	5.0	0.9～12.3	10.0	9.0～12.0	9.0	7.0～10.0
韩国	15.0	12.0～19.0	9.0	6.0～12.0	6.0	2.0～11.0
中国	10.0	8.0～13.0	2.4	0.3～6.3	5.0	4.0～6.0
日本	无	—	无	—	6.0	5.0～7.0
马来西亚	无	—	无	—	16.0	13.0～18.0
秘鲁	24.0	21.0～28.0	无	—	无	—
巴西	无	—	无	—	17.0	12.0～23.0
澳大利亚	14.0	13.0～15.0	8.0	2.0～17.0	7.0	6.0～8.0
以色列	无	—	无	—	3.0	2.0～4.0

（二）人口学分布

1. 年龄　大多数研究表明不同年龄段 IBS 患病率不同，未成年人随着年龄的增长 IBS 患病率有上升趋势，成年人随着年龄的增

长有下降趋势。李定国等[16]对我国 6 个省及两个直辖市中的
51 956 名中小学生进行了调查，结果显示随着年龄的增长，IBS 患
病率有上升趋势：符合罗马Ⅱ标准的 9 ~ 12 岁小学生 IBS 患病率为
12.5%；12 ~ 15 岁为 21.8%，15 ~ 18 岁为 26.1%。姒健敏等[17]
调查了浙江省的 IBS 患病情况，662 例 18 ~ 65 岁的人群中，IBS 患
者的发病高峰年龄段为 25 ~ 50 岁，占 68.4%。Lule 等[18]对肯尼亚
黑人研究发现 30 多岁为 IBS 患病率的高峰。英国 Ruigomez 等[19]对
新诊断为 IBS 的患者进行为期 1 年的随访资料显示，在 2956 例 IBS
患者中，主要为年轻人及中年人，60 岁以上的仅占 12%。

　　但是，也有部分研究认为 IBS 的患病率与年龄无关。Lovell RM
等[11]分析全球的调查研究发现，成年后随着年龄的增加 IBS 患病率
有逐渐下降的趋势，如表 1 – 3 所示，但这种差异无统计学意义；有
14 项研究结果显示年龄 >50 岁的人群 IBS 患病率低于年龄 <50 岁的
人群；有 09 项研究显示年龄 >45 岁和 <45 岁的两组人群 IBS 患病率
没有显著性差异。Masud MA 等[20]对孟加拉国 2426 名农民及家庭主
妇进行调查，认为符合罗马标准的 IBS 患病率与年龄无关。

表 1 – 3　IBS 患者年龄分布情况[11]

年龄段	样本量	总体患病率（95% CI）	比值比（95% CI）
<30	6909	11.0（6.0 ~ 18.0）	1.0
30 ~ 39	7247	11.0（7.0 ~ 16.0）	1.04（0.85 ~ 1.27）
40 ~ 49	7543	9.6（6.0 ~ 14.0）	0.86（0.59 ~ 1.24）
50 ~ 59	5434	7.8（5.0 ~ 11.1）	0.68（0.40 ~ 1.17）
≥60	5540	7.3（4.3 ~ 11.0）	0.63（0.38 ~ 1.04）

　　2. 性别　从世界各国的调查研究资料来看，IBS 的患病率大多
是女性高于男性。Lovell RM 等[11]分析了 55 个研究，结果显示女
性患病率约为 14.0%，男性患病率约为 8.9%，如表 1 – 4 所示。
也有部分研究认为在非西方国家 IBS 患者并非以女性为主，巴基斯
坦 Husain N 等[21]调查了 938 名低收入人群，其中符合罗马Ⅱ标准

的女性 IBS 患病率为 13.4%，男性为 13.1%，男女比例无明显差异。韩国 Han SH 等[22]调查了 1066 人，符合罗马Ⅱ标准的 IBS 患病率为 6.6%，其中男性 7.1%，女性 6.0%，女性低于男性。

表 1-4　IBS 患者性别分布情况[11]

性别	样本量	总体患病率（95% CI）	OR（95% CI）
男性	78 913	8.9（7.3～10.5）	1.00
女性	83 330	14.0（11.0～16.0）	1.67（1.53～1.82）

3. 种族　研究显示不同种族的 IBS 患病率不同，黑人患病率低于白人。美国 Wigington WC 等[23]调查了来自不同地区的 990 个人，其中 670 个黑人，320 个白人，结果显示符合罗马Ⅱ标准的 IBS 患病率黑人为 7.9%，白人为 13.1%。

4. 受教育程度、职业、收入　IBS 患病率的高低与患者受教育程度、职业、收入等也有一定的关系。Gwee KA 等[24]调查了新加坡 2276 名居民，结果显示受教育 6 年以上的人群 IBS 患病率为 9.8%，6 年以下人群为 5.9%，两者具有显著性差异。Ibrahim NK 等[25]在医学生中的调查显示：学制越长，IBS 患病率越高；家庭收入富裕的 IBS 患病率低于家庭收入欠丰的；Rey E 等[26]也认为低收入人群 IBS 患病的风险增加。国内的一项调查显示[27]：符合罗马Ⅱ标准的非医学专业大学生 IBS 患病率明显高于医学专业的大学生（19.7% vs. 10.5%，$P = 0.022$）。

（三）亚型分布

罗马Ⅲ标准将 IBS 分为四种亚型：腹泻型、便秘型、混合型和不定型。在全球范围内，IBS 各亚型分布存在差异，我国以腹泻型为主。马来西亚 Lee YY 等[28]调查了 221 人，符合罗马Ⅲ的 IBS 患病率为 10.9%，其中混合型为最常见的类型，约占 58.3%，便秘型占 20.8%，腹泻型占 16.7%，不定型占 4.2%。巴基斯坦 Husain N 等[21]调查了 938 人，结果显示符合罗马Ⅱ标准的便秘型 IBS 患病率为6.7%，腹泻型为3.9%，混合型为2.7%。土耳其的一项抽样调查显示[29]：3000人中625人符合罗马ⅡIBS诊断标准，其中48.1%为腹泻型，38.9%为便秘型，13.0%为不定型。韩国Han SH等调查了1066人，符合罗马Ⅱ标准的便秘型IBS患病率为24.3%，腹泻型IBS患病率为32.9%，不定型占42.9%。日本的一项横断面调查研究显示：腹泻型IBS（IBS－D）的比例为27.8%，略高于其他亚型，便秘型IBS（IBS－C）占21.5%，混合型IBS（IBS－M）占24.3%，未定型IBS（IBS－U）占26.4%[30]。我国学者抽样调查研究显示符合罗马Ⅱ标准的IBS－D患者约占74.1%[31]，符合罗马Ⅲ标准的IBS－D患者约占66.3%[32]。另外，伊朗的一项研究显示IBS－D在男性患者中最多见，IBS－C在女性患者中最多见，并且在过去的3个月里男性患者出现松散便、糊状或水样便的频率最高[33]，可见IBS临床亚型分布与性别也有一定的关系。

二、肠易激综合征的危险因素

国内外的流行病学调查研究显示，IBS的发病除与性别、年龄有关外，还与遗传、早期生活事件、精神心理因素、胃肠疾病史、饮食因素、药物因素等几个方面有关。

（一）遗传和环境

IBS发病呈现家庭聚集现象，提示遗传和环境因素在IBS发病中发挥一定的作用。有研究[34]认为遗传因素对IBS发病的贡献度可高达20%，虽然有人提出过"IBS基因"，但这些基因与IBS的确切关系尚不明确。Levy RL等[35]调查研究了6060对双胞胎，单卵双胞胎同时患IBS的比例为17.2%，双卵双胞胎同时患有IBS的比例为8.4%；母亲患有IBS的双胞胎IBS患者比例为15.2%，双胞胎同时患有IBS的比例为6.7%，这些结果说明IBS发病不仅与遗传有关，还受社会学习因素的影响。Saito YA等[36-37]研究认为IBS呈现明显的家庭聚集现象，既与遗传因素有关，还与家庭成员之间的关系是否融洽有关。

（二）早期生活事件

早期不良生活事件的发生对 IBS 的发病具有重要的影响作用。Chitkara DK 等[38]通过系统评价发现：回顾性和前瞻性研究均证实部分童年时期持续存在功能性腹痛等胃肠道症状的患者成年人后易发展为 IBS，部分患者即使不会发展为 IBS，成年后也易出现精神疾病，如焦虑、抑郁等；童年时期拥有富裕的社会经济状况成年后易患 IBS；新生儿期经历创伤成年后易患 IBS，如出生时体重小于 1.5 kg、产前营养不良、新生儿期的疼痛事件等；童年时期遭受虐待或缺乏父爱或母爱成年后易患 IBS，如遭受身体、性或情感虐待，与父母相处不好、父母离异、父母去世等；部分患者受父母等患病行为的影响发展为 IBS。Bradford K 等[39]比较分析了 294 例 IBS 患者和 435 例正常人早期不良生活事件的差异，结果显示：与正常对照组相比，IBS 患者具有更高的一般性创伤（78.5% vs. 62.3%）、身体惩罚（60.6% vs. 49.2%）、情感虐待（54.9% vs. 27.0%）和性虐待（31.2% vs. 17.9%）等早期不良生活事件发生率（$P < 0.001$）。

（三）精神心理因素

精神心理因素与 IBS 的发病具有密切的关系。我国的一项调查显示[40]：大城市 IBS 患者中具有较高的抑郁、焦虑症状和抑郁、焦虑障碍患病率。另有研究[41-43]对大学生群体进行了调查，结果显示：与非 IBS 组相比，IBS 组具有明显的抑郁和焦虑。Choung RS 等[44]对社区人群进行调查发现：IBS 发病与社会心理因素和躯体症状均有密切的关系。Butt AS 等[45]通过病例对照研究发现，抑郁、焦虑、躯体病样精神障碍等常见精神疾病与 IBS 的发病具有密切的关系，与正常组相比，IBS 病例组出现常见精神障碍的 OR 值为 7.24（95% CI 为 3.6～14.5，$P < 0.001$）。Ford AC 等[46]通过 Meta 分析认为抗抑郁治疗 IBS 是有效的，从另一个角度说明精神

因素与 IBS 的发病有关。

（四）胃肠感染等病史

近年来，感染后肠易激综合征（PI - IBS）成为人们研究的焦点之一，也说明既往胃肠疾病与 IBS 的发病有一定的关系。国内外的流行病学调查显示腹部手术史、胃肠道感染史是 IBS 发病的危险因素[47-49,50]。有研究[51]对经细菌培养证实有细菌性肠胃炎的患者进行随访发现，腹泻时间超过 7 天是其发展为 PI - IBS 的危险因素。一项 Meta 分析显示[52]：女性、低龄、初始胃肠疾病的严重程度、肠炎的持续时间及不良的心理因素是急性胃肠感染发展为PI - IBS 的危险因素。

（五）饮食因素

IBS 作为一种胃肠道疾病，与饮食因素的关系密切。国内的流行病学调查显示[47-49]：嗜食辛辣、油炸及富含淀粉的食物是 IBS 的危险因素。杨崇美等[53]研究发现：部分 IBS - D 患者对大豆、牛奶、海鱼、海虾、马铃薯、蒜、花生等过敏发生率较高，与正常组比较有显著性差异，食物过敏可能是 IBS - D 的病因之一。Uz E 等[54]研究也发现 IBS 患者对食物过敏的发生率明显高于正常人。综合分析食物与 IBS 的相关研究表明：食物不耐受和食物过敏可诱发或加重 IBS 症状，是 IBS 发病的一个重要影响因素[55]。

（六）药物因素

IBS 发病可能与抗生素、镇痛药等使用不当有关。有流行病学调查显示[47-49,56]：服用大量抗生素、滥用镇痛药物是 IBS 发病的危险因素。Mendall MA 等[57]早在 1998 年就发现使用抗生素与 IBS 的发病有关。Maxwell PR 等[58]通过病例对照研究发现：使用抗生素的人群更容易出现 IBS 等功能性腹部症状。Locke GR 等[59]调查发现：使用对乙酰氨基酚、阿司匹林、非甾体消炎药等镇痛药与 IBS 发病密切相关。

（七）其他因素

有研究[30,60]显示吸烟是 IBS 的危险因素，但也有研究[61]表明吸烟与 IBS 发病无关。有研究[30]显示饮酒是 IBS – D 的危险因素，但也有研究[60-61]表明饮酒与 IBS 发病无关。Sheikh Sajjadieh MR 等[62]调查了乌克兰地区的受核辐射影响地区的 75 例青少年 IBS 患者，与正常人群比较，这些地区的青少年 T 淋巴细胞免疫功能下降，认为免疫功能下降是 IBS 发病的危险因素。

国内外对 IBS 各亚型的危险因素进行分析的研究较少，国内的研究[53,63-64]表明：饮食不节、食物过敏或食物不耐受与 IBS – D 的发病具有密切的关系。国外有研究[30]认为低体重指数和饮酒与 IBS – D 发病有关；吸烟和患有过敏性疾病与 IBS – M 发病相关；患有过敏性疾病与 IBS – U 发病相关。

参考文献

[1] Powell R. On certain painful afflictions of the intestinal canal. Med Trans Royal Coll Phys, 1818, 6: 106-117.

[2] Dolkart RE, Dentler M, Darrow II. The effect of various types of therapy in the management of the irritable bowel syndrome. Ⅲ Med J, 1946, 90 (5): 287-289.

[3] Manning AP, Thompson WG, Heaton KW, et al. Towards positive diagnosis of the irritable bowel. Br Med J, 1978, 2 (6138): 653-654.

[4] Kruis W, Thieme C, Weinzierl M, et al. A diagnostic score for the irritable bowel syndrome. Its value in the exclusion of organic disease. Gastroenterology, 1984, 87 (1): 1-7.

[5] Thompson WG, Creed FH, Drossman DA, Heaton KW, MazzaccaG. Functional bowel disorders and functional abdominal pain. Gastroenterol Int, 1992, 5: 75-91.

[6] Thompson WG, Longstreth GF, Drossman DA, el, al. Functional bowel disorders and functional abdominal pain. Gut, 1999, 45 Suppl 2: II43-47.

[7] Longstreth GF, Thompson WG, Chey WD, et al. Functional bowel disorders.

Gastroenterology, 2006, 130 (5): 1480-1491.

[8] Rey E, Talley NJ. Irritable bowel syndrome: novel views on the epidemiology and potential risk factors. Dig Liver Dis, 2009, 41 (11): 772-780.

[9] MÖnnikes H. Quality of life in patients with irritable bowel syndrome. J Clin Gastroenterol, 2011, 45 Suppl: S98-101. ·

[10] Hulisz D. The burden of illness of irritable bowel syndrome: current challenges and hope for the future. J Manag Care Pharm, 2004, 10 (4): 299-309.

[11] Lovell RM, Ford AC. Global prevalence of and risk factors for irritable bowel syndrome: a meta-analysis. Clin Gastroenterol Hepatol, 2012, 10 (7): 712-721. e4.

[12] 熊理守, 陈湖, 陈惠新, 等. 广东省社区人群肠易激综合征的流行病学研究. 中华医学杂志, 2004, 84 (4): 278-281.

[13] 李定国, 刘栋, 许小幸, 等. 青少年儿童肠易激综合征的流行病学调查. 中华消化杂志, 2005, 25 (5): 266-269.

[14] 沈蕾, 孔浩, 侯晓华. 不同专业硕士研究生肠易激综合征的流行病学调查. 胃肠病学, 2007, 12 (1): 14-18.

[15] 沈峰, 李定国, 周惠清, 等. 上海市松江社区居民肠易激综合征流行病学调查. 中华消化杂志, 2011, 31 (10): 663-668.

[16] 李定国, 周惠清, 宋艳艳, 等. 全国城市中小学生肠易激综合征现况调查. 中华内科杂志, 2007, 46 (2): 99-102.

[17] 姒健敏, 陈淑洁, 孙蕾民. 浙江省肠易激综合征的流行病学和患者生活质量研究. 中华内科杂志, 2003, 42 (1): 34-37.

[18] Lule GN, Amayo EO. Irritable bowel syndrome in Kenyans. East Afr Med J, 2002, 79 (7): 360-363.

[19] Ruigómez A, Wallander MA, Johansson S, et al. One-year follow-up of newly diagnosed irritable bowel syndrome patients. Aliment Pharmacol Ther, 1999, 13 (8): 1097-1102.

[20] Masud MA, Hasan M, Khan AK. Irritable bowel syndrome in a rural community in Bangladesh: prevalence, symptoms pattern, and health care seeking behavior. Am J Gastroenterol, 2001, 96 (5): 1547-1552.

[21] Husain N, Chaudhry IB, Jafri F, et al. A population-based study of irritable bowel syndrome in a non-Western population. Neurogastroenterol Motil, 2008, 20 (9): 1022-1029.

［22］ Han SH, Lee OY, Bae SC, et al. Prevalence of irritable bowel syndrome in Korea: population-based survey using the Rome II criteria. J Gastroenterol Hepatol, 2006, 21 (11): 1687-1692.

［23］ Wigington WC, Johnson WD, Minocha A. Epidemiology of irritable bowel synd- rome among Africans as compared with whites: a population-based study. Clin Gastroenterol Hepatol, 2005, 3 (7): 647-653.

［24］ Gwee KA, Wee S, Wong ML, et al. The prevalence, symptom characteristics, and impact of irritable bowel syndrome in an asian urban community. Am J Gastroenterol, 2004, 99 (5): 924-931.

［25］ Ibrahim NK, Battarjee WF, Almehmadi SA. Prevalence and predictors of irritable bowel syndrome among medical students and interns in King Abdulaziz University, Jeddah. Libyan J Med, 2013, 8: 21287.

［26］ Rey E, Talley NJ. Irritable bowel syndrome: novel views on the epidemiology and potential risk factors. Dig Liver Dis, 2009, 41 (11): 772-780.

［27］ 沈蕾, 孔浩, 侯晓华. 不同专业硕士研究生肠易激综合征的流行病学调查. 胃肠病学, 2007, 12 (1): 14-18.

［28］ Lee YY, Waid A, Tan HJ, et al. Rome III survey of irritable bowel syndrome among ethnic Malays. World J Gastroenterol, 2012, 18 (44): 6475-6480.

［29］ Yilmaz S, Dursun M, Ertem M, et al. The epidemiological aspects of irritable bowel syndrome in Southeastern Anatolia: a stratified randomised community-based study. Int J Clin Pract, 2005, 59 (3): 361-369.

［30］ Kubo M, Fujiwara Y, Shiba M, et al. Differences between risk factors among irritable bowel syndrome subtypes in Japanese adults. Neurogastroenterol Motil, 2011, 23 (3): 249-254.

［31］ 熊理守, 陈湖, 陈惠新, 等. 广东省社区人群肠易激综合征的流行病学研究. 中华医学杂志, 2004, 84 (4): 278-281.

［32］ Yao X, Yang YS, Cui LH, et al. Subtypes of irritable bowel syndrome on Rome III criteria: a multicenter study. J Gastroenterol Hepatol, 2012, 27 (4): 760-765.

［33］ Anbardan SJ, Daryani NE, Fereshtehnejad SM, et al. Gender Role in Irritable Bowel Syndrome: A Comparison of Irritable Bowel Syndrome Module (ROME III) Between Male and Female Patients. J Neurogastroenterol Motil, 2012, 18 (1): 70-77.

[34] Saito YA, Talley NJ. Genetics of irritable bowel syndrome. Am J Gastroenterol, 2008, 103 (8): 2100-2104.

[35] Levy RL, Jones KR, Whitehead WE, et al. Irritable bowel syndrome in twins: heredity and social learning both contribute to etiology. Gastroenterology, 2001, 121 (4): 799-804.

[36] Saito YA, Zimmerman JM, Harmsen WS, et al. Irritable bowel syndrome aggre- gates strongly in families: a family-based case-control study. Neurogastroenterol Motil, 2008, 20 (7): 790-797.

[37] Saito YA, Petersen GM, Larson JJ, et al. Familial aggregation of irritable bowel syndrome: a family case-control study. Am J Gastroenterol, 2010, 105 (4): 833-41.

[38] Chitkara DK, van Tilburg MA, Blois-Martin N, et al. Early life risk factors that contribute to irritable bowel syndrome in adults: a systematic review. Am J Gastroenterol, 2008, 103 (3): 765-774.

[39] Bradford K, Shih W, Videlock EJ, et al. Association between early adverse life events and irritable bowel syndrome. Clin Gastroenterol Hepatol, 2012, 10 (4): 385-390.

[40] 付朝伟, 徐飚, 陈维清, 等. 中国大城市肠易激综合征和功能性消化不良患者抑郁、焦虑现况研究. 中华消化杂志, 2006, 26 (3): 151-154.

[41] Shen L, Kong H, Hou X. Prevalence of irritable bowel syndrome and its relationship with psychological stress status in Chinese university students. J Gastroenterol Hepatol, 2009, 24 (12): 1885-1890.

[42] Dong YY, Zuo XL, Li CQ, et al. Prevalence of irritable bowel syndrome in Chinese college and university students assessed using Rome III criteria. World J Gastroenterol, 2010, 16 (33): 4221-4226.

[43] Okami Y, Kato T, Nin G, et al. Life style and psychological factors related to irritable bowel syndrome in nursing and medical school students. J Gastroenterol, 2011, 46 (12): 1403-1410.

[44] Choung RS, Locke GR 3rd, Zinsmeister AR, et al. Psychosocial distress and somatic symptoms in community subjects with irritable bowel syndrome: a psychological component is the rule. Am J Gastroenterol, 2009, 104 (7): 1772-1779.

[45] Butt AS, Salih M, Jafri W, et al. Irritable bowel syndrome and psychiatric

disorders in pakistan: a case control study. Gastroenterol Res Pract, 2012, 2012: 291452.

[46] Ford AC, Talley NJ, Schoenfeld PS, et al. Efficacy of antidepressants and psychological therapies in irritable bowel syndrome: systematic review and meta-analysis. Gut, 2009, 58 (3): 367-378.

[47] 李定国, 刘栋, 许小幸, 等. 青少年儿童肠易激综合征的流行病学调查. 中华消化杂志, 2005, 25 (5): 266-269.

[48] 周惠清, 李定国, 宋艳艳, 等. 全国城市中小学生肠易激综合征危险因素研究. 中华儿科杂志, 2008, 46 (2): 136-138.

[49] 沈峰, 李定国, 周惠清, 等. 上海市松江社区居民肠易激综合征流行病学调查. 中华消化杂志, 2011, 31 (10): 663-668.

[50] Thabane M, Simunovic M, Akhtar-Danesh N, et al. An outbreak of acute bacterial gastroenteritis is associated with an increased incidence of irritable bowel syndrome in children. Am J Gastroenterol, 2010, 105 (4): 933-939.

[51] Koh SJ, Lee DH, Lee SH, et al. Incidence and risk factors of irritable bowel syndrome in community subjects with culture-proven bacterial gastroenteritis. Korean J Gastroenterol, 2012, 60 (1): 13-18.

[52] Dai C, Jiang M. The incidence and risk factors of post-infectious irritable bowel syndrome: a meta-analysis. Hepatogastroenterology, 2012, 59 (113): 67-72.

[53] 杨崇美, 寇毅, 李延青, 等. 腹泻型肠易激综合征患者食物过敏的研究. 中华内科杂志, 2006, 45 (1): 50-51.

[54] Uz E, Türkay C, Aytac S, et al. Risk factors for irritable bowel syndrome in Turkish population: role of food allergy. J Clin Gastroenterol, 2007, 41 (4): 380-383.

[55] Eswaran S, Tack J, Chey WD. Food: the forgotten factor in the irritable bowel syndrome. Gastroenterol Clin North Am, 2011, 40 (1): 141-162.

[56] Zhou H, Li D, Cheng G, et al. An epidemiologic study of irritable bowel syndrome in adolescents and children in South China: a school-based study. Child Care Health Dev. 2010, 36 (6): 781-786.

[57] Mendall MA, Kumar D. Antibiotic use, childhood affluence and irritable bowel syndrome (IBS). Eur J Gastroenterol Hepatol, 1998, 10 (1): 59-62.

［58］ Maxwell PR, Rink E, Kumar D, et al. Antibiotics increase functional abdominal symptoms. Am J Gastroenterol, 2002, 97 (1): 104-108.

［59］ Locke GR 3rd, Zinsmeister AR, Talley NJ, et al. Risk factors for irritable bowel syndrome: role of analgesics and food sensitivities. Am J Gastroenterol, 2000, 95 (1): 157-165.

［60］ Nam SY, Kim BC, Ryu KH, et al. Prevalence and risk factors of irritable bowel syndrome in healthy screenee undergoing colonoscopy and laboratory tests. J Neurogastroenterol Motil, 2010, 16 (1): 47-51.

［61］ Khademolhosseini F, Mehrabani D, Nejabat M, et al. Irritable bowel syndrome in adults over 35 years in Shiraz, southern Iran: prevalence and associated factors. J Res Med Sci, 2011, 16 (2): 200-206.

［62］ Sheikh Sajjadieh MR, Kuznetsova LV, Bojenko VB. Affects of ionizing radiation on T-cell population lymphocyte: a risk factor of irritable bowel syndrome. Toxicol Ind Health, 2010, 26 (6): 323-330.

［63］ 张旭东, 邓敏, 李梅, 等. 食物不耐受与腹泻型肠易激综合征的关系. 世界华人消化杂志, 2007, 15 (36): 3877-3879.

［64］ 汪红兵, 张声生, 李振华, 等. 360 例腹泻型肠易激综合征主要证候分布与不同因素关系的研究. 中国中医药信息杂志, 2010, 17 (3): 18-20.

第二章 肠易激综合征的发病机制

肠易激综合征的发病机制复杂，涉及遗传、胃肠动力改变、内脏感觉高敏、菌群失调、脑-肠轴功能异常、神经-内分泌-免疫功能异常、下丘脑-垂体-肾上腺轴功能异常、下丘脑-自主神经功能异常等多个方面。

第一节 遗传机制

早期的研究显示正常人群 IBS 家族史的比例为 2%，而 IBS 患者高达 33%[1]，IBS 患者一级亲属出现肠道症状或患 IBS 的比例明显高于其他人群[2]。在双胞胎的调查研究中显示单卵双胞胎 IBS 患病率明显高于双卵双胞胎（33.3% vs. 13.3%）[3]，这些结果均提示 IBS 的发病存在一定的遗传基础，在基因表达方面可能存在差异。

细胞因子的基因多态性与 IBS 的发病亦有一定的关系。Bashashati M 等[4]分析发现白介素 10 基因（IL-10，-1082G/G）表达升高，则 IBS 发病风险降低；转化生长因子 β_1 基因（TGF-β_1，+915G/C）与 IBS 亦有类似的关系。Romero-Valdovinos M 等[5]研究了 45 例 IBS 患者和 137 例正常人外周血的白介素 IL-8 和 IL-10 的基因多态性，结果显示 IBS 患者 IL-8 和 IL-10 基因表达增加，与 IBS 发病密切相关。

不同亚型 IBS 的基因表达也存在差异。Grasberger H 等[6]按照罗马Ⅲ标准对 422 名不同亚型 IBS 患者的基因型分布情况进行了研究，结果显示 IBS 患者结肠色氨酸羟化酶 1（TPH1）CC 基因型在 IBS-D 患者中的分布（47%）明显高于 IBS-C（25%）和 IBS-M（37%）。Park CS 等[7]分析了 72 例 IBS 患者的 G 蛋白 β_3 C825T

（$GN\beta_3$ C825T）基因多态性，与健康对照组相比，$GN\beta_3$ C825T CC 基因型在 IBS - D 患者中最多见，TT 基因型在 IBS - C 患者中最多见。Wouters MM 等[8]研究发现 Rs2349775（NXPH1）基因与 IBS - D 发病相关，Rs17837965（CDC42）基因与 IBS - C 发病相关。Camilleri M 等[9]研究发现大麻素受体 1 基因与 IBS - D 患者结肠转运有密切的关系。Vazquez - Roque MI 等[10]研究发现人白细胞抗原 DQ2/8 基因与 IBS - D 患者直肠乙状结肠紧密连接蛋白表达降低、结肠转运变慢有关。

5 - 羟色胺（5 - HT）在 IBS 发病机制中具有重要作用。5 - HT 转运体（serotonin transporter，SERT）在 IBS 发病机制中也发挥着重要的作用，其基因多态性与其临床亚型相关。Kumar S 等[11]研究发现，SERT S/S 基因型在 IBS - D 患者中最多见，多与腹痛症状相关，也有研究显示[12] SERT L/L 基因型在 IBS - C 患者中最多见。

总体而言，IBS 女性患者患病率高于男性，并且 IBS 亚型分布与性别也有关系，说明 IBS 发病存在遗传方面的差异。

第二节　动力异常机制

许多年来，将 IBS 病理机制归咎于胃肠运动功能障碍，因为动力加快而引起腹泻，动力减慢而导致便秘，肠道痉挛产生腹痛。在基础状态下 IBS 的胃肠动力是正常的，但在各种刺激下包括食物、脂肪酸、胆盐、胆囊收缩素以及生理和心理应激，其动力反应增强或发生改变[13]。IBS 患者可发生多种动力紊乱，但没有一种形式的动力障碍可特异地解释 IBS 的全部症状，其动力障碍的形式随症状的变化而变化。早期的研究多局限于远端结肠，近年来对全消化系统动力的研究发现，除结肠外，IBS 患者的食管、胃、小肠等在一定程度上也存在动力学异常。

（一）食管及胃动力

早在 20 世纪 80 年代就有研究[14]显示，IBS 患者食管下段括约肌压力较正常人低，且食管收缩异常更为常见，但上段食管括约肌压力与正常人无差异，所以 IBS 患者可能合并出现胃灼热、消化不良等上消化道症状。但也有研究未发现 IBS 患者食管运动存在异常[15-16]。

IBS 常与功能性消化不良存在症状重叠，主要与胃的动力异常有关。但是，针对 IBS 患者胃动力研究的结果并不一致。早期的研究显示 IBS 患者与正常人群的胃排空功能无显著性差异[17]，后期的研究显示 IBS 患者出现餐后饱胀和恶心主要与胃排空延迟有关[18]，胃排空延迟在 IBS - C 患者较 IBS - D 和正常人明显[19-20]。Devanarayana NM 等对儿童的研究发现 IBS 患者空腹时胃排空速率、胃窦收缩的振幅及胃运动指数降低，经历应激事件的患者胃排空速率更低，各亚型之间胃的运动无显著性差异[21]。但也有研究显示 IBS 患者不存在胃排空障碍[22]。

（二）小肠运动

研究表明 IBS - C 患者小肠转运时间延长，而 IBS - D 患者小肠转运时间缩短[23-24]。餐后 IBS - D 患者小肠内容物转运时间较正常人缩短，而 IBS - C 患者小肠内容物转运时间延长，且在精神刺激下会出现异常的消化间期移行性复合运动，白天 IBS - D 患者小肠的移行性复合运动间歇较 IBS - C 缩短，而夜间睡眠期间二者之间无差异[25-26]。与健康对照组相比，IBS - C 患者移行性复合运动周期延长，Ⅲ相波幅及传播速度显著降低；IBS - D 患者移行性复合运动周期缩短，Ⅲ相波幅升高，传播速度显著加快；IBS - C、IBS - D 患者及健康对照组移行性复合运动Ⅱ相离散性丛集波发生率分别为 87.5%、88.8%、83.3%，各组之间无显著性差异，而 IBS - C、IBS - D 患者Ⅲ相波中断、传导障碍等异常现象发生率分别为 68.8%、66.7%，并且只在空肠部位观察到，而健康人中未见到该现象，这些结果提示移行性复合运动异常是 IBS 的发病机制之一[27]。也有研究表明 IBS 患者腹痛等症状与小肠的离散性丛集收缩有关，大约 46% 的小肠离散性丛集收缩伴随着腹痛，68% 的疼痛发作与小肠离散性丛集收缩有关[28-29]。所以离散性丛集收缩与 IBS 症状的关系还需要进一步证实。

（三）结肠运动

早在 1995 年 Hutchinson R 等[30]用核素显像技术对 IBS 患者回盲肠转运时间进行研究，发现 IBS 患者回盲肠平均通过时间为 103 min，较正常对照组 174 min 明显加快；在 IBS 患者中，IBS - D 患者回盲肠平均通过时间为 60 min，又明显快于 IBS - C 患者的 115 min。一般而言，与正常人相比，IBS - D 患者的结肠转运速度加快，IBS - C 患者的结肠转运速度减慢，但也有研究报道进食红辣椒后 IBS 患者的结肠转运时间与正常人没有差异[31]。

正常人进餐后 60 min 内及餐后 120~150 min 内结肠运动增加，而 IBS 患者在餐后 180 min 内结肠运动持续增加[32]。另有研究显示[33]：在空腹和餐后，不同类型 IBS 患者乙状结肠动力改变与健康人不同，在空腹状态下，IBS - D 患者乙状结肠动力指数（15.9±4.9）显著高于 IBS - C 患者（10.9±5.6）和健康组（9.4±3.6），IBS - D 组主要表现为移行性高幅突发波的波幅和持续时间延长，IBS - C 组非移行性高幅突发波持续时间也显著延长；进餐后 30 min 内，健康组的乙状结肠动力指数（218.7±76.5）显著升高，高于 IBS 患者，且 IBS - D 患者（86.5±53.4）高于 IBS - C 患者（42.4±29.6）；进餐后 31~60 min，IBS - D 患者乙状结肠动力指数（65.4±11.7）升高的幅度仍显著高于 IBS - C 组（19.8±14.5）和正常组（23.2±11.3），这些结果提示空腹状态下，IBS - D 患者乙状结肠推进性运动增强，胃结肠反射主要表现为蠕动性收缩增强，发生较晚，持续时间较长，IBS - C 患者胃结肠反射强度弱且消失较快，健康人胃结肠反射出现较早且持续时间较短。IBS - D 患者大便含水量增加与结肠转运速度加快，使小肠内含水量降低吸收少有关[34]。

IBS 患者结肠动力的改变表现为收缩形式的变化，有研究表明[35]，IBS 患者结肠慢波收缩持续至少 15 s，并不定时发生，其收缩频率高于正常人，IBS – D 与 IBS – C 之间无明显差异；快波收缩持续少于 15 s，以 6～9 周/分的频率收缩，IBS – D 患者高于 IBS – C 患者和正常人。

（四）肛门直肠动力

肛门直肠动力异常也是 IBS 发病机制之一，但目前研究结果不完全一致。有研究发现 IBS – D 患者肛门感知排便和不适的压力明显低于 IBS – C 患者和健康对照组，且直肠顺应性低于 IBS – C 患者和健康对照组，IBS – D 患者直肠敏感性升高的比例明显高于 IBS – C 患者[36]；IBS – D 患者的直肠静息压、肛管静息压及直肠肛管屏障压均高于健康对照组，最大缩榨压与健康对照组无显著性差异，IBS – C 患者的直肠静息压及肛管静息压也高于健康对照组，而最大缩榨压低于健康对照组[37]。但也有研究发现 IBS 的直肠静息压、肛管括约肌静息压、最大缩榨压与对照组无显著性差异[38]。由于以上研究样本量较少，结论存在偏移，有待于进一步研究。

关于 IBS 胃肠运动的改变，目前尚无特征性的标志，复杂多变的动力异常目前也无统一的定论，胃肠动力的改变与 IBS 症状的因果关系尚需要进一步的临床研究。

第三节　感觉异常机制

IBS 的感觉异常，目前主要围绕其内脏高敏感这一病理生理特点开展研究。内脏高敏感的原因及机制尚不完全清楚，可能是多因素多水平联合作用导致机体感觉和反射功能障碍的结果，包括肠壁感知异常、自律神经系统异常、内脏感觉传导通路的异常等，涉及中枢和周围神经系统。

（一）肠壁感知异常

IBS 患者对直肠内球囊扩张引起的机械刺激具有高敏感性，提示其高敏感性的初级反应部位可能在肠壁的机械性受体。已知肠壁张力可刺激肠壁一连串特异性的机械性受体，导致 IBS 患者内脏高敏感性的触发点可能是肠壁的张力性受体，并由肠壁的初级传入神经纤维把放大的内脏感觉信息传入中枢。

除肠壁机械性感受器的致敏外，初级传入神经末梢的致敏也是 IBS 患者内脏高敏感的可能原因之一，肥大细胞（mast cell，MC）在其中的作用不可忽视。MC 在抗原刺激下，可释放大量的分泌颗粒，包括组胺、5 - HT、前列腺素、神经生长因子（nerve growth factor，NGF）等，这些过敏介质反过来又可以刺激 MC 脱颗粒，众多的过敏物质导致神经终端致敏，对疼痛刺激的反应增强。相关研究[39]证实 IBS 患者结肠肥大细胞和脱颗粒数较对照组均明显增多，释放出组胺和类胰蛋白酶增加，提示腹痛与肠神经毗邻部位的 MC 活化有关。

Greenwood B 等[40]观察了在黏膜喷洒达克罗宁（一种表面麻醉剂）后 IBS 患者和健康志愿者的排便紧迫感和疼痛阈值，发现喷洒达克罗宁并不能改变 IBS 患者和健康志愿者的排便紧迫感和疼痛阈值，IBS 患者的疼痛阈值仍明显低于健康志愿者，提示疼痛感觉的起源可能定位于结肠壁内的深层结构，而不是在黏膜表面。由此说明，IBS 患者的内脏高敏感可能与肠神经系统（enteric nervous system，ENS）有关。ENS 由黏膜下神经丛和肌间神经丛组成，其感觉神经元主要含 2 类：内源性初级神经元和肠传出感觉神经元。内源性初级神经元感受纵行肌、环行肌及黏膜的各种刺激，并有突触与平滑肌细胞、肠神经系统的中间神经元、运动神经元相联系，形成一个局限于肠壁内自身增强网络，肠传出感觉神经元能将感觉信号传导入肠外的交感神经节细胞。ENS 的两种感觉神经元可能都参与了内脏高敏感的作用机制，在影响内脏感觉的同时，与肠道运动、分泌异常也有直接关系。

（二）自主神经调节异常

Gupta V 等[41]的研究显示：在平静状态下，IBS 患者的心率明显高于正常人；在给予相同的直肠内球囊扩张和热水浸足实验时，IBS 患者对疼痛和不适感程度的描述明显高于正常人，并发现 IBS 患者的血压与内脏疼痛明显呈负相关，与皮肤疼痛呈轻度正相关，而正常人的内脏痛觉和皮肤痛觉与血压均无相关性。这些证据支持 IBS 患者存在自律神经功能失调。

动物实验也观察到类似的现象。姜敏等[42]用直肠内球囊扩张和灌注芥末油的方法，分别建立了大鼠内脏高敏感的模型，在两模型组均可观察到随着直肠内球囊压力的逐渐升高，大鼠心率呈逐渐减慢趋势。球囊扩张模型组和芥末油灌注模型组分别在直肠内球囊压力达到 100 mmHg 和 80 mmHg 时与本组大鼠不行直肠内球囊扩张时的基础心率比较，出现统计学差异，而正常组在直肠内球囊压力达到 140 mmHg 时，与基础心率仍未出现统计学差异。

（三）内脏感觉传导通路的异常

Sinhamahapatra P 等[43]研究发现：IBS 患者给予直肠内球囊刺激后脑干诱发电位潜伏期更短，波幅增大，提示内脏感觉通路的传递速度增快，为 IBS 内脏传入神经高敏感提供了新的依据。IBS 患者对于放置于结肠某处的球囊扩张可以出现腹部多个部位甚至腹部以外的躯体疼痛，提示其内脏感觉通路存在泛化和变异。这可能是因为内脏和躯体传入神经纤维汇聚于脊髓的同一感觉神经元——脊髓背角神经元，内脏传入神经纤维将伤害性内脏传入信号传入脊髓，引起脊髓背角神经元兴奋性增高，进而导致了躯体感受区域的扩大。

第四节　肠道吸收及分泌功能异常机制

各种原因导致的肠道吸收和分泌功能异常均可改变大便性状，

影响肠道的动力和感觉，乳糖及胆汁酸吸收障碍是 IBS 最常见的诱因和加重因素。Vesa TH 等[44]研究发现女性和儿童 IBS 患者常伴有乳糖吸收障碍，减少食物中乳糖含量而增加纤维含量，IBS 症状可缓解。其机制可能由于未消化的乳糖提高了肠内容物的渗透压，肠腔体积增大、肠道排空加快，并在肠内细菌的作用下产生各种微量气体和有机酸，肠道内生性物质发酵等导致一系列症状。Smith MJ 等[45]对 304 例慢性腹泻的患者进行了分析，在 197 例 IBS – D 患者中具有胆汁酸吸收障碍者占 1/3，其机制可能为胆汁酸经细菌转变成脱氧胆酸后，刺激结肠分泌电解质和水分而引起腹泻症状。另外，肠道的炎症免疫细胞可以被食物、细菌抗原或通过肠神经系统和免疫细胞上的神经肽类受体激活，分泌细胞因子、炎症递质等，从而使肠道的分泌功能亢进而引起腹泻。

肠道分泌功能异常与肠道内分泌细胞有着密切的关系，如肠嗜铬细胞（enterochromaffin cell，EC）、肥大细胞、肠促胰液素细胞等。嗜铬细胞主要分泌 5 – HT，大量的研究表明 IBS 患者肠道 5 – HT 含量增高、5 – HT 受体及转运体分布异常与 IBS 的发病机制具有密切的关系[46-48]。研究已证实 IBS 患者结肠肥大细胞数量增多，IBS – D 患者肥大细胞增多与肠道通透性增加有关，且肥大细胞可刺激肠道 P 物质及血管活性肠肽分泌增多[49-50]。有研究显示：肠促胰液素和胆囊收缩素免疫反应细胞在 IBS – D 患者十二指肠中明显减少，而在 IBS – C 患者中无变化；肠抑胃肽和生长抑素细胞密度在 IBS – C 和 IBS – D 患者中均降低；5 – HT 细胞密度在 IBS 患者十二指肠中无变化[51]。YY 肽可促进水和电解质的吸收，前列腺素 E2 和血管活性肠肽可促进肠液分泌，YY 肽可抑制前列腺素 E2 和血管活性肠肽的活性，有研究显示与正常对照组相比，IBS 患者结肠 YY 肽细胞密度降低[52]，说明 IBS 患者结肠吸收功能降低。

第五节　肠道免疫功能异常

目前研究已证实，IBS 患者存在肠道免疫活化状态。Ortiz - Lucas M 等[53]系统分析文献认为：肥大细胞和 T 淋巴细胞的增加与 IBS 肠道和神经系统的交互作用、肠黏膜上皮的通透性及肠道微生物的改变有着密切的关系。

肠道中的 MC 来源于骨髓多能造血干细胞，是一种既具有免疫活性、又能分泌多种生物活性递质（如组胺、5 - HT、前列腺素、白三烯、血小板活化因子和细胞因子等）的免疫细胞，它广泛分布于消化道黏膜及黏膜下结缔组织的毛细血管、神经及淋巴管周围，作为肠道主要的抗原感受器，参与肠黏膜的免疫调节。近年来很多研究发现 MC 在 IBS 的发病机制中起重要作用。

多个研究表明[54-57]：IBS 患者空肠、回肠末端、盲肠、升结肠、直肠中 MC 数量较正常人均明显增多。Lee KJ 等[58]对 42 例 IBS（包含 5 例 PI - IBS）患者进行研究发现：MC 在 PI - IBS 结肠黏膜中明显增多，在非 PI - IBS 组中只有 IBS - D 患者增多，Goral V 等[57]的研究也发现 IBS - D 患者结肠黏膜中 MC 数量比 IBS - C 和正常组均显著增高。Barbara G 等[39,59]研究认为 IBS 患者的腹痛或腹部不适与肠神经毗邻部位的肥大细胞活化脱颗粒释放类胰蛋白酶和组胺有密切的关系，这些介质刺激肠系膜神经和背根神经节神经元从而引起腹痛或腹部不适。Klooker TK 等[60]研究发现肥大细胞稳定剂可降低 IBS 患者的内脏敏感性，改善肠道症状，从另一个角度说明肥大细胞活化脱颗粒是 IBS 内脏高敏感性的机制之一。

目前与 IBS 研究最多的淋巴细胞主要是 T 淋巴细胞和 B 淋巴细胞。Ohman L 等[61-62]对 74 例 IBS 患者的免疫细胞进行分析发现：与正常对照组相比，IBS 患者血中 B 细胞活化水平增高，细菌成分所诱导的协同刺激分子 CD80 表达受损；血中 T 细胞表达 CD69 和整合素 β_7 或人类白细胞抗原的频率增加，anti - CD3/CD28 刺激所致的血和结肠组织中的 T 细胞增殖减少，提示 T 细胞活化水平增加。金杭斌等[63]对 IBS - D 患者外周血 T 淋巴细胞亚群进行分析显示：IBS - D 组外周血 CD4 T 淋巴细胞水平及 CD4/CD8 比值较正常对照组明显降低。提示 IBS - D 可能与免疫功能下降有关。

T 细胞在免疫过程中起重要作用，辅助性 T 细胞可分为 Th1、Th2、Th17 三个亚群，IL - 1、IL - 2、IL - 6、IL - 8、IL - 12、肿瘤坏死因子 - α（TNF - α）、TNF - β、干扰素 - γ（IFN - γ）为 Th1 型细胞因子，属于促炎细胞因子，参与细胞免疫反应。抗炎细胞因子包括 IL - 4、IL - 5、IL - 10、IL - 13 等，属于 Th2 型细胞因子，参与体液免疫反应。生理情况下 Th1、Th2 和 Th17 通过分泌细胞因子进行相互调节，维持比例平衡，病理情况下病变局部微环境改变，促使该平衡被打破，表现为某群细胞占优势的免疫模式。IBS 患者存在促炎因子和抗炎因子的失衡，血清中促炎因子如 TNF - α、IL - 1α、IL - 6 和 IL - 8 浓度升高，抗炎因子 IL - 10 浓度降低[64]。

Liebregts T 等[65]研究发现：与正常对照组相比，IBS - D 患者外周血中 TNF - α、IL - 1β、IL - 6 水平明显升高，脂多糖诱导后 IL - 6 明显升高。Hua MC 等[66]研究发现儿童 IBS 患者外周血在基础水平和脂多糖刺激下的 IL - 10 水平明显均低于健康对照组，TNF - α、IL - 6 水平高于健康对照组。Chen J 等[67]对 PI - IBS 患者肠道黏膜中的细胞因子进行研究发现：与正常对照组和非感染后肠易激综合征患者比较，PI - IBS 患者肠黏膜中 IFN - γmRNA 和蛋白水平显著升高，IL - 10mRNA 和蛋白水平显著降低。有研究[68-69]认为 IL - 10 可作为女性 IBS - D 患者的一个生物学标志物。Ortiz - Lucas M 等[70]系统分析文献发现：部分研究显示 IBS 患者血中存在较高浓度的促炎细胞因子（TNF - α、IL - 1α、IL - 6、IL - 8）和低浓度的抗炎因子（IL - 10）。各研究存在差异，IBS 患者虽存在促炎细胞因子和抗炎细胞因子的不平衡，但明确有较高水平分泌的细胞因子不存在。

第六节　肠上皮的通透性异常

肠黏膜上皮屏障可以防御胃肠道内病原体微生物、毒素和抗原的侵袭，肠道感染可以破坏肠黏膜上皮屏障功能，使黏膜上皮通透性增加，肠道内菌群失调等，即使病原体被清除，这种改变继续存在。肠道通透性增高可使水、钠吸收减少而产生腹泻，菌群失调可激活肠道黏膜的免疫活性，使分泌功能增强而出现腹泻。

Del Valle - Pinero AY 等[71]研究发现 IBS 患者的结肠上皮通透性比正常人明显降低，胃和小肠通透性与正常人无明显差异。有研究显示[72]：IBS 患者的小肠上皮通透性增加，而这种改变与小肠细菌过度生长无关。Turcotte JF 等[73]进一步研究发现小肠上皮细胞之间的空隙比正常人增多而使 IBS 患者的小肠通透性增加。

Yakoob J 等[74]通过回顾性病例对照研究分析了 119 例 IBS - D 患者，51% 的人有小肠细菌过度生长，与其他慢性非特异性腹泻相比，小肠细菌过度生长和乳糖不耐受发生率无差异。Pyleris E 等[75]研究发现60% 的 IBS - D 患者存在小肠细菌过度生长，无腹泻的 IBS 患者中只有 27.3%，二者比较有显著性差异（$P = 0.004$）。

第七节　肠道菌群失调

胃肠道细菌在人胃肠道的生理和免疫功能方面发挥着重要的作用，可调节肠道的炎症，影响肠道的运动、吸收、分泌和通透性[76]。肠道菌群可改变肠道功能和肠道免疫，通过 ENS、下丘脑 - 垂体 - 肾上腺轴（hypothalamic - pituitary - adrenal，HPA）、自主神经系统（autonomic nerves system，ANS）、中枢神经系统（central nervous system，CNS）导致功能性胃肠症状，如图 2 - 1 所示[77]。一项 Meta 分析显示：IBS 患者存在小肠细菌过度生长的比例为 54% ~ 64%[78]。部分急性胃肠炎患者可发展为 PI - IBS，肠道菌群失调在其发病中具有重要的作用，其机制可能与宿主对病原体的免疫反应和持续的慢性低度炎症有关[79]。

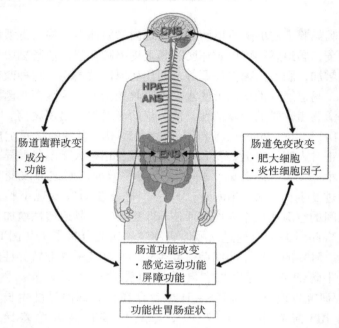

图 2 - 1　肠道菌群和肠道免疫在 IBS 发病机制中的作用[77]

肠道难以吸收的短链碳水化合物在结肠细菌发酵的作用下可形成短链脂肪酸，研究显示 IBS 患者大便中的短链脂肪酸增加[80]。动物实验表明短链脂肪酸可刺激回肠运动[81]和通过肠腔释放 5 - HT 刺激结肠转运[82]。

肠道微生物可通过增加 IgA 水平、黏蛋白表达、抑制肠上皮细胞的凋亡、抑制肠道病原菌的定植、促进生理免疫反应等方式促进肠组织的发育、修复及肠道屏障的形成[83-85]。肠上皮通透性的增加既与肠黏膜炎症有关，也与肠道菌群失调有关[86]。研究发现 IBS 患者肠上皮的通透性增加与紧密连接蛋白闭锁小带 1 表达下调有关，将 IBS 患者的大便上清液作用于小鼠结肠黏膜上或者人结直肠腺癌细胞株上，其闭锁小带 1 表达下调，通透性增加，IBS－D 患者肠上皮通透性的增加还与细菌相关蛋白酶活性增加及蛋白酶激活受体 2 表达上调有关[87-88]。

肠道微生物还可以影响肠道的运动和感觉。有研究显示通过使用抗生素使小鼠肠道菌群发生紊乱，结果增加了结肠扩张所致的内脏运动反应[89]。乳酸杆菌和双歧杆菌可增加大鼠肠的肌电活动[90]。另外，将大鼠暴露在罗伊乳杆菌和嗜酸乳杆菌后可减轻球囊扩张所致的疼痛反应[91-92]。

第八节　脑－肠交互作用异常

肠道的功能除受中枢神经系统和自主神经系统等外源性神经系统支配外，还受自身的肠神经系统支配。肠神经系统是存在于胃肠壁内一个独立于大脑之外的完整神经网络，在调节肠道功能方面，可与中枢神经系统发生交互作用，如图 2－1 所示。

精神心理因素与肠道的感觉、运动失调密切相关，IBS 患者常伴有焦虑、抑郁等精神障碍，有心理异常的 IBS 患者 94% 有直肠敏感性异常[93]。研究表明心理应激是 IBS 症状的诱发和加重因素，心理应激通过促肾上腺皮质激素释放因子导致肠道功能紊乱，其机制与肥大细胞脱颗粒和肿瘤坏死因子 α 释放有关[94]。动物实验[95]也发现：处于较高焦虑水平的大鼠对直肠扩张的敏感性亦增高。

借助于功能性磁共振（MRI）等检查可以直观的了解脑－肠轴的相互作用。袁耀宗等[96]应用正电子发射计算机断层显像（PET）观察大脑皮质血流变化，发现疼痛性直肠扩张可引起 IBS 患者脑岛皮质、额前皮质及丘脑的兴奋区面积及 MRI 信号变化幅度均较正常对照组显著增高。Mertz H 等[97]对 18 例 IBS 患者和 16 例健康志愿者分别给予直肠内非疼痛性扩张刺激和疼痛性扩张刺激，并进行功能性 MRI 检查，结果显示：大多数受试者，非疼痛性直肠扩张刺激和疼痛性直肠扩张刺激均引起大脑皮质相同部位的活化，活化部位包括前扣带回（33/34）、额前皮质（32/34）、岛叶皮质（33/

34)、背侧丘脑（32/34）；但 IBS 患者接受直肠内疼痛性刺激时前扣带回的活化程度较非疼痛性刺激明显增高，而健康志愿者无明显差异。这一结果提示 IBS 患者脑－肠轴的激活模式正常，但对痛觉的敏感性增强。虽然目前的研究报告在中枢的定位不完全一致，但均提示 IBS 患者的内脏敏感与中枢神经系统某些特定部位的功能密切相关。

第九节　相关生物学指标

近年来，人们围绕 IBS 的病理生理机制进行了大量的临床和实验研究，发现了许多与 IBS 发病机制相关的生物学指标，在 IBS 的诊断和治疗方面发挥了重要作用。

一、神经递质

神经递质在神经系统、免疫系统和内分泌系统有着广泛的分布，其在 IBS 发病机制的作用也是人们研究的热点。体内已知的神经递质种类众多，目前常按化学结构分为：①乙酰胆碱；②单胺类，包括儿茶酚胺（去甲肾上腺、肾上腺），5－HT 等；③氨基酸类，包括 γ－氨基丁酸，谷氨酸等；④神经肽类，包括脑肠肽如 P 物质，血管活性肠肽（VIP）等；⑤其他，如 NO 等。其中 5－HT、P 物质、VIP、生长抑素、NO 等参与了 IBS 的动力、感觉和分泌功能异常机制。

（一）5－HT

5－HT 既是一种与胃肠道活动关系密切的脑肠肽，又是一种广泛存在于中枢神经系统和胃肠道的神经递质。约 95% 的 5－HT 源自胃肠道，其余分布于中枢 5－HT 能神经元。肠嗜铬细胞遍布整个胃肠黏膜，生成约 90% 的胃肠道 5－HT，其余由肠神经系统分泌。肠嗜铬细胞将 5－HT 释放至血液、周围组织和肠腔，在肠道运动、分泌、感觉等生理过程中起重要作用。

早已有研究报道[98]IBS－D患者的血清5－HT含量较正常人增高。詹丽杏等[99]研究显示：IBS－D活动期血浆5－HT水平显著高于IBS－C，而其代谢产物5－羟吲哚乙酸（5－HIAA）二者没有差异，缓解期两型IBS患者之间的血浆5－HT和5－HIAA水平均无显著差异，且明显低于活动期，但仍显著高于正常对照组。夏顿等[100]对IBS患者的结肠黏膜进行免疫组化分析显示：IBS－D患者的回盲部肠黏膜5－HT免疫反应阳性细胞较对照组明显增多，也较其他类型表达量增加。李运红等[101]以免疫组化法发现IBS－D患者升结肠、横结肠、降结肠和乙状结肠黏膜中5－HT阳性细胞数和5－HT$_3$受体表达均较正常对照组显著增高。Yan C等[102]研究发现IBS内脏高敏感大鼠模型结肠组织中5－HT$_4$受体表达升高，SERT表达降低。Coates MD等[103]研究发现IBS－D患者肠黏膜上皮细胞SERT表达明显降低，推测SERT表达下降使作用于5－HT受体的5－HT含量增加，生物效应增强。Zhang LY等[104]的实验发现急性腔内注射5－HT可明显减轻结直肠扩张的内脏运动反射，而全身注射相同剂量5－HT导致伤害感受明显增加；慢性腔内注射5－HT可引起内脏运动反射逐渐增强；膈下切断迷走神经或每天预先灌注格拉司琼或通过药物行神经阻滞可阻断5－HT的腔内效应。表明5－HT增强或减弱疼痛的反应是通过迷走传入神经激活肠黏膜上的5－HT$_3$受体而起作用。Tonini M等[105]研究认为5－HT$_7$受体可调节肠道平滑肌松弛和紧张，内源性5－HT通过激活5－HT$_7$受体来调节蠕动起始阶段的平滑肌活动。Crowell MD研究认为[106]作用于黏膜分泌神经的5－HT$_3$受体在5－HT介导的肠道分泌刺激中起重要作用。

（二）P物质

P物质是最早发现的一种神经肽，属于速激肽家族。速激肽与相应的神经激肽（neurokinin，NK）受体结合而发挥生物学效应。速激肽受体有三种类型，即NK－1受体、NK－2受体和NK－3受体。P物质在神经系统主要通过NK－1受体起作用。P物质在肠道具有多种生物学功能，如对肠平滑肌有强烈收缩作用，增加肠蠕动；松弛食管下段括约肌；舒张血管，促进腺体分泌；调节水平衡；以及与内脏痛觉感受和传递有密切关系。

有研究显示[100]：IBS－D 患者回盲部肠黏膜 P 物质及其受体免疫反应阳性细胞较对照组显著增多，且表达高于 IBS 其他类型。另有研究[107-108]也发现 IBS－D 患者肠黏膜 P 物质免疫反应阳性神经纤维较正常对照组增多，增粗。王艳杰等[109]的实验研究显示：IBS－D 模型大鼠与正常组比较，血清和结肠组织 P 物质含量均显著升高。Tillisch K 等[110]研究认为神经激肽 1 受体拮抗剂可改善 IBS 患者的内脏痛和焦虑症状。

（三）血管活性肠肽

VIP 属于促胰液素－胰高血糖素家族，在循环、免疫、生殖、消化系统以及中枢、外周神经系统中都有广泛分布。VIP 有三类受体，即 PVR_1、PVR_2、PVR_3，其中以 PVR_3 分布最广泛。VIP 与其受体结合后，通过一系列信号传递途径发挥其生理作用。含 VIP 的神经纤维广泛分布于胃肠道的黏膜下和肌间神经丛、血管周围、胰腺、胆囊、肠系膜神经节等。肠道 VIP 神经元按功能不同分为运动神经元和分泌神经元，前者作用主要是胃肠舒张及胃肠括约肌松弛，后者作用主要是刺激胰液和肠液分泌。

Palsson OS 等[111]研究显示：IBS 患者直肠黏膜和血浆中 VIP 含量均高于正常对照组，且血浆 VIP 水平在 IBS 各类型之间无差异。沈骏等[112]研究显示：IBS－D 患者血浆 VIP 水平显著高于正常对照组，但 IBS－C 与正常对照组无显著性差异。Zhang H 等[113]研究发现 IBS 患者血浆和乙状结肠组织中 VIP 含量均高于正常对照组。另有研究[107-108]显示：IBS－D 患者回盲部和乙状结肠黏膜中 VIP 的表达较正常对照组显著升高。王艳杰等[109]通过动物实验发现 IBS－D 模型大鼠血清和结肠组织中 VIP 的含量显著高于正常组。李任峰等[114]研究发现 IBS－D 模型大鼠结肠中 VIP 及其受体 1 的表达均比正常组升高。另有研究发现处于焦虑或抑郁状态的 IBS 患者血清和乙状结肠组织中 VIP 含量显著高于无焦虑、抑郁状态的 IBS 患者[115]。

（四）生长抑素

生长抑素是胃肠道重要的神经递质之一，存在于中枢神经系统、神经纤维、胰岛 D 细胞以及散布于消化道黏膜，可抑制胃肠运动和胆囊收缩。其功能的发挥是由生长抑素受体（somatostatin receptor，SSTR）介导的，SSTR 主要有 5 种亚型，不同器官组织中分布的 SSTR 亚型及其表达量不同。近年来对 SSTR 在消化系统疾病中的分布、生理功能和临床应用进行了广泛的研究，尤其是 SSTR 与 IBS 的关系引起了人们的广泛关注。

研究显示 IBS 患者血清和结肠中生长抑素含量高于正常对照组，并且 IBS – C 患者高于 IBS – D 患者[116 – 117]。钱英强等[118] 采用免疫组化的方法研究了 30 例 IBS – D 患者结肠黏膜中 SSTR1 和 SSTR2 的表达，二者的表达位于上皮组织的上皮细胞核间质淋巴细胞的细胞膜和细胞核中，结果显示 IBS – D 组 SSTR1 表达阳性率和免疫组化评分均高于正常对照组，但差异无统计学意义；SSTR2 表达阳性率和免疫组化评分均显著高于正常对照组；SSTR1 和 SSTR2 的表达与 IBS – D 腹泻病程、腹泻程度相关，腹泻病程越长、程度越重则表达越高。另有研究发现处于焦虑或抑郁状态的 IBS 患者血清和乙状结肠组织中 VIP 含量显著高于无焦虑、抑郁状态的 IBS 患者[115]。

（五）一氧化氮

NO 是一种胃肠道抑制性神经递质，是由一氧化氮合成酶（nitric oxide synthetase，NOS）催化合成的，对胃肠运动和内脏感觉起重要调节作用。

临床研究证实 NO 参与了 IBS 内脏高敏感的病理生理机制[119]。穆标等[120]对 25 例 IBS – D 患者进行研究发现：IBS – D 患者肠黏膜 NO 含量显著低于正常人，NO 含量与感觉阈值、排便阈值、疼痛阈值呈正相关，免疫组化结果显示 IBS – D 患者肠黏膜肌层 NOS 阳性神经纤维较正常人显著减少，NOS – mRNA 表达量也显著低于正常人。实验研究[121]也发现 IBS – D 模型大鼠血清 NO 含量明显低于正常对照组。Xu JR 等[122]通过动物实验发现 IBS – C 模型大鼠肠肌间神经丛 NO 阳性的神经元细胞数显著多于 IBS – D 组和对照组，而 IBS – D 组与对照组无显著性差异。Tjong YW 等[123]研究认为 IBS 的内脏高敏感性与结肠 NO 合成酶的表达增高有关。另有实验研究[124-125]显示：锂及益生菌 VSL#3 通过 NO 通路对 IBS 起镇痛作用。

二、其他内脏高敏相关指标

内脏高敏感或痛觉过敏是 IBS 的主要病理生理特征，除了与 5 – HT 等神经递质有关外，近年来的研究新发现了许多与 IBS 内脏高敏相关的分子标志物。

（一）神经营养因子

脑源性神经营养因子（brain – derived neurotrophic factor，BD-NF）是神经营养蛋白家族中的一种，在慢性疼痛疾病中发挥着关键的作用。Yu YB 等[126]通过免疫组织化学的方法对 40 例 IBS 患者结肠组织中的 BDNF 进行了分析，结果显示 IBS 患者的直肠乙状结肠中 BDNF 表达较正常对照组明显升高，黏膜内释放的 BDNF 水平与腹痛积分相关，并通过基因敲除大鼠证实了 BDNF 在 IBS 内脏痛觉过敏中的作用。另外有研究显示[127]：神经生长因子（nerve growth factor，NGF）参与应激所致的内脏高敏感机制。NGF 与结肠的运动性和敏感性有关，Willot S 等[128]研究发现儿童 IBS – D 患者直肠黏膜中的神经生长因子含量增高。

（二）瞬时受体电位辣椒素受体 1

瞬时受体电位辣椒素受体 1（transient receptor potential vanilloid 1，TRPV1）是一种非选择性的阳离子通道，在疾病的发展过程中能被多种途径激活。Akbar A 等[129]研究发现 IBS 患者结肠组织的 TRPV1 神经纤维数目较对照组显著增加，推测 TRPV1 可能与 IBS 内脏高敏感的发病机制有关。Jones RC 等[130]通过实验研究认为 TRPV1 可能是 IBS 内脏高敏感性的重要递质。

（三）蛋白激酶受体

Bian ZX 等[131]研究发现蛋白激酶受体 1（protease-activated receptors – 1，PAR – 1）在 IBS – D 患者结肠组织表达显著降低，PAR – 2 无显著性变化，PAR – 1/PAR – 2 比值显著下降，这种变化与正常对照组相比具有显著性差异。Han W 等[132]研究显示：PI-IBS 患者结肠组织中的 PAR – 4 表达较正常组明显下降，PAR – 2 表达与正常组比较无显著性差异，推测 PAR – 4 在 IBS 内脏痛发病机制中发挥一定的作用。Zhao JH[133]等研究发现 PAR – 4 在结肠组织中表达低于正常对照组，胰蛋白酶和类胰蛋白酶表达均高于正常对照组。

（四）离子通道

祝捷等[134]研究显示：IBS – D 大鼠结肠组织中 L – 型钙通道 α_{1C} 亚基及 α_{1D} 亚基的表达出现不同程度的升高，且 L 型钙离子通道 Cav1.3 的表达明显高于 Cav1.2，提示其发生了离子通道重构，并且可能是电重构所致结肠动力紊乱的分子基础。Marger F 等[135]研究表明 T 型钙通道参与了 IBS 慢性内脏痛的病理机制。王亚雷等[136]的研究显示电压门控钠离子通道（voltage-gated sodium channel，VGSC）可能参与了 IBS 模型大鼠内脏敏感性的发生和发展。

（五）胰高血糖素样肽 1

Chen Y 等[137]研究认为胰高血糖素样肽 1（glucagon-like peptide – 1，GLP – 1）及其受体（GLP – 1R）参与了 IBS 内脏痛的发病机制。IBS – D 大鼠的血清 GLP – 1 含量低于 IBS – C 大鼠，GLP – 1R 分布在结肠黏膜层、环状肌及肌间神经丛，与正常大鼠相比，GLP - 1R 在 IBS - C 大鼠模型结肠组织中表达升高，在 IBS - D 大鼠模型中表达降低。

（六）促肾上腺皮质激素释放因子

研究已证实促肾上腺皮质激素释放因子（corticotropin-releasing factor，CRF）在应激所导致的胃肠功能障碍中发挥着重要作用。Nozu T 等[138]研究发现 CRF 可提高反复直肠扩张刺激所致的直肠高敏感性，提示其在 IBS 内脏高敏感性的发病机制中具有一定的作用。Overman EL 等[139]研究发现 CRF 对肠上皮通透性的改变是通过肥大细胞脱颗粒释放肿瘤坏死因子和蛋白酶这一信号通路实现的。

（七）降钙素基因相关肽

降钙素基因相关肽（calcitonin gene-related peptide，CGRP）是一种含有 37 个氨基酸残基的多肽，广泛分布于中枢和外周神经系统，特别是感觉神经元胞体和末梢以及胃肠道壁内神经丛，具有调节胃肠血流、胃肠分泌及运动功能。牛庆慧 等[140]研究发现：IBS - D 患者回盲部和乙状结肠部位的肠黏膜 CGRP 阳性神经肽纤维强度较对照组明显增高，而 IBS 其他类型与对照组比较无统计学意义。有动物实验研究[141]显示 CGRP 受体拮抗剂可降低 IBS 大鼠模型的内脏高敏感性。

（八）胱硫醚 β 合成酶

研究显示[142]内脏痛觉过敏大鼠模型结肠背根神经元胱硫醚 β 合成酶表达较正常大鼠显著升高，且核因子 - κB P65 亚基表达也显著升高，鞘内注射核因子 - κB p65 抑制剂可使胱硫醚 β 合成酶表达显著降低，提示胱硫醚 β 合成酶表达上调通过核因子 - κB P65 亚基发挥作用。

（九）一氧化氮合酶

Tjong YW 等[143]研究发现母子分离所致内脏高敏感大鼠模型远端结肠的神经元 NO 合酶表达显著高于正常对照组，NO 合酶参与了 IBS 内脏高敏感机制。

三、结肠上皮通透性及分泌功能指标

结肠上皮通透性和分泌功能的改变可影响大便性状的变化，研究表明可能与以下分子异常有关。

（一）水通道蛋白

多个研究表明[144-146]：IBS-D 患者升结肠和降结肠黏膜中水通道蛋白 8（aquaporin-8，AQP8）的表达较正常对照组显著降低，IBS-C 组明显高于 IBS-D 组。另有实验研究[147]显示：AQP3 在 IBS-D 模型大鼠结肠组织中表达量显著降低。这些结果说明 AQP8 和 AQP3 参与了 IBS 患者结肠黏膜水的调节，其表达降低可能导致了 IBS-D 患者肠道吸收水分减少而引起腹泻。

（二）紧密连接蛋白

孔武明等[148-149]通过示踪电镜观察发现：大部分 IBS-D 和 PI-IBS 患者回肠末端黏膜及升结肠黏膜可见到部分细胞间紧密连接间隙增宽，IBS-C 患者正常，认为 IBS 患者排便性状改变可能与紧密连接的结构和功能改变有关，并进一步研究发现 IBS-D 患者小肠和结肠黏膜紧密连接蛋白 claudin-1 表达明显下降，而 IBS-C 患者表达明显升高。Bertiaux-Vandaële N 等[150]对 IBS 患者的肠黏膜紧密连接蛋白进行了定量分析，包括闭锁小带 1（zonula occludens-1）、闭合蛋白（occludin）、封闭蛋白 1（claudin-1），结果显示 IBS 患者肠黏膜中的紧密连接蛋白 zonula occludens-1 和 occludin 较正常对照组显著降低，而 claudin-1 仅有下降趋势。其中 occludin 和 claudin-1 在 IBS-D 患者肠黏膜中的表达量明显下

降，而其他 IBS 类型则没有这种变化。这些研究结果显示紧密连接蛋白在 IBS - D 发病机制中具有重要的作用。

（三）嗜铬粒蛋白 A

El-Salhy M 等[151]对 41 例 IBS 患者的十二指肠和结肠中的嗜铬粒蛋白 A（Chromogranin A，CgA）细胞密度进行了检测，发现其在十二指肠和结肠中的密度均较正常对照组下降。El - Salhy M 等[152]对 98 例 IBS 患者进行研究发现，IBS 患者回肠中的 CgA 细胞密度也较正常对照组显著降低。

IBS 作为功能性胃肠病的代表疾病之一，其发病机制复杂，涉及多个系统，目前尚不能全面认识其内在机制，还需要将系统生物学和分子生物学的方法相结合深入研究。

参考文献

[1] Whorwell PJ, McCallum M, Creed FH, et al. Non-colonic features of irritable bowel syndrome. Gut, 1986, 27 (1)：37-40.

[2] Locke GR, Zinsmeister AR, Talley NJ, et al. Familial association in adults with functional gastrointestinal disorders. Mayo Clin Proc, 2000, 75 (9)：907-912.

[3] Levy RL, Jones KR, Whitehead WE, et al. Irritable bowel syndrome in twins：heredity and social learning both contribute to etiology. Gastroenterology, 2001, 121 (4)：799-804.

[4] Bashashati M, Rezaei N, Bashashati H, et al. Cytokine gene polymorphisms are associated with irritable bowel syndrome：a systematic review and meta-analysis. Neurogastroenterol Motil, 2012, 24 (12)：1102-e566.

[5] Romero-Valdovinos M, Gudiño-Ramírez A, Reyes-Gordillo J, et al. Interleukin-8 and-10 gene polymorphisms in irritable bowel syndrome. Mol Biol Rep, 2012, 39 (9)：8837-8843.

[6] Grasberger H, Chang L, Shih W, et al. Identification of a functional TPH1 polymorphism associated with Irritable bowel syndrome bowel habit sub-types. Am J Gastroenterol, 2013, 108 (11)：1766-1774.

［7］ Park CS, Uhm JH. Polymorphisms of the serotonin transporter gene and G-Protein β₃ subunit gene in Korean children with irritable bowel syndrome and functional dyspepsia. Gut Liver, 2012, 6 (2): 223-228.

［8］ Wouters MM, Lambrechts D, Knapp M, et al. Genetic variants in CDC42 and NXPH1 as susceptibility factors for constipation and diarrhoea predominant irritable bowel syndrome. Gut, 2014, 63 (7): 1103-1111.

［9］ Camilleri M, Kolar GJ, Vazquez-Roque MI, et al. Cannabinoid receptor 1 gene and irritable bowel syndrome: phenotype and quantitative traits. Am J Physiol Gastrointest Liver Physiol, 2013, 304 (5): G553-560.

［10］ Vazquez-Roque MI, Camilleri M, Smyrk T, et al. Association of HLA-DQ gene with bowel transit, barrier function, and inflammation in irritable bowel syndrome with diarrhea. Am J Physiol Gastrointest Liver Physiol, 2012, 303 (11): G1262-1269.

［11］ Kumar S, Ranjan P, Mittal B, et al. Serotonin transporter gene (SLC6A4) polymorphism in patients with irritable bowel syndrome and healthy controls. J Gastrointestin Liver Dis, 2012, 21 (1): 31-38.

［12］ Wang YM, Chang Y, Chang YY, et al. Serotonin transporter gene promoter region polymorphisms and serotonin transporter expression in the colonic mucosa of irritable bowel syndrome patients. Neurogastroenterol Motil, 2012, 24 (6): 560-565.

［13］ Drossman DA, Camilleri M, Mayer EA, et al. AGA technical review on irritable bowel syndrome. Gastroenterology, 2002, 123 (6): 2108-2131.

［14］ Whorwell PJ, Clouter C, Smith CL. Oesophageal motility in the irritable bowel syndrome. Br Med J, 1981, 282 (6270): 1101-1102.

［15］ Soffer EE, Scalabrini P, Pope CE 2nd, et al. Effect of stress on oesophageal motor function in normal subjects and in patients with the irritable bowel syndrome. Gut, 1988, 29 (11): 1591-1594.

［16］ Lind CD. Motility disorders in the irritable bowel syndrome. Gastroenterol Clin North Am, 1991, 20 (2): 279-295.

［17］ Acharya U, Waite N, Howlett P, et al. Failure to demonstrate altered gastric emptying in irritable bowel syndrome. Dig Dis Sci, 1983, 28 (10): 889-892.

［18］ Stanghellini V, Tosetti C, Barbara G, et al. Dyspeptic symptoms and gastric emptying in the irritable bowel syndrome. Am J Gastroenterol, 2002, 97 (11): 2738-2743.

[19] Badiali D, Pallota N, Habib FI, et al. Gastric emptying is delayed in slow colonic transit constipation. Gastroenterology, 1998, 114: G2958.

[20] Coremans G, Wilmer A, Andrioli A, et al. Slow transit constipationis associated with delayed gastric emptying and impaired small bowel motility. Neurogastroenterol Motil, 1995, 7: 252.

[21] Devanarayana NM, Rajindrajith S, Bandara C, et al. Ultrasonographic assessment of liquid gastric emptying and antral motility according to the subtypes of irritable bowel syndrome in children. J Pediatr Gastroenterol Nutr, 2013, 56 (4): 443-448.

[22] Narducci F, Bassotti G, Granata MT, et al. Colonic motility and gastric emptying in patients with irritable bowel syndrome. Effect of pretreatment with octylonium bromide. Dig Dis Sci, 1986, 31 (3): 241-246.

[23] Corbett CL, Thomas S, Read NW, et al. Electrochemical detector for breath hydrogen determination: measurement of small bowel transit time in normal subjects and patients with the irritable bowel syndrome. Gut, 1981, 22 (10): 836- 840.

[24] Cann PA, Read NW, Brown C, et al. Irritable bowel syndrome: relationship of disorders in the transit of a single solid meal to symptom patterns. Gut, 1983, 24 (5): 405-411.

[25] Abrahamsson H. Gastrointestinal motility in patients with the irritable bowel syndrome. Scand J Gastroenterol Suppl, 1987, 130: 21-26.

[26] Kellow JE, Gill RC, Wingate DL. Prolonged ambulant recordings of small bowel motility demonstrate abnormalities in the irritable bowel syndrome. Gastroenterology, 1990, 98 (5 Pt 1): 1208-1218.

[27] 王深皓, 董蕾, 罗金燕, 等. 肠易激综合征患者小肠移行性复合运动的研究. 中华内科杂志, 2009, 48 (2): 106-110.

[28] Kellow JE, Phillips SF, Miller LJ, et al. Dysmotility of the small intestine in irritable bowel syndrome. Gut, 1988, 29 (9): 1236-1243.

[29] Kellow JE, Phillips SF. Altered small bowel motility in irritable bowel syndrome is correlated with symptoms. Gastroenterology. 1987, 92 (6): 1885-1893.

［30］ Hutchinson R, Notghi A, Smith NB, et al. Scintigraphic measurement of il-eocaecal transit in irritable bowel syndrome and chronic idiopathic constipa-tion. Gut, 1995, 36 (4): 585-589.

［31］ Agarwal MK, Bhatia SJ, Desai SA, et al. Effect of red chillies on small bow-el and colonic transit and rectal sensitivity in men with irritable bowel syn-drome. Indian J Gastroenterol, 2002, 21 (5): 179-182.

［32］ Narducci F, Bassotti G, Granata MT, et al. Colonic motility and gastric emptying in patients with irritable bowel syndrome. Effect of pretreatment with octylonium bromide. Dig Dis Sci, 1986, 31 (3): 241-246.

［33］ 梁荣新, 张志雄, 张法灿, 等. 肠易激综合征患者进食前后乙状结肠动力差异的研究. 中国实用内科杂志, 2004, 24 (4): 205-207.

［34］ Marciani L, Cox EF, Hoad CL, et al. Postprandial changes in small bowel water content in healthy subjects and patients with irritable bowel syndrome. Gastroenterology, 2010, 138 (2): 469-477.

［35］ Whitehead WE, Engel BT, Schuster MM. Irritable bowel syndrome: physio-logical and psychological differences between diarrhea-predominant and consti-pation-predominant patients. Dig Dis Sci, 1980, 25 (6): 404-413.

［36］ Prior A, Maxton DG, Whorwell PJ. Anorectal manometry in irritable bowel syndrome: differences between diarrhoea and constipation predominant sub-jects. Gut, 1990, 31 (4): 458-462.

［37］ 刘谦民, 郭荣斌, 郑文尧, 等. 肠易激综合征患者直肠肛管测压的研究. 解放军医学杂志, 2001, 26 (3): 232-234.

［38］ 杨崇美, 刘吉勇, 王义渠, 等. 肠易激综合征患者肛门直肠动力学的研究. 山东大学学报 (医学版), 2002, 40 (2): 141-142.

［39］ Barbara G, Stanghellini V, De Giorgio R, et al. Activated mast cells in proxymity to colonic nerves correlate with abdominal pain in irritable bowel syndrome. Gastroenterology, 2004, 126 (3): 693-702.

［40］ Greenwood B, Rodriguez S, Decktor D, et al. Irritable bowel syndrome: a study to investigate the mechanism (s) of visceral hypersensitivity. J Okla State Med Assoc, 1996, 89 (2): 47-50.

［41］ Gupta V, Sheffield D, Verne GN. Evidence for autonomic dysregulation in the irritable bowel syndrome. Dig Dis Sci, 2002, 47 (8): 1716-1722.

［42］ 姜敏, 张仪侠, 傅宝玉, 等. 大鼠结肠对理化刺激的内脏神经的敏感

性. 世界华人消化杂志, 2002, 10 (11): 1278-1281.

[43] Sinhamahapatra P, Saha SP, Chowdhury A, et al. Visceral afferent hypersensi tivity in irritable bowel syndrome-evaluation by cerebral evoked potential after rectal stimulation. Am J Gastroenterol, 2001, 96 (7): 2150-2157.

[44] Vesa TH, Seppo LM, Marteau PR, et al. Role of irritable bowel syndrome in subjective lactose intolerance. Am J Clin Nutr, 1998, 67 (4): 710-715.

[45] Smith MJ, Cherian P, Raju GS, et al. Bile acid malabsorption in persistent diarrhoea. J R Coll Physicians Lond, 2000, 34 (5): 448-451.

[46] Crowell MD. Role role of serotonin in the pathophysiology of irritable bowel syndrome. BrJ Pharmacol, 2004, 141 (8): 1285-1293.

[47] Gershon MD, Tack J. The serotonin signaling system: from basic understanding to drug development for functional GI disorders. Gastroenterology, 2007, 132 (1): 397-414.

[48] Yeo A, Boyd P, Lumsden S, et al. Association between a functional polymorphism in the serotonin transporter gene and diarrhoea predominant irritable bowel syndrome in women. Gut, 2004, 53 (10): 1452-1458.

[49] Sohn W, Lee OY, Lee SP, et al. Mast cell number, substance P and vasoactive intestinal peptide in irritable bowel syndrome with diarrhea. Scand J Gastroenterol, 2014, 49 (1): 43-51.

[50] Lee H, Park JH, Park DI, et al. Mucosal mast cell count is associated with intestinal permeability in patients with diarrhea predominant irritable bowel syndrome. J Neurogastroenterol Motil, 2013, 19 (2): 244-250.

[51] El-Salhy M, Vaali K, Dizdar V, et al. Abnormal small-intestinal endocrine cells in patients with irritable bowel syndrome. Dig Dis Sci, 2010, 55 (12): 3508-3513.

[52] El-Salhy M, Gundersen D, Ostgaard H, et al. Low densities of serotonin and peptide YY cells in the colon of patients with irritable bowel syndrome. Dig Dis Sci, 2012, 57 (4): 873-878.

[53] Ortiz-Lucas M, Saz-Peiró P, Sebastián-Domingo JJ. Irritable bowel syndrome immune hypothesis. Part one: the role of lymphocytes and mast cells. Rev Esp Enferm Dig, 2010, 102 (11): 637-647.

[54] O'Sullivan M, Clayton N, Breslin NP, et al. Increased mast cells in the irritable bowel syndrome. Neurogastroenterol Motil, 2000, 12 (5): 449-457.

［55］ Park JH, Rhee PL, Kim HS, et al. Mucosal mast cell counts correlate with visceral hypersensitivity in patients with diarrhea predominant irritable bowel syndrome . J Gastroenterol Hepatol, 2006, 21 (1 Pt 1): 71-78.

［56］ Guilarte M, Santos J, de Torres I, et al. Diarrhoea-predominant IBS patients show mast cell activation and hyperplasia in the jejunum. Gut, 2007, 56 (2): 203-209.

［57］ Goral V, Kucukoner M, Buyukbayram H. Mast cells count and serum cytokine levels in patients with irritable bowel syndrome. Hepato-gastroenterology, 2010, 57 (101): 751-754.

［58］ Lee KJ, Kim YB, Kim JH, et al. The alteration of enterochromaffin cell, mast cell, and lamina propria T lymphocyte numbers in irritable bowel syndrome and its relationship with psychological factors. J Gastroenterol Hepatol, 2008, 23 (11): 1689-1694.

［59］ Barbara G, Wang B, Stanghellini V, et al. Mast cell-dependent excitation of visceral-nociceptive sensory neurons in irritable bowel syndrome. Gastroenterology, 2007, 132 (1): 26-37.

［60］ Klooker TK, Braak B, Koopman KE, et al. The mast cell stabiliser ketotifen decreases visceral hypersensitivity and improves intestinal symptoms in patients with irritable bowel syndrome. Gut, 2010, 59 (9): 1213-1221.

［61］ Ohman L, Lindmark AC, Isaksson S, et al. B-cell activation in patients with irritable bowel syndrome (IBS). Neurogastroenterol Motil, 2009, 21 (6): 644-50, e27.

［62］ Ohman L, Isaksson S, Lindmark AC, et al. T-cell activation in patients with irritable bowel syndrome. Am J Gastroenterol, 2009, 104 (5): 1205-1212.

［63］ 金杭斌, 顾竹影, 赵虹雯, 等. 腹泻型肠易激综合征患者外周血 T 淋巴细胞亚群及血清微量元素含量变化研究. 浙江大学学报（医学版）, 2008, 37 (6): 634-637.

［64］ Ortiz-Lucas M, Saz-Peiró P, Sebastián-Domingo JJ. Irritable bowel syndrome immune hypothesis. Part two: the role of cytokines. Irritable bowel syndrome immune hypothesis. Rev Esp Enferm Dig, 2010, 102 (12): 711-717.

［65］ Liebregts T, Adam B, Bredack C, et al. Immune activation in patients with irritable bowel syndrome. J Gastroenterol, 2009, 44 (7): 666-674.

［66］ Hua MC, Lai MW, Kuo ML, et al. Decreased interleukin-10 secretion by peripheral blood mononuclear cells in children with irritable bowel syndrome. J Pediatr Gastroenterol Nutr, 2011, 52 (4): 376-381.

[67] Chen J, Zhang Y, Deng Z. Imbalanced shift of cytokine expression between T helper 1 and T helper 2 (Th1/Th2) in intestinal mucosa of patients with post-infectious irritable bowel syndrome. BMC Gastroenterol, 2012, 12: 91.

[68] Chang L, Adeyemo M, Karagiannides I, et al. Serum and colonic mucosal immune markers in irritable bowel syndrome. Am J Gastroenterol, 2012, 107 (2): 262-272.

[69] Schmulson M, Pulido-London D, Rodriguez O, et al. Lower serum IL-10 is an independent predictor of IBS among volunteers in Mexico. Am J Gastroenterol, 2012, 107 (5): 747-753.

[70] Ortiz-Lucas M, Saz-Peiró P, Sebastián-Domingo JJ. Irritable bowel syndrome immune hypothesis. Part two: the role of cytokines. Rev Esp Enferm Dig, 2010, 102 (12): 711-717.

[71] Del Valle-Pinero AY, Van Deventer HE, Fourie NH, et al. Gastrointestinal permeability in patients with irritable bowel syndrome assessed using a four probe permeability solution. Clin Chim Acta, 2013, 418C: 97-101.

[72] Park JH, Park DI, Kim HJ, et al. The Relationship between Small-Intestinal Bacterial Overgrowth and Intestinal Permeability in Patients with Irritable Bowel Syndrome. Gut Liver, 2009, 3 (3): 174-179.

[73] Turcotte JF, Kao D, Mah SJ, et al. Breaks in the wall: increased gaps in the intestinal epithelium of irritable bowel syndrome patients identified by confocal laser endomicroscopy (with videos). Gastrointest Endosc, 2013, 77 (4): 624-630.

[74] Yakoob J, Abbas Z, Khan R, et al. Small intestinal bacterial overgrowth and lactose intolerance contribute to irritable bowel syndrome symptomatology in Pakistan. Saudi J Gastroenterol, 2011, 17 (6): 371-375.

[75] Pyleris E, Giamarellos-Bourboulis EJ, Tzivras D, et al. The prevalence of overgrowth by aerobic bacteria in the small intestine by small bowel culture: relationship with irritable bowel syndrome. Dig Dis Sci, 2012, 57 (5): 1321-1329.

[76] Verdu EF, Collins SM. Microbial-gut interactions in health and disease. Irritable bowel syndrome. Best Pract Res Clin Gastroenterol, 2004, 18

(2): 315-321.

[77] Ringel Y, Maharshak N. Intestinal microbiota and immune function in the pathogenesis of irritable bowel syndrome. Am J Physiol Gastrointest Liver Physiol, 2013, 305 (8): G529-541.

[78] Ford AC, Spiegel BM, Talley NJ, et al. Small intestinal bacterial overgrowth in irritable bowel syndrome: systematic review and meta-analysis. Clin Gastroenterol Hepatol, 2009, 7 (12): 1279-1286.

[79] Ringel Y, Carroll IM. Alterations in the intestinal microbiota and functional bowel symptoms. Gastrointest Endosc Clin N Am, 2009, 19 (1): 141-150.

[80] Treem WR, Ahsan N, Kastoff G. Fecal short-chain fatty acids in patients with diarrhea-predominant irritable bowel syndrome: in vitro studies of carbohydrate fermentation. J Pediatr Gastroenterol Nutr, 1996, 23 (3): 280-286.

[81] Kamath PS, Hoepfner MT, Phillips SF. Short-chain fatty acids stimulate motility of the canine ileum. Am J Physiol, 1987, 253 (4 Pt 1): G427-33.

[82] Fukumoto S, Tatewaki M, Yamada T, et al. Short-chain fatty acids stimulate colonic transit via intraluminal 5-HT release in rats. Am J Physiol Regul Integr Comp Physiol, 2003, 284 (5): R1269-276.

[83] Natividad JM, Petit V, Huang X, et al. Commensal and probiotic bacteria influence intestinal barrier function and susceptibility to colitis in Nod1-/-; Nod2-/- mice. Inflamm Bowel Dis, 2012, 18 (8): 1434-1446.

[84] Tlaskalová-Hogenová H, Stěpánková R, Kozáková H, et al. The role of gut microbiota (commensal bacteria) and the mucosal barrier in the pathogenesis of inflammatory and autoimmune diseases and cancer: contribution of germ-free and gnotobiotic animal models of human diseases. Cell Mol Immunol, 2011, 8 (2): 110-120.

[85] Ulluwishewa D, Anderson RC, McNabb WC, et al. Regulation of tight junction permeability by intestinal bacteria and dietary components. J Nutr, 2011, 141 (5): 769-776.

[86] Camilleri M, Madsen K, Spiller R, et al. Intestinal barrier function in health and gastrointestinal disease. Neurogastroenterol Motil, 2012, 24 (6): 503-512.

[87] Gecse K, Róka R, Ferrier L, et al. Increased faecal serine protease activity

in diarrhoeic IBS patients: a colonic lumenal factor impairing colonic permeability and sensitivity. Gut, 2008, 57 (5): 591-599.

[88] Piche T, Barbara G, Aubert P, et al. Impaired intestinal barrier integrity in the colon of patients with irritable bowel syndrome: involvement of soluble mediators. Gut, 2009, 58 (2): 196-201.

[89] Verdú EF, Bercik P, Verma-Gandhu M, et al. Specific probiotic therapy attenuates antibiotic induced visceral hypersensitivity in mice. Gut, 2006, 55 (2): 182-190.

[90] Lesniewska V, Rowland I, Laerke HN, et al. Relationship between dietary-induced changes in intestinal commensal microflora and duodenojejunal myoelectric activity monitored by radiotelemetry in the rat in vivo. Exp Physiol, 2006, 91 (1): 229-37.

[91] Kamiya T, Wang L, Forsythe P, et al. Inhibitory effects of Lactobacillus reuteri on visceral pain induced by colorectal distension in Sprague-Dawley rats. Gut, 2006, 55 (2): 191-196.

[92] Rousseaux C, Thuru X, Gelot A, et al. Lactobacillus acidophilus modulates intestinal pain and induces opioid and cannabinoid receptors. NatMed, 2007, 13 (1): 35-37.

[93] Blomhoff S, Spetalen S, Jacobsen MB, et al. Phobic anxiety changes the function of brain-gut axis in irritable bowel syndrome. Psychosom Med, 2001, 63 (6): 959-965.

[94] Overman EL, Rivier JE, Moeser AJ. CRF induces intestinal epithelial barrier injury via the release of mast cell proteases and TNF-α. PLoS One, 2012, 7 (6): e39935.

[95] Gunter WD, Shepard JD, Foreman RD, et al. Evidence for visceral hypersensitivity in high-anxiety rats. Physiol Behav, 2000, 69 (3): 379-382.

[96] 袁耀宗, 陶然君, 许斌, 等. 肠易激综合征患者直肠气囊扩张时的功能脑显像研究. 胃肠病学, 2003, 8: A4.

[97] Mertz H, Morgan V, Tanner G, et al. Regional cerebral activation in irritable bowel syndrome and control subjects with painful and nonpainful rectal distention. Gastroenterology, 2000, 118 (5): 842-848.

[98] 张川, 李定国, 王彝康, 等. 肠易激综合征患者 5-羟色胺含量的变化. 上海第二医科大学学报, 2001, 21 (1): 66-68.

[99] 詹丽杏，许国铭，李兆申，等．肠易激综合征患者活动期和缓解期血浆 5-HT、5-HIAA 的变化．第二军医大学学报，2003，24（2）：152-154.

[100] 夏頔，刘希双，鞠辉．肠易激综合征患者肠黏膜 SP、SPR 和 5-HT 的变化．世界华人消化杂志，2009，17（30）：3169-3173.

[101] 李运红，朱晓蕾，徐肇敏．腹泻型肠易激综合征患者结肠粘膜 5-羟色胺和 5-羟色胺 3 受体的研究．胃肠病学，2006，11（8）：477-480.

[102] Yan C, Xin-Guang L, Hua-Hong W, et al. Effect of the 5-HT$_4$ receptor and serotonin transporter on visceral hypersensitivity in rats. Braz J Med Biol Res, 2012, 45（10）：948-954.

[103] Coates MD, Mahoney CR, Linden DR, et al. Molecular defects in mucosal serotonin content and decreased serotonin reuptake transporter in ulcerative colitis and irritable bowel syndrome. Gastroenterology, 2004, 126（7）：1657-1664.

[104] Zhang LY, Dong X, Liu ZL, et al. Luminal serotonin time-dependently modulates vagal afferent driven antinociception in response to colorectal distention in rats. Neurogastroenterol Motil, 2011, 23（1）：62-69, e6.

[105] Tonini M, Vicini R, Cervio E, et al. 5-HT$_7$ receptors modulate peristalsis and accommodation in the guinea pig ileum. Gastroenterology, 2005, 129（5）：1557-1566.

[106] Crowell MD. Role of serotonin in the pathophysiology of the irritable bowel syndrome. Br J Pharmacol, 2004, 141（8）：1285-1293.

[107] 陈晓敏，张燕华，毛峻岭，等．肠易激综合征患者结肠黏膜 P 物质、血管活性肠肽和肥大细胞的变化．胃肠病学，2008，13（4）：228-230.

[108] 王巧民，宋继中，贾勇，等．肠易激综合征患者结肠黏膜 T 细胞、B 细胞、神经肽、细胞因子变化及其相关性．中华消化内镜杂志，2008，25（1）：31-34.

[109] 王艳杰，王德山，关洪全，等．眼针对肠易激综合征大鼠血清和结肠组织中 P 物质及血管活性肠肽含量的影响．针刺研究，2010，35（1）：8-11.

[110] Tillisch K, Labus J, Nam B, et al. Neurokinin-1-receptor antagonism decreases anxiety and emotional arousal circuit response to noxious visceral distension in women with irritable bowel syndrome: a pilot study. Aliment Phar-

macol Ther, 2012, 35 (3): 360-367.

[111] Palsson OS, Morteau O, Bozymski EM, et al. Elevated vasoactive intestinal peptide concentrations in patients with irritable bowel syndrome. Dig Dis Sci, 2004, 49 (7-8): 1236-1243.

[112] 沈骏, 诸琦, 袁耀宗, 等. 肠易激综合征患者血浆脑肠肽水平的变化. 胃肠病学, 2005, 10 (5): 290-292.

[113] Zhang H, Yan Y, Shi R, et al. Correlation of gut hormones with irritable bowel syndrome. Digestion, 2008, 78 (2-3): 72-76.

[114] 李任峰, 王德山, 王艳杰, 等. 匹维溴胺对腹泻型肠易激综合征模型大鼠结肠组织血管活性肠肽及受体1表达的影响. 中国中西医结合消化杂志, 2010, 18 (2): 89-92.

[115] Han B. Correlation between gastrointestinal hormones and anxiety-depressive states in irritable bowel syndrome. Exp Ther Med, 2013, 6 (3): 715-720.

[116] 张茹. 肠易激综合征血浆及乙状结肠黏膜中 VIP 及 SS 的含量. 中国内镜杂志, 2004, 10 (3): 41-43.

[117] Han B. Correlation between gastrointestinal hormones and anxiety-depressive states in irritable bowel syndrome. Exp Ther Med, 2013, 6 (3): 715-720.

[118] 钱英强, 郭佳念, 沈溪明, 等. SSTR1 和 SSTR2 在肠易激综合征和活动期溃疡性结肠炎患者结肠粘膜中的表达及其临床意义. 胃肠病学, 2009, 14 (12): 721-725.

[119] Kuiken SD, Klooker TK, Tytgat GN, et al. Possible role of nitric oxide in visceral hypersensitivity in patients with irritable bowel syndrome. Neurogastroenterol Motil, 2006, 18 (2): 115-122.

[120] 穆标, 王邦茂, 刘之武, 等. 一氧化氮能神经调节异常在腹泻型肠易激综合征患者中的作用. 中华消化杂志, 2002, 22 (2): 88-91.

[121] 吕妍, 李丹, 唐方. 藿香正气提取物对腹泻型肠易激综合征模型大鼠肠动力调控机理研究. 中国中西医结合杂志, 2011, 31 (7): 941-945.

[122] Xu JR, Luo JY, Shang L, et al. Effect of change in an inhibitory neurotransmitter of the myenteric plexus on the pathogenetic mechanism of irritable bowel syndrome subgroups in rat models. Chin J Dig Dis, 2006, 7 (2): 89-96.

[123] Tjong YW, Ip SP, Lao L, et al. Role of neuronal nitric oxide synthase in

colonic distension-induced hyperalgesia in distal colon of neonatal maternal separated male rats. Neurogastroenterol Motil, 2011, 23 (7): 666-e278.

[124] Shamshiri H, Paragomi P, Paydar MJ, et al. Antinociceptive effect of chronic lithium on visceral hypersensitivity in a rat model of diarrhea-predominant irritable bowel syndrome: The role of nitric oxide pathway. J Gastroenterol Hepatol, 2009, 24 (4): 672-680.

[125] Dai C, Guandalini S, Zhao DH, et al. Antinociceptive effect of VSL#3 on visceral hypersensitivity in a rat model of irritable bowel syndrome: a possible action through nitric oxide pathway and enhance barrier function. Mol Cell Biochem, 2012, 362 (1-2): 43-53.

[126] Yu YB, Zuo XL, Zhao QJ, et al. Brain-derived neurotrophic factor contributes to abdominal pain in irritable bowel syndrome. Gut, 2012, 61 (5): 685-694.

[127] van den Wijngaard RM, Klooker TK, Welting O, et al. Essential role for TRPV1 in stress-induced (mast cell-dependent) colonic hypersensitivity in maternally separated rats. Neurogastroenterol Motil, 2009, 21 (10): 1107-e94.

[128] Willot S, Gauthier C, Patey N, et al. Nerve growth factor content is increased in the rectal mucosa of children with diarrhea-predominant irritable bowel syndrome. Neurogastroenterol Motil, 2012, 24 (8): 734-9, e347.

[129] Akbar A, Yiangou Y, Facer P, et al. Increased capsaicin receptor TRPV1-expressing sensory fibres in irritable bowel syndrome and their correlation with abdominal pain. Gut, 2008, 57 (7): 923-929.

[130] Jones RC 3rd, Otsuka E, Wagstrom E, et al. Short-term sensitization of colon mechanoreceptors is associated with long-term hypersensitivity to colon distention in the mouse. Gastroenterology, 2007, 133 (1): 184-194.

[131] Bian ZX, Li Z, Huang ZX, et al. Unbalanced expression of protease-activated receptors-1 and -2 in the colon of diarrhea-predominant irritable bowel syndrome patients. J Gastroenterol, 2009, 44 (7): 666-674.

[132] Han W, Wang Z, Lu X, et al. Protease activated receptor 4 status of mast cells in post infectious irritable bowel syndrome. Neurogastroenterol Motil, 2012, 24 (2): 113-119, e82.

[133] Zhao JH, Dong L, Shi HT, et al. The expression of protease-activated re-

ceptor 2 and 4 in the colon of irritable bowel syndrome patients. Dig Dis Sci, 2012, 57 (1): 58-64.

[134] 祝捷, 罗和生, 陈玲, 等. 腹泻型肠易激综合征大鼠结肠 L-型钙通道 α_{1C} 亚基及 α_{1D} 亚基的表达变化. 中华医学杂志, 2009, 89 (38): 2713-2717.

[135] Marger F, Gelot A, Alloui A, et al. T-type calcium channels contribute to colonic hypersensitivity in a rat model of irritable bowel syndrome. Proc Natl Acad Sci U S A, 2011, 108 (27): 11268-11273.

[136] 王亚雷, 袁耀宗, 徐天乐. 电压门控钠离子通道在大鼠肠易激综合征 模型中的变化. 诊断学理论与实践, 2005, 4 (2): 140-144.

[137] Chen Y, Li Z, Yang Y, et al. Role of glucagon-like peptide-1 in the pathogenesis of experimental irritable bowel syndrome rat models. Int J Mol Med, 2013, 31 (3): 607-613.

[138] ozu T, Kudaira M. Corticotropin-releasing factor induces rectal hypersensitivity after repetitive painful rectal distention in healthy humans. J Gastroenterol, 2006, 41 (8): 740-744.

[139] Overman EL, Rivier JE, Moeser AJ. CRF induces intestinal epithelial barrier injury via the release of mast cell proteases and TNF-α. PLoS One. 2012, 7 (6): e39935.

[140] 牛庆慧, 张翠萍, 鞠辉, 等. 肠道黏膜肥大细胞和降钙素基因相关肽 在肠易激综合征的表达. 世界华人消化杂志, 2009, 17 (2): 213-217.

[141] Bourdu S, Dapoigny M, Chapuy E, et al. Rectal instillation of butyrate provides a novel clinically relevant model of noninflammatory colonic hypersensitivity in rats. Gastroenterology, 2005, 128 (7): 1996-2008.

[142] Li L, Xie R, Hu S, et al. Upregulation of cystathionine beta-synthetase expres- sion by nuclear factor-kappa B activation contributes to visceral hypersensitivity in adult rats with neonatal maternal deprivation. Mol Pain, 2012, 8: 89.

[143] Tjong YW, Ip SP, Lao L, et al. Role of neuronal nitric oxide synthase in colonic distension-induced hyperalgesia in distal colon of neonatal maternal separated male rats. Neurogastroenterol Motil, 2011, 23 (7): 666-e278.

[144] Wang JP, Hou XH. Expression of aquaporin 8 in colonic epithelium with di-

arrhoea-predominant irritable bowel syndrome. Chin Med J (Engl), 2007, 120 (4): 313-316.

[145] 马瑞军, 陈星, 汪嵘, 等. 水通道蛋白 8 与肠易激综合征相关性表达研究. 中华消化杂志, 2007, 27 (5): 354-355.

[146] 赵志忠, 王俊平, 刘俊. 肠易激综合征患者结肠黏膜 AQP8 的表达. 胃肠病学和肝病学杂志, 2010, 19 (11): 1029-1031.

[147] 刘慧慧, 王艳杰, 刘旭东, 等. 匹维溴铵对腹泻型肠易激综合征模型大鼠结肠组织 AQP3 表达影响. 第三军医大学学报, 2011, 33 (3): 233-236.

[148] 孔武明, 龚均, 董蕾, 等. 肠易激综合征患者肠道屏障——紧密连接改变的示踪电镜观察. 南方医科大学学报, 2007, 27 (8): 1167-1172.

[149] 孔武明, 李光, 龚均. 紧密连接蛋白 claudin-1 在肠易激综合征患者肠黏膜中的表达及意义. 山东医药, 2008, 48 (2): 27-29.

[150] Bertiaux-Vandaële N, Youmba SB, Belmonte L, et al. The expression and the cellular distribution of the tight junction proteins are altered in irritable bowel syndrome patients with differences according to the disease subtype. Am J Gastroenterol, 2011, 106 (12): 2165-2173.

[151] El-Salhy M, Lomholt-Beck B, Hausken T. Chromogranin A as a possible tool in the diagnosis of irritable bowel syndrome. Scand J Gastroenterol, 2010, 45 (12): 1435-1439.

[152] El-Salhy M, Wendelbo IH, Gundersen D. Reduced chromogranin A cell density in the ileum of patients with irritable bowel syndrome. Mol Med Rep, 2013, 7 (4): 1241-1244.

第三章　肠易激综合征的诊断

第一节　临床表现

IBS 的临床表现无明显特异性，不同个体的表现及程度不同，多呈慢性起病，病程长，可达数年至数十年，而全身状况良好，症状可为持续性或间歇性，主要是腹痛伴排便习惯的改变，如便秘、腹泻或两者交替，有的伴有胃灼热、早饱、恶心、呕吐等症状。所有症状也可见于器质性疾病。此外半数患者具有胃肠外症状，如伴有不同程度的精神症状、头痛、心悸、尿频、尿急、性功能障碍等表现。

一、胃肠道症状

虽然 IBS 的临床表现无特异性，但 IBS 的临床表现却有一定的特点，其腹痛或腹部不适与排便相关，伴有排便习惯、大便性状的改变，具有排便异常的特征。

（一）腹痛、腹部不适

腹痛、腹部不适是 IBS 最核心的临床症状[1-4]，腹痛、腹部不适与排便相关是 IBS 最突出的特点[5]，它表明患者的疼痛来源于肠道。慢性或复发性腹痛，是 IBS 特有的特征，IBS 患者的腹痛症状十分常见，常发生于餐后或排便前，可见于腹部的任何部位，症状轻重不一，以胀痛和钝痛多见，偶也呈锐痛、绞痛和刀割样痛。腹痛可为局限性或弥散性，多位于左侧腹部，以左下腹为多，无放射痛，但难以准确定位。腹痛为多样性，如胀气样、痉挛状或烧灼状钝痛，持续或间歇发作，多为轻中度、能忍受。当要患者指出腹痛部位时，患者常用手掌旋转抚摸疼痛区域而不是直接用手指指示。直立位时脾曲位于结肠最高点，当远端结肠痉挛时，气体不易排出，在脾曲积聚增多，可致腹痛，这一症状又称为"脾曲综合征"，可通过脾曲气囊扩张而复制。腹痛常可由进餐诱发，排便后缓解，夜间睡眠无疼痛。剧烈腹痛者罕见。Su 等[6] 报道 IBS 患者餐后腹痛或不适与进食脂肪有关，十二指肠内脂肪可以增加 IBS 患者的内脏敏感性，加重餐后的不适症状。IBS 时，结肠基础性运动功能还是正常的，但患者的结肠对进餐、药物、肠易激素（如缩胆囊素）和应激情况等做出的反应不正常。IBS 患者进餐后结肠远端运动（即胃结肠反应）加剧，故饭后痉挛性疼痛或不适甚为常见。IBS 腹痛，与回肠反应加剧有关，饭后出现高压波（传递性收缩延长）。有些 IBS 患者空腹时空肠发生的压力波群（非连续性集群收缩），似与腹痛同时发生，入睡时消失。

IBS 的腹痛极少影响食欲，多发生于患者清醒时，睡眠后疼痛消失，不像器质性疾病，使得患者痛醒。许多因素可影响患者的腹痛症状，应激或情绪紧张可加重腹痛，而排便后腹痛缓解。若腹痛呈进行性加重、影响食欲，伴有恶心、进食困难或体重下降时应考虑患有其他疾病。有报道显示便秘型较腹泻型更易并发腹痛和腹部不适。

腹部不适是指一种难以用腹痛来形容的不适感，不是腹胀。IBS 患者的腹痛、腹部不适与进食无关。对 IBS 患者来说，如果腹痛、腹部不适与进食有关，并伴有消化不良的其他症状，且符合功能性消化不良的诊断标准，则应考虑为功能性胃肠病的重叠症状，即 IBS 合并功能性消化不良。IBS 的腹痛、腹部不适可以牵涉到两侧季肋部、腰背部、会阴部，呈现广泛区域的症状，但这些症状和活动、锻炼、排尿、月经等无关或关系不明显。部分女性 IBS 患者可有性交痛和其他性功能障碍的表现，以及月经期症状加重，但疼痛与排便的关系和排便性状的改变更提示其症状源于肠道。

（二） 大便习惯的改变

大便习惯改变是 IBS 的重要特征，包括大便频率和大便性状的改变，如无此症状可排除该诊断。IBS 患者大便性状的改变可表现为腹泻、便秘，大多数表现为腹泻与便秘交替而以某一症状为主。其发生频率与程度在个体之间虽有较大差异，但就某一患者而言往往是相对固定的。大多数 IBS 患者在青少年时期即已出现大便习惯改变，但只有部分患者求医就诊，其余的人则视为正常。肠功能紊乱的发展为渐进性的，最终发展成为某种特征性模式。

1. 腹泻 IBS 患者的腹泻多为黏液稀便，便前多有腹部疼痛，便后缓解，也有部分患者不伴有疼痛。腹泻次数每日不等，多发生于白天，极少因腹泻而干扰睡眠；腹泻轻重不一，但即使严重腹泻，每日大便总量同正常人也几乎相同。每日排便数次，多者可达20 余次，常为稀散不成形便或稀水便，量少，每日总量极少超过正常范围（一般 ≤200 g/d），禁食 72 h 后腹泻消失。大便开始为正常便，接着为松散不成形便，继而为完全稀便或水样便，有时伴有黏液，但无脓血便。腹泻的客观指标是每日大便超过 3 次，然而即便是每日一次的非正常性状大便也被视为腹泻，应强调大便次数的增加与性状的改变。发生于餐后的腹泻，因食物中含有大量的气体和液体成分，其腹泻常被描述为爆喷性，常伴有异常紧迫的便急感或腹痛。腹泻常是排便次数增多，每次粪量少，非频繁的水样泻，并不出现脱水症状，病程长而全身情况良好。便前的腹痛、腹胀便后完全或部分缓解。

IBS 患者的腹泻常受精神紧张或情绪变化的影响，不会发生排便失禁。IBS 患者极少因腹泻而导致营养不良，水电解质和酸碱失衡，也不会影响青少年患者的生长发育。若腹泻为夜间泻，或大便潜血阳性，吸收不良、体重下降应考虑患有其他疾病。便前的腹痛常于便后完全或部分缓解。发生于餐后的腹泻，除乳糖不耐受症外，常与进食量有关，而与食物种类无关。

以腹泻为主要症状的 IBS 比以便秘为主者多见，由于其常影响人们的正常工作，故使其更难以处理，患者经常主诉在一天的开始为正常的排便，随后为某种程度的稀便，之后在一天中没有任何不适。有的患者可能出现大量的腹泻，可能包括频繁的上厕所但仅排出少量黏液、正常的粪便，甚至无排泄物。因此，仔细地询问病史尤为重要，这可能是鉴别器质性疾病所致腹泻的关键性步骤。有些患者大便性状为松软不成形、糊状或水样，但大便次数并不超过每日3次的上限，而即便是每日仅一次的非正常性状大便也被视为腹泻。

2. 便秘　IBS患者的便秘是由于肠内容物在肠内滞留时间延长，水分吸收过多，大便常为铅笔状或小丸状，常伴排便困难，腹痛、腹胀常较腹泻患者更明显。大便量少，每周1~2次，偶有10多日排便1次。患者常诉排便困难，并伴有腹痛、腹胀。早期为间断性、约半数患者于排便后腹痛缓解，但也常伴有排便不净感而多次入厕却仅有少量或无大便排出。判断便秘的客观指标是小于每周3次。而主观的标准则是排便困难或伴有疼痛。大多数患者诉大便次数减少和排便困难两者兼有，而疼痛及大便性状则难以评价。最好的病史依据是有明确的大便次数、性状及排便难易程度的改变。便秘初发时多为偶发性，患者有时自行使用泻剂缓解症状，继而发展成持续性便秘，导致泻剂用量逐渐加大。严重者则需要靠灌肠维持排便。泻剂用量的增加是由于病情的加重还是患者的耐受性增加，产生了对泻剂的依赖尚难以确定，临床上多认为是后者。

（三）腹胀

腹胀是腹部压力过度的一种感觉，它可能伴随或不伴随腹部的客观性的膨胀。腹部膨胀不适是各型IBS患者共同的主诉，常伴有呃逆或胃肠气体增多。部分患者腹胀症状严重，以至于难以忍受而需松解裤带和衣扣予以缓解。腹胀通常日间加重，睡眠后减轻，腹围不增加。有腹胀的患者经常主诉心理方面的问题，如抑郁、失眠等。

肠道气体有三个可能的来源：一是进食或呃逆时吞入气体，二是肠道细菌产气，三是结肠黏膜吸收减少。虽然部分患者确有多于正常的胃肠气体，但定量测定表明，大多数主诉气体增多、腹胀不适患者的肠道产气量仍属正常。有资料显示即使产气量小于正常的患者同样可有上述主诉，因此，此类主诉的病理机制并非肠道产气量增加，而是患者对气体所致的肠道扩张的耐受性降低。大多数IBS 患者并无过量肠道气体产生。部分有过量气体存在者症状亦更为严重。

另外，气体自低位小肠向变位小肠反流的情况亦可见于 IBS 患者，却不发生于正常人，可能与肠腔痉挛、肠运动紊乱有关。或许可以解释患者的呃逆症状。

（四）黏液便

IBS 患者常有黏液便，其原因不明，可能与肠黏膜分泌亢进有关。其程度轻重不一。某些患者黏液便明显，并以此而就诊，而另一些患者只有在医生询问时才注意到大便带有黏液成分。黏液便多见于腹泻患者，便秘患者大便表面也可带有黏液。

（五）上消化道症状

消化不良、上腹烧灼样痛、胃灼热、恶心、呕吐等见于25% ~ 50% 的患者[7-8]。Schmulson 等[9-10]对 140 名便秘型和 216 名腹泻型 IBS 患者的研究发现，前者更易发生上消化道症状。王小云等[11]研究表明恶心和烧灼感在腹泻型与便秘型之间无明显差异。

二、IBS 肠道外症状

IBS 是一种复杂的身心疾病，除表现在胃肠功能紊乱，腹痛、腹部不适，排便性状、频率改变外，还表现有咽部不适及异物感、口干、口苦、口臭、无味觉，功能性消化不良，无饥饿感，腰背及肌肉酸、痛，纤维肌痛综合征等全身不明原因的疼痛，手心、脚心灼热等功能性低热，肢体凉、畏寒、失眠、头痛、心烦，慢性疲劳综合征，体重减轻，尿道不适，性交困难等肠外表现等。

（一）头痛

紧张性头痛和普通头痛为最常见的类型，头痛为较常见的症状（占 30% ~ 50%），丹麦的一项研究表明症状反复发作的患者 71% 均有头痛，而症状得到较好控制的患者只有 40% 表现头痛。这些结果提示头痛可能与疾病的顽固性有关，但有 30% ~ 50% 的 IBS 的患者主诉为头痛，IBS 患者的头痛发病率明显高于一般人群。IBS 患者头痛的发生率与预后及病程相关。

（二）非心源性胸痛

非心源性胸痛是指频繁发生及反复发作的胸骨下疼痛，与胃肠道症状有关或无关，无器质性心脏、肌肉骨骼及肺的疾病。IBS 与非心源性胸痛有许多共同点：两种疾病均好发于女性，可有胃肠动力紊乱症状，药物对胃肠动力的疗效不确定；通过特殊检查可发现感觉敏感性异常；三环类抗抑郁药可提高许多患者的疼痛阈值从而改善症状。

（三）腰背痛

IBS 患者腰背痛的发病率高于器质性胃肠道疾病患者，IBS 的腰背痛可能与肌筋膜疼痛综合征有关，这是纤维肌痛的局部表现。但是，腰背痛的病程与 IBS 的症状有关，这提示 IBS 的腰背痛可能源于盆腔脏器。

（四）排尿困难

IBS 患者经常有泌尿系统症状，如夜尿、尿频、尿急、排尿不尽等。无论是否存在精神障碍，超过 59% 的 IBS 患者有上述症状，发生率明显高于对照组，同样也高于器质性胃肠道疾病患者。13% ~ 14% 的有排尿困难、腰痛和尿频、尿急的患者同时有 IBS 的症状。

（五）性交疼痛

女性 IBS 患者性交时腹痛发病率（约 69%）高于器质性胃肠道疾病患者，患者表现的疼痛性质类似于通常的 IBS 疼痛，它经常延迟发作，通常发生在第二日，似乎性交促使了 IBS 症状的复发或加重，疼痛的真正起因并不知道。IBS 患者最常见的性功能障碍似乎是性欲减退[12]。

IBS 常与其他功能性胃肠病重叠而伴有胃灼热、中上腹饱胀等上消化道症状，临床诊断、治疗时亦应得到重视。

三、心理障碍

IBS 患者除了胃肠道症状及伴有胃肠道外症状外，还常伴有心理障碍，表现为精神上的苦恼、抑郁、焦虑、睡眠障碍、对负性生活事件常采取消极的应对方式等[12]。IBS 这些临床表现"特点"并没有包括在诊断标准中，但这些"非结肠"症状常与 IBS 严重程度有关[13-14]。国内外学者研究报道，IBS 患者常伴有"不正常"的行为模式，包括抑郁、焦虑、惊恐障碍、特定恐惧症、心境恶劣障碍、敏感、疑病、躯体化障碍等[15-18]。Jones R 等[19]研究显示 IBS 组的焦虑和抑郁高于对照组，并且伴有其他躯体疾病的概率更高。Gros 等[20]对焦虑专科门诊的 357 例患者进行问卷调查和诊断性访谈时，发现伴有 IBS 症状的患者焦虑水平、焦虑敏感性、恐死症、担心自己患病和疼痛的程度高于不伴有 IBS 症状的患者。穆标等[21]采用汉密尔顿抑郁（HAMD）、焦虑量表（HAMA）和症状自评量表（SCL-90）对 30 例 IBS 患者和 30 例正常对照组进行心理因素评分，结果表明 IBS 患者普遍存在抑郁、焦虑、恐怖、强迫观念和人际关系敏感等异常心理，以焦虑和抑郁更为突出。IBS 患者的焦虑、抑郁等负性情绪，常可引起迷走神经兴奋性增高，刺激肠蠕动，增强黏膜腺体分泌，使结肠保护性黏膜屏障减弱，引起黏膜炎症，使胃肠道症状更加严重[22]。

四、体征

1. 疼痛部位　IBS 患者疼痛的部位不很准确，患者不能明确指出疼痛的部位。

2. 疼痛性质　腹痛的压痛与器质性病变的压痛不同，若持续压迫则疼痛消失。

3. 触诊　沿结肠部位可有广泛性压痛；盲肠可以触及，呈充气肠管样感觉，能触及粪块或条索样痉挛的肠管，并有压痛。

4. 肛门指诊　括约肌张力增高、有痛感。

第二节　相关检查

一、实验室检查

实验室检查项目包括血细胞计数和分类、红细胞沉降率、血液生物化学、血糖，大便常规潜血及虫卵、大便细菌培养、尿常规。

大便常规和大便细菌培养等常为阴性，血液生物化学检查亦多无异常，大便细菌培养和镜检及胃十二指肠液镜检和培养排除可能的细菌性肠炎和肠道寄生虫感染。粪便脂肪定量检查观察有无胆汁酸吸收不良，排除慢性胰腺功能异常。

二、结肠镜检查

常被列为首选。IBS 是一种以腹痛或腹部不适伴排便习惯改变为特征的功能性肠病，其结肠镜下一般无器质性病变。但结肠镜下的一些特殊表现对诊断 IBS 有提示作用。IBS 患者多见肠道痉挛、蠕动增多、肠袋变浅、黏液较多等。结肠镜检查时如发现其结肠袋消失或不明显、并有肠腔扭曲和肠腔黏合的表现，在排除了器质疾病以后，对 IBS 的诊断具有提示作用。

三、内脏感觉测定

内脏敏感性升高是 IBS 的主要病理生理特征之一，测定内脏感觉既是对 IBS 临床诊断的重要参考，也是评估 IBS 动物模型是否成功的主要依据。临床内脏感觉测定的方法有内脏刺激器、结肠测压、肛管直肠测压、直肠容量阈值测定等。

（一）内脏刺激器

内脏刺激器也称电子气压泵，是一种与恒压器相似的由计算机程序控制的膨胀装置，由一个松软的球囊和一个计算机驱动的气体泵组成，通过对胃肠壁固定的压力并能同时调节压力和体积而使内脏膨胀。球囊膨胀有不同的模式，常用的阶梯式快速充盈程序能很好地测定直肠疼痛阈，减少患者精神因素的影响，也可使用计算机连续随机产生不同强度的压力或容积刺激的程序。

具体操作方法：取左侧屈膝卧位，扩肛后插入测压导管，用电子气压泵检测容量感觉及顺应性，向气囊注气过程中结合直观模拟量表记录感觉阈值及排便阈值，并测定肠壁对气囊壁的压力，作出顺应性曲线。操作过程中结合问卷方式记录患者的感觉和排便阈值。内脏感觉的参数适应性调节、顺应性、腔壁张力及肛门直肠感觉阈值，包括疼痛、容量感觉（引起感觉的最小容量及最大耐受容量阈值）、排便阈值等。

本法是目前检测 IBS 内脏敏感性的最常用方法，有研究认为在以下 3 项中至少 1 项异常，就可认定其疼痛敏感性增加：①直肠疼痛感觉阈值下降，直肠扩张后的不适程度增加，对痛觉的敏感性增加，内脏—躯体放射痛（如 IBS 患者在肠道扩张后感觉腹部不适的范围比正常人弥漫）。依此判断发现，94% 的 IBS 患者痛觉敏感性增加，故认为直肠感觉异常可以作为 IBS 的生物学标志。②最近一项研究中比较了 IBS 患者、正常人、无痛性便秘、功能性消化不良及其他各种病因胃肠病患者的肛门直肠疼痛阈值，发现 IBS 患者痛阈降低。如以 40 mmHg 作为疼痛阈，诊断 IBS 的敏感性为 95.5%，特异性为 71.8%，阳性预测值为 85.4%，阴性预测值为 90.2%。③直肠感觉过敏并非特异性地与 IBS 的某种亚型相关。除了直肠感觉异常外，IBS 患者胃肠道及其他部位的内脏感觉也存在异常，这也可能解释 IBS 患者经常诉说的诸多结肠外症状。

（二）结肠测压检查

结肠测压是目前运用最多的检测结肠运动功能的方法，通常采用液体灌注导管体外传感器法、腔内微型压力传感器法和气囊法。

液体灌注导管体外传感器法是将水或其他低黏稠度液体以恒定的速度注入末端开口的导管中，通过测定插入结肠内导管顶端流出道的阻力来获得结肠腔内压力变化的数据。

具体方法：

（1）患者于测压前 1 周停用对胃肠道运动和中枢神经系统有影响的药物。

（2）测压前禁食 8～12 h，避免激烈的身体活动和情绪激动。

（3）患者按结肠镜检查的要求作肠道准备，注意禁止术前灌肠。

（4）借助结肠镜安放测压管。有 3 种方法：①将结肠镜插至回盲部或受检肠段；从内镜活检孔插入导丝至内镜前端，然后边退内镜边进导丝，最后退出结肠镜而将导丝留在回盲部或受检肠段；在 X 线透视下，将导丝插入测压管中，沿导丝将测压管送至回盲部或受检肠段，然后退出导丝。②在测压管头端系一根丝线，将活检钳经活检孔送至内镜前端钳夹住测压管的丝线，并使之紧贴内镜前端；测压管随结肠镜插至回盲部或受检肠段，然后松开活检钳，保留测压管，撤出结肠镜和活检钳；退出结肠镜前必须吸出结肠内气体，否则气体牵张刺激可致动力异常。③较细的测压管可直接经结肠镜的活检孔插至受检肠段，这种细的测压管多限于对左半结肠压力的测定。测压管安放成功后，应在 X 线透视下证实测压管的位置是否正确，然后让患者静卧放松 30 min，开始测压。

（5）测压中患者取仰卧位，放松腰带，注意保暖。液体灌注导管内含 8 根细导管，分别与开口于总导管末端不同部位的侧孔相通，可以同时记录结肠内 8 个不同部位的腔内压力。

（6）测压可从回盲部开始，10~20 min 后将导管拔出一段距离，然后再测压。如此反复进行就可以记录到全结肠各段的压力变化。

通常检测空腹结肠压力比，餐后继续检测 3 h。

观察内容：结肠收缩波、高幅传导性收缩波、胃结肠反射等。高幅传导性收缩波指幅度 > 80 mmHg，时程 > 10 s，传导距离至少 30 cm 的巨大收缩波，起自升结肠向乙状结肠移动。IBS 及其亚型并无特定的测压图形与之对应。

动力指数本身存在严重的不足，难以区别蠕动性和固定的收缩，且测压操作方法有一定的难度，普及难度很大。

（三）肛管直肠测压

肛管直肠测压已成为研究肛管直肠生理、诊断肛肠疾病和评价肛肠手术效果的重要手段。肛管直肠常用的测压方法有气囊法、导管灌注法和固态压力传感器法。

主要适应证有便秘，大便失禁，药物，手术，或生物反馈治疗前的评价，术前、术后评价。主要用于 IBS-C 患者，排除潜在的结肠、直肠或肛门结构异常，与功能性便秘、出口梗阻性便秘相鉴别。亦可用于直肠疼痛或腹泻症状评估，但其敏感性和特异度还未得到很好验证。临床由于其测定方法、程序尚未标准化，限制了其应用，且目前尚缺乏大量健康人群的正常参考值。

具体操作方法：

（1）患者左侧曲膝卧位。左侧臀部下置一便盆。

（2）测压导管经润滑剂润滑后经肛门插入。不同导管放置位置不同。小气囊肛门直肠测压导管以上端气囊（肛门外括约肌气囊）刚进入肛管为准。灌注式或固态导管则应插入肛门 6 cm。

（3）检测前休息 2~10 min，以便患者适应导管。

（4）以直肠和（或）肛管内压做基线进行检测；这点很重要，

因为以后的检测将以此为根据。检测过程中请注意超慢波和自发性慢波收缩或松弛是否存在，标记出患者移动、体位或交谈所导致的误差。肛门括约肌静息压测定，可于检查开始时或结束前患者最放松时进行。

肛门直肠测压主要检测 6 个指标：最大自主性收缩压，反映肛门外括约肌及耻骨直肠肌功能；排便压力；静息压力；直肠扩张引起的肛门内括约肌抑制性反射；直肠容量感觉阈值，包括引起感觉的最小容量及最大耐受容量阈值；排便动力。其他指标：肛门括约肌长度、肛管容积向量分析。

（1）最大自主性收缩压：嘱患者用力收缩肛门（做大便动作）10~20 s。正常情况下肛门外括约肌应可收缩并持续至少 3~5 s，如小于 3 s，则为异常。30 s 后再重复检查一次。检查过程中注意患者腿部移动、转动骨盆及抬高臀部所致误差。

（2）排便压力：嘱患者做用力推/缩的排便模拟动作，此时，肛门外括约肌松弛，30 s 后重复检查 1~2 次。很多实验室发现，如果患者感到困窘，会导致排便时较难检测到肛门外括约肌松弛，因此该检测不是必备的。

（3）静息压：患者完全放松 20~30 s 时所测到的压力。

（4）咳嗽时括约肌压力变化：如需观察由于腹压增高引起的外括约肌反射性收缩，让患者咳嗽 1~2 次，每次间隔 20 s 以上。

（5）直肠肛门抑制性反射：该反射又称为直肠括约肌反射，常由直肠充盈诱发。检查时可测出引起直肠内括约肌松弛的最小直肠容量。

按每次增加 10 ml 梯度向直肠气囊内注入气体或室温水。3~5 s 内应注完，然后吸出气体或水。

照此法重复注入，每次增加 10 ml 至出现直肠肛门抑制性反射。正常实验顺序为 10、20、30、40、50 ml，到 50 ml 应该足以引出直肠肛门抑制性反射。但巨直肠患者，可能需要更大容量。每次充盈直肠气囊后，不论有无直肠肛门抑制性反射或患者有无感觉，均应加以记录。正常情况下直肠充盈 50 ml 时，肛门内括约肌就会松弛（压力下降 10～15 mmHg）。

（6）直肠容量感觉阈值：检测患者直肠牵张的最初感觉容量及最大耐受容量（二者有区别）。

5 s 内向直肠气囊内注入 10 ml 室温水，20 s 后询问患者有无感觉，及感觉性质。逐次增加直肠内气囊容积，两次注水间隔 20 s。

患者对容量刺激的感觉分为 4 级：0 级 = 无感觉，1 级 = 初始感觉，2 级 = 持续性感觉，3 级 = 最大耐受感觉。

用辐射状灌注式或固态导管进行肛门直肠测压，方法如下：

（1）用规则辐射状灌注式或固态导管进行肛门直肠测压时（而不用小气囊导管），先将导管插入肛门 6 cm，再用分段外拉法，每次外拉导管 1 cm（即检测插入深度为 6、5、4、3、2、1 cm 处的压力），重复进行上述第一、二、三种方法（肛门括约肌最大自主性收缩压力，排便压力及静息压力）。

（2）肛门括约肌最大自主收缩压力、排便压力及静息压力检测完毕，重新将导管插入肛门内 2～3 cm 处，继续检测直肠肛门抑制性反射及直肠对容量刺激的感觉。

其他指标：

（1）肛门括约肌长度：使用灌注式或固态导管进行肛门直肠测压时，可用定点牵拉法，即每分钟外拉导管 0.5～1.0 cm 检测；或用自动牵拉装置按 0.5～1.0 cm/s 速度快速外拉导管。检测到的高压区长度，即为肛门括约肌长度。

（2）肛管向量容积分析：肛管向量容积分析，可检测到肛门括约肌压力三维立体构象，从而得知肛门括约肌压力有无缺损及不对称。检测时需用专用导管，导管上有 6～8 个压力通道，位于同一平面呈放射状排列，即所谓的向量容积导管。

检测方法可用定点牵拉法或快速牵拉法（使用自动牵拉装置）。

（3）排便动力检测：评价肛门内、外括约肌综合作用所产生的肛门压力、肌电图，以及排便时腹压增加影响直肠内压的情形。检测方法为：①将肌电图探头置于直肠内，经其中央通道插入压力导管。若使用体表电极检测肌电图，两个检测电极应置于外括约肌相应体表，另一电极置于臀部。患者平卧位，检测时嘱患者随机地做排便和自主收缩动作。②正常情况下，排便时肛门外括约肌肌电图下降，肛管压力降低。检测排出直肠内气囊的能力，正常情况下，受检者坐位可忍住直肠内水充盈 150 ml 的球囊，然后将其排出。

（四）结肠转运试验

动力异常是 IBS 的主要病理生理特征之一，腹泻型结肠转运加快，便秘型结肠转运减慢，借助于结肠转运试验有助于明确分型诊断。

结肠转运试验[23]采用不透 X 线的标志物测量结肠转运时间，即放射线造影法。检查前 2 天停用影响胃肠道功能的药物，保持正常作息习惯，检查日早餐后于上午 8 时一次吞服 20 个不透 X 线的标志物，在其后 24 h、48 h、72 h 摄腹部平片观察，直至标志物全部排出，最多摄片不超过 7 天。不透 X 线标志物测定法准确、安全、方便，是目前常用的反映胃肠运动的检查，对便秘的诊断、腹泻类型鉴别、病变部位判断有实用价值。转运试验尚不能作为诊断 IBS 的一项客观指标，但可用于鉴别诊断，如 IBS – C 和功能性便秘的结肠动力特征不同，功能性便秘转运时间延长主要在左半结肠和直乙状结肠部位，而 IBS 结肠各段通过时间均延长，但以右半结肠更明显。IBS – D 患者结肠转运加速，便秘型者结肠转运减慢。

（五）功能性脑成像

功能性磁共振（functional magnetic resonance imaging，fMRI）和正电子发射计算机断层扫描术（positron emission tomography，PET），是目前研究内脏受刺激后中枢反应部位的最常用方法[24 - 28]，通过观察局部脑血流变化显示内脏活动调节的中枢部位。如 PET 研究发现痛性直肠刺激时正常健康人皮质前带活动增强，而 IBS 患者左背侧前额皮质活动增强。应用 fMRI 和 PET 可发现

IBS 患者 CNS 对内脏疼痛的调节异常。

（六）神经诱发电位

IBS 患者直肠感觉阈值降低，患者直肠受刺激后可产生脑干诱发电位，产生的脑干诱发电位具有一些特征性改变，存在一些易识别的特征，其 P、N_1、P_2 的时程比健康对照者明显缩短，P_2/N_1 幅度增大，说明内脏传入神经超敏感性是 IBS 发病的潜在机制。IBS 患者直肠受刺激产生的脑干诱发电位具有一定特征。神经诱发电位的改变可用于研究脑－肠轴在 IBS 中的作用，有助于了解内脏感觉与大脑额叶信息整合过程之间的关联，以及通过脑感觉特征预测患者的主观症状，解释精神因素影响 IBS 患者症状的精神生理学机制。

（七）结肠肌电图检查

结肠肌电图能记录结肠肌肉组织产生的电信号，用以观察和检测与结肠运动相关的变化，可以检测结肠功能紊乱的患者的结肠动力学改变和结肠运动、电活动异常，具有临床实用价值。记录的方法主要有浆膜电极法、黏膜吸附电极法和体表电极法。浆膜电极法将电极通过手术缝合于浆膜下，来记录一段结肠的平滑肌肌电活动，作为损伤性的检查方法：应用受到限制，一般用于动物实验性研究。黏膜吸附电极法通过电极吸附在需要检查的结肠黏膜上，从而记录到结肠的肌电活动。体表电极法将体表电极放置于检测结肠的体表投影部位，记录到结肠电活动的变化。虽然通过浆膜下植入或黏膜吸附电极记录的电活动在结肠电生理研究中有重要意义，然而对临床实践来说，采用非侵入性体表胃肠电图进行研究更为实际。因此，我们通常说的结肠肌电图即指通过体表电极记录的结肠平滑肌电活动。

1. 黏膜吸附电极法

（1）患者于检测前 1 周停用一切对消化道运动和中枢神经系统有影响的药物，禁食对胃肠道有刺激和不易消化的食物。

（2）检测前禁食 8～12 h。

（3）患者按结肠镜的要求进行肠道准备。

（4）用结肠镜将吸附电极导管送入所测结肠肠段。

（5）用注射器从电极吸附导管抽取 8～12 kPa 的负压，以保证电极与肠黏膜密切接触，导管外端用胶布固定于皮肤。

（6）静卧 20 min 后进行连续记录，一般为 30 min。

（7）放大记录系统可用多导生理记录仪或其他肌电记录仪。黏膜吸附电极能够可靠地记录到结肠的肌电活动，无须剖腹手术，是一种非创伤性的检查方法，较浆膜电极容易放置。但是，黏膜吸附电极的放置需依靠结肠镜引导，因此是侵入性的检查方法，患者顺从性差。另外，该方法只能短时间地记录肌电活动。

2. 体表电极法

（1）患者于检测前 1 周停用一切对消化道运动和中枢神经系统有影响的药物，禁食对胃肠道有刺激和不易消化的食物。

（2）检测前禁食 8～12 h。

（3）电极的安放：引导电极一律置于右手腕部内侧，接地电极置于患者右小腿内侧踝部。

（4）患者取仰卧位，选好电极安放点后用肥皂水和 95% 酒精清洗皮肤，电极涂抹电膏后紧贴皮肤并用胶布固定。

（5）电极安放完毕后接上肌电记录仪，记录肌电活动。

体表肠电图是由体表电极从身体表面间接记录到的肌电活动，它受结肠位置的变异、邻近器官肌电活动、腹壁肌肌电活动以及腔壁厚度等诸多因素的影响，检测结果不能完全代表结肠的肌电活动。但其作为一种无创性的电生理学方法，通过皮肤电极检测与消化道运动相关的变化，无论对健康人或患者均可长时间、反复进行检测，因而应用广泛。

正常人结肠平滑肌的基本电节律以 6 次/分的频率为主；而 IBS 患者以 3 次/分的低频率慢波（与分节收缩有关）显著多见。正常人进餐后结肠肌的峰电位、进餐后结肠肌的峰电频率立即增加，30 min 内达到高峰，持续 50 min 后静息下来，而 IBS 患者在前 30 min 内增长缓慢，70～90 min 才渐达高峰。

（八）小肠插管造影

造影前患者准备：检查前一天，进少渣或无渣饮食，并于晚上8时，将番泻叶 10 g 开水冲泡后，服 300 ml；也可服 50% 硫酸镁30～50 ml，使小肠与盲肠尽可能保持空净状态，有利于灌注钡剂时小肠的黏膜显示和蠕动及排空功能显示。

插管方法：在插管前给予 1% 利多卡因 10～15 ml，进行喉部喷雾局部麻醉。选用较细十二指肠管，经鼻腔或口腔内插入。导管顶端至咽部时，令被检者做吞咽动作，顺势将导管插入食管，逐渐送至胃内。然后，在导管内插入导丝，插入前可将液体石蜡油涂抹于导丝上，使导管保持直的位置，逐步通过幽门管，进入十二指肠。然后，拔出导丝，使导管继续向前推进。多数情况下，在 5～15 min 内，就能将导管前端通过屈氏韧带，送达空肠起始段，并由导管注入医用硫酸钡，浓度为 25%（W/V）钡液 400 ml，以每分钟 75～100 ml 速度连续灌注，注入钡剂后在透视下密切跟踪钡头的行进，观察各段小肠，当钡剂大部分进入空肠后，再由导管注入气体 300～500 ml，观察小肠双对比影像。在造影的同时，观察并记录小肠蠕动和排空情况。插管法小肠造影，可避免胃内和小肠内造影剂重叠，随意控制钡剂与气体剂量，效果较好。小肠插管造影[29]不但可观察小肠蠕动及排空情况，而且还可以观察小肠黏膜情况，既避免了由于口服法引起的影像重叠和病变本身出现的炎性渗出、水肿、黏膜显示不良，充盈不满意等，又能使小肠黏膜微细结构显示清晰，并且还能观察临床治疗前后黏膜改变情况，以及造影中钡剂和气体用量上的随意控制程度，达到最佳的显影效果。

（九）其他动力检查方法

1. 小肠腔内压力测定 采用各种水灌注式测压导管或固态测压导管进行 24 h 动态记录。IBS 患者可出现群集性收缩，但尚不能确定群集性收缩就是 IBS 的特征。大部分患者移行性复合运动（Migrating motor complex，MMC）没有本质性的异常，部分 MMC

Ⅲ期收缩波幅减低，IBS-D 患者 MMC 间期缩短，而 IBS-C 患者 MMC 周期延长，认为 MMC 的变化仅仅是排便习惯改变的反映。

2. 空肠注气试验 将 N_2、O_2、CO_2 的混合气体以 12 ml/min 的速度注入 IBS 患者空肠，并从肛门收集排出气体、测定腹围，发现 IBS 患者肠道气体转运障碍，对注入气体负荷不能耐受。

IBS 的动力异常与疼痛异常，检测方法众多，但目前尚无一项检查方法被公认为 IBS 动力异常及内脏超敏感性诊断标准，多作为研究手段，在临床上不作常规诊断性检查。

第三节 诊断步骤

一、采集病史

有经验的医师常能通过详尽的病史采集和认真的体格检查，分析和把握其临床特征，谨慎地排除具有相似症状的器质性疾病，建立功能性肠病的初步诊断，再经有的放矢的实验室检查和（或）影像学检查即可明确诊断。病史对 IBS 的诊断极为重要，病史询问务求详尽，包括发病的过程，重点是发病的原因和诱因，加重和减轻的规律；症状特征询问包括腹痛/腹部不适的特点（性质及发病过程中是否有变化，持续时间，部位，病程长短），与排便、进食的关系，排便性状和频率，每次排便是否费力费时；是否伴有其他系统的症状，睡眠及精神状态等；个人史着重询问既往健康状况（如是否患过细菌性痢疾）和成长过程中是否有精神创伤和躯体创伤史，儿童时期的生活、学习情况（包括是否有获得性疾病行为的可能性），目前的工作和（或）学习情况（是否有较大的压力，同事、亲属包括夫妻间的关系是否融恰），亲属中是否有相似的患者。我们主张患者通过记录症状日记了解有关症状的发病规律。

二、体格检查

通常无阳性发现，但这种检查仍为排除其他诊断的最初步骤，不应忽视。体格检查中,患者由于迷走神经紧张性增强而引起不适,部分患者有多汗、脉搏快、血压高等自主神经失调表现。有时可于腹部触及乙状结肠区或表现为乙状结肠区的触痛。

三、报警症状和体征

包括发热、体重下降、便血或黑便、贫血、腹部包块等,应加以重视。有大肠癌家族史和 40 岁以上者,尽早行结肠镜检查。

四、辅助检查

辅助检查的目的主要是为了排除器质性疾病,主要包括实验室检查和影像学检查。

实验室检查项目包括血细胞计数和分类、大便常规潜血及虫卵、大便细菌培养、尿常规、红细胞沉降率、血液生物化学、血糖,是诊断 IBS 之前必作项目。甲状腺功能检查、乳糖氢呼气实验、72 h 粪便脂肪定量检查及 Se – 类胆酸牛磺酸试验可根据病史特征选择。甲状腺功能检查主要排除甲状腺功能异常引起的肠功能紊乱,以腹泻多见。乳糖氢气呼气试验以排除乳糖不耐受。72 h 粪便脂肪定量检查观察有无胆汁酸吸收不良,排除慢性胰腺功能异常。Se – 类胆酸牛磺酸试验有助于观察有无胆汁酸吸收不良。

影像学检查包括全胃肠道造影或(和)钡灌肠造影或结肠镜检查、腹部 B 超检查排除潜在的器质性病变。结肠镜检查时,IBS患者极易感到腹痛,对注气反应敏感,肠道极易痉挛而影响操作,这些现象对诊断有提示性。

IBS 患者腹部可能有瘢痕,因为他们做胆囊、阑尾和子宫切除术的概率甚高,部分亦由于未能识别此症。腹部常有压痛,亦为非特异性表现,腹壁肌肉紧张时压痛仍然存在,一般即为腹壁痛(如由于神经受损、肌肉劳损、肌炎等),注意勿与胃肠功能性疼痛混淆,给予局部麻醉药浸润或类固醇,当可收效。

五、诊治流程[31]

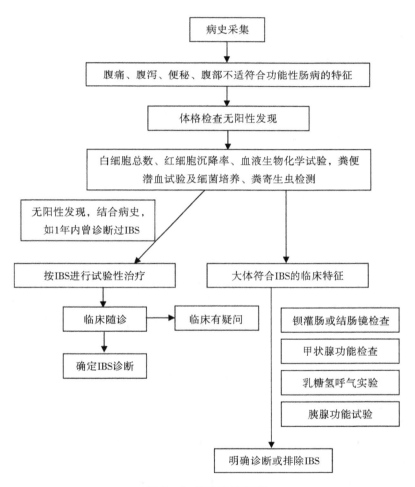

图 3 – 1   IBS 诊治流程

第四节　诊断标准

IBS 诊断标准最早产生于 1978 年的 Manning 标准，随后逐步更新为 1984 年的 Kruis 标准、1992 的罗马 I 标准，1999 年的罗马 II 标准、2006 年的罗马 III 标准。目前广泛应用的是罗马 III 标准，IBS 罗马 IV 标准正在讨论修订中。

一、肠易激综合征的罗马 III 诊断标准

反复发作的腹痛或腹部不适，最近 3 个月内每月发作至少 3 日，伴有以下 2 项或 2 项以上：

（1）排便后症状改善；

（2）发作时伴有排便频率的改变；

（3）发作时伴有粪性状（外观）改变。

注：诊断前症状出现至少 6 个月，近 3 个月符合以上诊断标准；腹部不适是指难以用疼痛来形容的不适感

未列入诊断标准但对诊断有支持意义的症状包括：排便频率异常，每周排便少于 3 次，或每日排便多于 3 次；大便性状异常，干球状或硬便，或糊状/稀水状；排便费力；排便急迫感，或排便不尽感，排黏液便及腹胀。

二、肠易激综合征的罗马 III 分型标准[30]

1. IBS – C　至少 25% 的排便为硬粪或干球粪，松散（糊状）粪或水样粪 < 25%。

2. IBS – D　至少 25% 的排便为松散（糊状）粪或水样粪，硬粪或干球粪 < 25%。

3. IBS – M　至少 25% 的排便为硬粪或干球粪，至少 25% 的排便松散（糊状）粪或水样粪。

4. IBS – U　粪便的性状异常不符合上述 IBS – C、D 或 M 标准。

通常参考 Bristol 粪便性状量表（图 3 - 2），对大便进行分型，在未用止泻药或轻泻药的情况下，通常将 Bristol 1 型和 2 型界定为便秘，6 型和 7 型界定为腹泻。

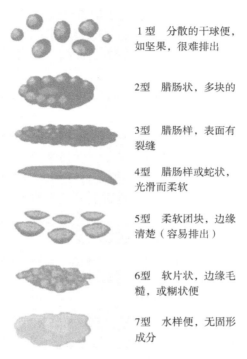

1 型　分散的干球便，如坚果，很难排出

2型　腊肠状，多块的

3型　腊肠样，表面有裂缝

4型　腊肠样或蛇状，光滑而柔软

5型　柔软团块，边缘清楚（容易排出）

6型　软片状，边缘毛糙，或糊状便

7型　水样便，无固形成分

图 3 - 2　Bristol 粪便性状量表

第五节　鉴别诊断

一、肠易激综合征与器质性疾病的鉴别诊断

IBS 的症状虽缺乏特异性，但在一定程度上仍具有特征性，其有助于对器质性疾病的鉴别。

1. IBS 的病程长而全身情况良好，这是由于 IBS 患者的腹泻常是排便次数增多，而非频繁的水样泻，并不出现明显的脱水状态；

2. 腹痛常见于左下腹，有时发生于左（右）上中腹，患者常以胃痛主诉而就诊，此实为脾（肝）曲综合征，脾、肝曲以脾曲（左上中腹）腹痛多见，因脾曲位于结肠最高点，更易积气；

3. 腹痛、腹胀在排便或排气后缓解或消失，也可在睡眠后减轻，不会在半夜痛醒，如在半夜中发生腹痛、腹泻，则要考虑器质性病变；

4. 腹泻有时为"爆喷性"（因含有大量气体），同时伴有紧迫便急感或腹痛，便后缓解；

5. 常见大便频率增多，但每次粪量少，排便不尽感明显，时带有黏液，粪便性状呈羊粪样、栗子样或铅笔样；

6. 患者有焦虑、紧张、抑郁等心理障碍，有的早上匆匆赶路时出现紧迫便意，常一到办公室即进厕所；有的患者在休假时症状明显缓解；

7. IBS 有腹痛，而习惯性便秘无腹痛；

8. 出现下列报警症状，需进一步检查：消瘦、脓血便或便血、夜间腹痛、老年人近期出现大便习惯改变等。

某些器质性消化系统疾病（如胆石症、肠道息肉、肝血管瘤），炎性肠病的缓解期，可有符合 IBS 的临床症状，通常笼统地把这些症状称为 IBS 样症状。IBS 与器质性肠病在症状、体征和实验室检查方面均存在差异，当鉴别，如表 3 - 1 所示。

表 3 - 1　肠易激综合征和器质性肠病的鉴别要点[31]

肠易激综合征	器质性肠病
症状	
多见于青、中年，女性多	各年龄均有，老年多见
慢性经过，每次形式类同	进行性加重
腹泻或便秘，粪便量少，不带血	大便带脓血或脂肪泻
睡眠中不出现	惊扰睡眠

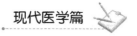

续表

肠易激综合征	器质性肠病
一般情况较好	明显消瘦
下腹痛，进食后加重，便后缓解	腹痛与排便关系不肯定
症状与应激有关，心身疾病较突出	可伴有心身疾病，但多为继发
体征	
无发热	可有发热
多有紧张、焦虑、植物神经功能紊乱（脉速、血压高、多汗）	如有紧张、焦虑，多属继发，不如前者突出
乙状结肠曲易触及并痛觉过敏	腹肌紧张、反跳痛、高调肠鸣音
结肠镜检时易出现肠管痉挛、腹痛，钡灌肠示结肠痉挛、腹痛、钡灌肠示结肠痉挛，结肠袋减少或无明显炎症表现	结肠镜检或钡灌肠示器质性病变或明显炎症表现
实验室检查	
粪检一般正常	粪检见大量白细胞、脓血或见脂肪滴、虫卵
可有结直肠压力和通过异常	红细胞沉降率增快、血白细胞升高，明显贫血
其他实验室检查一般无异常	甲状腺功能异常（高或低）
	乳糖氢呼吸实验异常

二、肠易激综合征主要症状的鉴别

（一）以腹痛为主的 IBS

与肠道炎症性疾病所致的腹痛相鉴别，如肠道细菌感染、肠结核，溃疡性结肠炎和克罗恩病等，均可出现腹痛，常伴有腹泻，根据粪便细菌培养和结肠镜检查加以鉴别。

与肝胆胰疾病引起的腹痛相鉴别，临床上常有腹痛，尤其是胆结石患者，而两种疾病共存的发生率也很高。因此，肝胆疾患不能完全排除 IBS 的可能性。胰腺癌或慢性胰腺炎患者也常出现腹痛，鉴别主要依赖于超声、CT、MRI 等影像学结果。

与妇科疾病引起的腹痛相鉴别，由于女性 IBS 患者常有下腹部疼痛史，因此应行妇科检查和盆腔 B 超检查以利鉴别。

与功能性消化不良引起的腹痛相鉴别，文献报道两种疾病的重叠率在 30% 以上，若患者还存在报警症状，需立即行食管、胃及十二指肠内镜检查以资鉴别。

对于腹痛位于上腹部或右上腹、餐后疼痛明显的患者，应与胆道系统疾病和胰腺疾病相鉴别。B 超检查、腹部 X 线片、粪定性或（和）定量以及胰腺外分泌功能检查，以及必要时行逆行性胰胆管造影检查有助于发现慢性胰腺炎等疾病。

如腹痛位于下腹部、伴有或不伴有排尿异常或月经异常者，应与泌尿系统疾病及妇科疾病相鉴别。

腹痛位于脐周者，需与肠道蛔虫症鉴别。

腹痛位于剑突下者，应与消化性溃疡、慢性胃炎鉴别，胃镜检查有助于鉴别。

（二）以便秘为主的 IBS

偶发性便秘，常与妊娠、饮食习惯改变或外出旅游等有关。一般无须特殊检查和治疗。如腹腔内脏器质性病变阻塞肠道可发生便秘，如腹腔内巨大肿瘤如卵巢囊肿、子宫肌瘤等压迫肠道，可出现便秘。

功能性便秘，也是与肠道的生理机能失调或紊乱有关。其罗马Ⅲ诊断标准如下。

（1）必须满足以下两条或多条：①排便费力；②排便为块状或硬便；③有排便不尽感；④有肛门直肠梗阻或阻塞感；⑤需用手指辅助排便（以上五项均为至少每四次排便中有1次）；⑥排便每

周少于 3 次。

（2）不用缓泻药几乎没有松散大便。

（3）诊断 IBS 的条件不充分。诊断前症状出现至少 6 个月，近 3 个月满足以上标准。功能性便秘与 IBS – C 有时在临床上鉴别较为困难。

对于便秘为主的患者，其主诉常为大便次数减少，粪便坚硬及排便不尽感等；应与药物不良反应所致的便秘、习惯性便秘及结直肠器质性疾病所致便秘鉴别，除各自的临床特点外，X 线钡灌肠及结肠镜检查是确诊的重要手段。充分了解药物作用和不良反应，停药后便秘改善有助于药物所致便秘的诊断。若应用不透 X 线标记测定结肠转运时间，右侧结肠蠕动延迟多为结肠无力症；左侧结肠蠕动延迟应进行结肠镜检查以排除器质性疾病；结直肠器质性疾病所致便秘主要见于肿瘤和各种炎症所致的直肠狭窄。

（三）以腹泻为主的 IBS

功能性腹泻与 IBS – D 有时在临床上鉴别较为困难。功能性腹泻是持续性或反复排稀便（糊状便）或水样便，不伴有腹痛。其罗马Ⅲ诊断标准为：至少 75% 时间的大便为不伴有腹痛的松散（糊状）便或水样便。诊断前症状出现至少 6 个月，近 3 个月满足以上诊断。许多疾病可引起不伴腹痛的慢性腹泻，但达不到 IBS 的诊断标准。有时仅据病史对 IBS 与功能性腹泻难以鉴别，必要时可进行诊断性试验治疗。

以腹泻为主者，其主诉常为便次增加，稀或水样便及排便急迫感；主要应与炎性肠病、显微镜下结肠炎、肠道感染、结肠憩室、乳糖不耐受、慢性胰腺炎、吸收不良综合征相鉴别，这些疾病病程的某一阶段，其临床表现与 IBS 有相似之处，粪便白细胞计数、潜血，粪便重量，渗透压（渗透压 > 125 mOsm/kg，分泌性腹泻 < 50 mOsm/kg），pH 和脂肪含量测定及黏膜组织活检有助于鉴别诊断。

如粪常规检查见大量白细胞、红细胞、脓细胞及大量黏液，提示感染性腹泻，应进一步做细菌学及寄生虫检查，明确感染源。

与吸收不良的鉴别需作有关的吸收不良试验和粪便脂肪测定。IBS 与乳糖不耐受的鉴别诊断较困难，乳糖吸收试验及氢呼气试验阳性是乳糖不耐受症诊断的可靠标准，并有助于排除小肠细菌过度生长，钡灌肠检查发现憩室时并不能排除 IBS。如果其症状完全是由于对某种食物成分（如乳糖）吸收不良所引起，则不属于 IBS。

显微镜下结肠炎的内镜检查无明显改变，仅在肠黏膜组织病理学检查时发现结肠黏膜轻度炎症，黏膜上皮层大量淋巴细胞浸润或（和）黏膜上皮下胶原层增厚等改变，临床上以夜间腹痛、腹泻为特征的一组疾病，常见的有胶原性结肠炎和淋巴细胞性结肠炎；临床表现和 IBS 相似，在 IBS 的鉴别诊断上以前很少被提及，应予重视。IBS 患者的临床症状一般不会影响夜间睡眠，这一点对鉴别诊断很重要。结肠镜检查及结肠黏膜活检也有助于排除不典型炎症性肠病和显微镜下结肠炎。

三、肠易激综合征类似疾病的鉴别

（一）IBS 与炎症性肠病（inflammatory bowel disease，IBD）的鉴别

IBS 与 IBD 的临床症状有一定的重叠，均有腹痛、腹部不适或腹泻等表现。如患者还伴有发热、消化道出血、血清学炎症指标阳性、内镜或组织学检查观察到炎症表现等则诊断为 IBD。临床研究发现，部分患者在被诊断为 IBD 前，前驱症状为肠功能紊乱，通常表现为腹胀、腹泻或胃痛等[32]。依据 IBS 罗马 I 诊断标准，IBS 样前驱症状在克罗恩病（crohn disease，CD）患者可持续 6.8 年，在溃疡性结肠炎（ulcerative colitis，UC）患者可持续 2.7 年。此外，IBD 患者缓解期也出现相似的 IBS 症状，如便秘、腹胀等。按 IBS 罗马 II 诊断标准，CD 患者和 UC 患者缓解期伴有 IBS 症状的发生率较高，分别为 41.7% 和 31.5%[33]。Simren 等[32]通过实验室、临床和内镜等参数证明，57% 的 CD 患者和 3% 的 UC 患者在缓解

期出现 IBS 症状，其中以 CD 患者更为明显。

IBD 和 IBS 临床表现有其相似性，虽然一般不会将两种疾病混淆，但当两种疾病出现症状重叠时，很难将两者分开，作出明确的诊断。IBS 和 IBD 还存在一些共同的发病因素，即免疫激活、炎症、遗传、内脏的敏感性及精神因素等。研究表明，IBD 与 IBS 患者均具有基因易感性，均存在促炎因子和抗炎因子的失衡，且都与精神心理因素有关。炎症的程度是区分 IBD 和 IBS 的关键，粪便钙卫蛋白能反应肠道的炎症程度。研究显示钙卫蛋白在 IBS 患者粪便中含量低，而在 IBD 患者粪便中明显升高，对于鉴别 IBS 与 IBD 具有重要的价值[34]。

（二）IBS - D 与功能性腹泻的鉴别

功能性腹泻是指持续地或反复地出现排稀粪（糊状粪）或水样粪，不伴有腹痛或腹部不适症状的综合征。诊断前腹泻症状出现至少 6 个月，近 3 个月至少 75% 的排便为不伴有腹痛的稀粪或水样便。IBS - D 以腹痛或腹部不适且腹泻为主要症状，腹泻后腹痛或腹部不适症状则减轻。诊断功能性腹泻需要排除饮食诱发、药物诱发、乳糖不耐受、胆汁酸吸收不良、乳糜泻、贾第鞭毛虫病、慢性胰腺功能不全、克罗恩病、显微镜下结肠炎、小肠细菌过度生长等原因所致腹泻。腹痛伴间断的腹泻和便秘高度提示 IBS 的诊断。临床诊断应当从仔细询问病史开始，排便不规律且间断出现便秘高度提示 IBS，频繁、少量排便可能是功能性腹泻。两者主要根据病史和临床症状鉴别，缺乏明确的生化指标。

（三）IBS - C 与功能性便秘的鉴别

功能性便秘（functional constipation，FC）和 IBS - C 同属于功能性肠病，两者均主要表现为便秘，且缺乏器质性和结构性改变、生物化学异常引起症状的证据，容易造成混淆。不同表现的便秘病理生理机制不同，以排便次数减少、粪便干硬为主要表现的患者可能存在结肠传输延缓；突出的排便费力、排便时肛门直肠堵塞感、需要手法辅助排便、排便不尽感则提示患者可能存在肛门直肠功能障碍[35]。FC 症状的产生主要是结肠传输延缓，患者可因为排便次数减少、粪便干硬出现排便费力，如果不用泻药，很少出现稀粪；长时间不排便导致腹胀、腹部胀气，排便后腹胀随之改善。虽然便秘症状不是 IBS - C 最常见主诉，其便秘症状除粪便干硬外，患者可表现为排便次数减少、排便费力、排便急迫感和排便不尽感，患者的便秘症状总是与反复发作的腹痛、腹部不适相伴随，当腹痛、腹部不适发作时，患者便秘（主要指排便次数减少、粪便变干）出现或加重，排便后腹痛、腹部不适改善也是其症状特点之一[36]。

同样是存在便秘，但 IBS - C 患者常以腹痛为主诉[37]，充分体现了腹痛作为 IBS 核心症状的重要性。FC 腹痛程度随未排便天数的增加而加重，除腹痛程度外，腹痛发生的频率同样值得关注，IBS - C 组患者腹痛发生频率均≥1 次/周；尽管部分 FC 人群伴有腹痛症状，多数患者疼痛发生频率≤1 次/月，达不到 IBS - C 的诊断标准。FC 便秘症状多为持续性，或发作后持续一段时间。IBS - C 多为发作性，患者便秘可与腹泻稀粪相交替，其症状严重程度也可随时间推移而发生变化。

参考文献

[1] Lea R, Hopkins V, Hastleton J, et al. Diagnostic criteria for irritable bowel-syndrome: utility and applicability in clinical practice. Digestion, 2004, 70 (4): 210-213.

[2] Guilera M, Balboa A, Mearin F. Bowel habit subtypes and temporalpatterns in irritable bowel syndrome: systematic review. Am J Gastroenterol, 2005, 100 (5): 1174- 1184.

[3] Cammeri M. Motor function in irritable bowel syndrome. Can J Gastroenterol, 1999, 13 (suppl A): 8A- 11A.

[4] 许彬，袁耀宗. 肠易激综合征的发病机制与病理生理. 上海：上海科学技术文献出版社，2002.

[5] Schmulson M, Lee OY, Chang L, et al. Symptom differences inmoderate to severe IBS patients based on predominant bowel habit. Am J Gastroenterol,

1999，94（10）：2929-2935.

［6］ Su YC, Wang WM, Wang SY, et al. The association between Helicobacterpylori infection and functional dyspepsia in patients with irritable bowel syndrome. Am J Gastroenterol, 2000, 95（8）：1900-1905.

［7］ Mayer EA. The neurobiology of stress and gastrointestinal disease. Gut, 2000, 47（6）：861-869.

［8］ Lea R, Whorwell PJ. Psychological influences on the irritable bowel syndrome. Minerva Med, 2004, 95（9）：443-450.

［9］ Whitehead WE, Engel BT, Schuster MM. Irritable bowel syndrome：physiological and psychological differences between diarrhea- predominant and constipation- predominant patients. Dig Dis Sci, 1980, 25（6）：404-413.

［10］ Lee OY, Schmulson M, Mayer EA. Common functional gastrointestinal disorders：nonucler dyspepsia and irritable bowel syndrome. Clinical Cornerstone, 1999, 1（5）：57-71.

［11］ 王小云，丁努，高峰，等. 肠易激综合征患者肠外症状评价. 现代消化及介入诊疗，2007，12（2）：85-87.

［12］ Drossman DA. Do psychosocial factors define symptom severity andpatient status in irritable bowel syndrome? Am J Med, 1999, 107（5A）：41S- 50S.

［13］ Drossman DA, Mckee DC, Sandler RS, et al. Psychosocial factors in the irritable bowel syndrome：a multivariate study of patients andnon - patients with irritable bowel syndrome. Gastroenterology, 1998, 95（3）：701-708.

［14］ Drossman DA, Ringel Y, Vogt BA, et al. Alterations of brain activity associated with resolution of emotional distress and pain in a caseof severe irritable bowel syndrome. Gastroenterology, 2003, 124（3）：754-761.

［15］ Hayee B, Forgacs I. Psychological approach to managing irritable bowel syndrome. BMJ, 2007, 334（7603）：1105-1109.

［16］ Longstreth GF, Thompson WG, Chey WD, et al. Functional bowel direrders. Functional bowel disorders. Gastroenterology, 2006, 130（5）：1480-1491.

［17］ 周吕，柯美云. 胃肠动力学：基础与临床. 北京：科学出版社，1999：744-745.

［18］ Drossman DA, Creed FH, Olden KW, et al. Psychosocial aspects of the functional gastrointestinal disorders. Gut, 1999, 45（Suppl 2）：II25-30.

[19] Jones R, Latinovic R, Charlton J, et al. Physical and psychological comorbidity in irritable bowel syndrome: a matched cohort study using the General Practice Research Database. Aliment Pharmacol Ther, 2006, 24 (5): 879-886.

[20] Gros DF, Antony MM, McCabe RE, et al. Frequency and severity of the symptoms of irritable bowel syndrome across the anxiety disorders and depression. J Anxiety Disord, 2009, 23 (2): 290-296.

[21] 穆标，壬邦茂，黄乃侠，等. 肠易激综合征病人的心理因素研究. 天津医科大学学报，2003，9 (4): 543-544.

[22] 徐维田，徐志鹏，许桦林，等. 肠易激综合征患者的心理健康状况分析. 第四军医大学学报，2006，27 (19): 1812-1814.

[23] 尚克中，陈九如. 胃肠道造影原理与诊断. 上海：上海科学技术文献出版社，1995: 268-269.

[24] Bernstein CN, Frankenstein UN, Rawsthorne P, et al. Cortical mapping of visceral pain in patients with GI disorders using functionalmagnetic resonance imaging. Am J Gastroenterol, 2002, 97 (2): 319-327.

[25] Mertz H, Morgan V, Tanner G, et al. Regional cerebral activation in irritable bowel syndrome and control subjects with Painful and nonpainful rectal distention. Gastroenterology, 2000, 118 (5): 842-848.

[26] Sinhamahapatra P, Saha SP, Chowdhury A, et al. Visceral afferenthypersensitivity in irritable bowel syndrome-evaluation by cerebralevoked potential after rectal stimulation. Am J Gastroenterol, 2001, 96 (7): 2150-2157.

[27] Wilder-Smith CH, Schindler D, Lovblad K, et al. Brain functionalmagnetic resonance imaging of rectal pain and activation of endogenousinhibitory mechanisms in irritable bowel syndrome patient subgroups and healthy controls. Gut, 2004, 53 (1): 1595-1601.

[28] Sidhu H, Kern M, Shaker R. Absence of increasing cortical fMRI activity volume in response to increasing visceral stimulation in IBS patients. Am J Physiol Gastrointest Liver Physiol, 2004, 287 (2): G425-435.

[29] 张鹏天，汶明琦. 小肠插管造影对肠易激综合征的诊断及黄连汤对其影响. 云南中医学院学报，2009，32 (4): 40-42.

[30] Longstreth GF, Thompson WG, Chey WD, et al. Functional bowel disorders. Gastroenterology. 2006, 130 (5): 1480-1491.

[31] 王伟岸，潘国宗. 肠易激综合征的诊断. 新医学，2002，33（3）：179-181.

[32] Simrén M, Axelsson J, Gillberg R, et al. Quality of life in inflammatory bowel disease in remission：the impact of IBS-like symptoms and associated psychological factors. Am J Gastroenterol, 2002, 97（2）：389-396.

[33] Minderhoud IM, Oldenburg B, Wismeijer JA, et al. IBS-like symptoms in patients with inflammatory bowel disease in remission；relationships with quality of life and coping behavior. Dig Dis Sci, 2004, 49（3）：469-474.

[34] Grad C, David L, Portincasa P, et al. Diagnostic value of calprotectin in irritable bowel syndrome and in inflammatory bowel disease. Rom J Intern Med, 2012, 50（1）：3-6.

[35] Rao SS, Tuteja AK, Vellema T, et al. Dyssynergic defecation：demographics, symptoms, stool patterns, and quality of life. J Clin Gastroenterol, 2004, 38（8）：680-685.

[36] 辛海威，方秀才，柯美云. 功能性便秘和便秘型肠易激综合征——我们能鉴别吗？胃肠病学和肝病学杂志，2013，22（2）：158-162.

[37] Sorouri M, Pourhoseingholi MA, Vahedi M, et al. Functional bowel disorders in Iranian population using Rome Ⅲ criteria. Saudi J Gastroenterol, 2010, 16（3）：154-160.

第四章 肠易激综合征的治疗

第一节 治疗原则

一、一般治疗

加强与患者的沟通，了解患者的精神心理状态，并用患者能够理解的语言向患者详细解释疾病的性质，了解患者求医的原因（如恐癌心理），并进行针对性的解释，解除患者的顾虑和提高对治疗的信心。提供调整膳食和生活方式的指导建议，去除诱发因素。对于发病与饮食关系较明显的患者，应详细分析患者的食物成分，避免进食诱发 IBS 症状的食物。对于精神压力大，生活节奏快的 IBS 患者，建议调整生活方式。

二、药物治疗

根据 IBS 的病理生理机制，目前已研发多种具有不同作用机制的治疗药物，包括以下几类：

（一）解痉药

IBS 腹痛可由局部肌肉痉挛所致，可以使用东莨菪碱、西托溴铵、匹维溴铵、薄荷油等解痉镇痛药。

（二）5－HT 相关制剂

5－HT 可调节肠道的运动、感觉和分泌功能，目前用于治疗 IBS 的 5－HT 制剂有 5－HT_3 受体拮抗剂，如阿洛司琼，用于

IBS - D 的治疗；5 - HT$_4$ 受体激动剂，如替加色罗、普卡必利等，用于 IBS - C 的治疗。

（三）导泻药

IBS - C 患者可使用导泻药对症治疗，如容积性泻药欧车前和聚卡波非；渗透性泻药聚乙二醇、硫酸镁、乳果糖等；刺激性泻药如大黄、番泻叶、蓖麻油等；润滑性泻药如甘油或石蜡油；氯离子通道激动剂，可增加肠液的分泌和肠道的运动性，如鲁比前列酮、利那洛肽等。

（四）止泻药

IBS - D 患者可使用止泻药以对症治疗，这类药物可通过减少肠道蠕动或者保护肠道免受刺激而达到止泻作用。如地芬诺酯、洛哌丁胺、蒙脱石散等。另外氯离子通道阻滞剂如巴豆提取物 crofelemer 也可抑制肠液分泌，达到止泻作用。

（五）肠道菌群调节剂

菌群失调在 IBS 发病中具有重要作用，常用的菌群调节剂有益生菌（双歧杆菌）、益生元、抗生素（利福昔明）等。

（六）抗精神类制剂

IBS 内脏敏感性升高与精神心理因素有着密切的关系，三环类抗抑郁药、选择性 5 - HT 再摄取抑制剂、γ - 氨基丁酸类似物、k - 阿片受体激动剂、促肾上腺皮质激素释放因子受体拮抗剂等具有降低内脏敏感性的作用。

三、非药物治疗

食物是诱发 IBS 症状发生和加重的重要因素，合理膳食对 IBS 也具有治疗作用。另外，IBS 患者多合并出现精神心理障碍，除药物疗法外，心理行为治疗也很重要，如认知行为疗法、人际心理疗法、催眠疗法、暗示疗法、生物反馈疗法、松弛疗法等。心理行为治疗的目的不是治愈疾病，而是消除患者对疾病的恐惧心理，树立战胜疾病的信心；减少患者心理情感应激的频率和强度，缓解临床症状；减少症状发作的频率和严重程度，提高其生活质量。

第二节　药物疗法

一、解痉药

（一）抗胆碱药

抗胆碱能药物与 M 受体竞争结合，阻断乙酰胆碱及各种拟胆碱药毒蕈碱样作用，表现为松弛多种平滑肌，特别对处于痉挛状态的平滑肌作用明显，用于缓解胃肠道痉挛等症状；同时，其可抑制腺体分泌，出现口干、无汗、瞳孔扩大、心动过速、便秘、急性尿潴留等不良反应。临床上阿托品不良反应多，故多用不良反应较少的山莨菪碱（654 – 2）、东莨菪碱、颠茄合剂、溴丙胺太林（普鲁本辛）和丁溴东莨菪碱（解痉灵）等。东莨菪碱脂溶性好，其中枢作用最强，阿托品次之，多用于中枢麻醉和作为中枢抗晕动止吐药；而丁溴莨菪碱和溴丙太林脂溶性低，不易透过血脑脊液屏障，较少发生中枢作用，是外周抗胆碱药，对胃肠道解痉作用强[1]。

1. 阿托品　是从植物颠茄、洋金花或莨菪中提炼出的生物碱，也可人工合成。其对 M 胆碱受体各种亚型均无选择性，能解除平滑肌痉挛（包括血管痉挛，从而改善微血管循环），抑制腺体分泌，但对胆道平滑肌无明显解痉作用。阿托品可透过血脑屏障，全身不良反应相对较多，可造成口干、视物模糊、头昏眼花、心跳加速、出汗障碍以及尿潴留。青光眼、前列腺增生患者禁用。

2. 山莨菪碱　是由我国特产茄科植物山莨菪中提取的生物碱，通称654，人工合成产品称654 – 2。山莨菪碱与氢溴酸山莨菪碱的作用与阿托品类似，其外周抗胆碱作用明显，能松弛乙酰胆碱引起的平滑肌痉挛，解除胃肠道痉挛性绞痛，还可以解除小动脉痉挛，改善微循环和眼循环。其不良反应与阿托品相似。在 IBS 患者出现发作性剧烈痉挛性腹痛时，可用山莨菪碱注射液肌内注射以缓解症状，但只限于在临时急诊处理，不适合经常应用。山莨菪碱片口服吸收少，可用于腹痛症状严重的 IBS 患者，服用方法为每次 5 ~ 10 mg，每日 3 次。应用中仍需注意其并发症和禁忌证，并避免长期服用。

3. 东莨菪碱　东莨菪碱和丁溴东莨菪碱均为 M 胆碱受体阻滞剂，其外周作用与阿托品相似，仅在作用程度上略有不同。本类药品对平滑肌解痉作用较阿托品为强，能选择性地缓解胃肠道、胆道及泌尿道平滑肌痉挛，抑制肠道蠕动，亦可作用于解除血管平滑肌痉挛及改善微循环。本品起效快，皮下或肌内注射 8 ~ 10 min 即可见效，持续时间为 2 ~ 6 h，对平滑肌性痉挛作用强，可选择性地缓解胃肠道平滑肌并抑制其蠕动，适用于各种原因所致的胃肠道痉挛或胃肠道蠕动亢进。除了胃肠道平滑肌，本品对胆道、泌尿、生殖道平滑肌均有解痉作用，并可作为消化道内镜、影像学检查前的辅助用药。本品口服后不易吸收，不易通过血脑屏障，对心脏、眼、平滑肌和唾液腺等腺体分泌的抑制作用较阿托品弱。因此，本品很少出现类似阿托品引起的中枢神经兴奋、扩瞳、抑制唾液分泌等不良反应，而多表现为轻微的口干、视力模糊、心动过速等。

4. 西托溴铵　本品以东莨菪碱和溴甲基环丙烷经季铵化反应所得，可阻断内脏平滑肌的毒蕈碱样受体而具有抗毒蕈碱作用，还可直接作用于平滑肌，解除平滑肌痉挛。临床主要用于治疗胃肠道、胆道、尿路等引起的绞痛。

5. 溴丙胺太林　是合成的季胺类胆碱受体阻滞剂，有较强的外周抗胆碱、抗毒蕈碱样作用，有较弱的交感神经节阻滞作用，可选择性解除胃、肠、胰、胆平滑肌痉挛，抑制腺体分泌，用于胃溃疡、十二指肠溃疡、胆汁排泄障碍等疾病的辅助治疗。

6. 哌仑西平　是选择性抗 M 胆碱药，与胃黏膜（特别是壁细胞）的 M_1 受体有高度亲和力，与平滑肌、心肌和涎腺的 M_2 受体亲和力较低。本品常规剂量使用时仅抑制胃酸分泌，很少发生瞳孔、心脏、涎腺、膀胱逼尿肌、胃肠道平滑肌的抗胆碱样不良反应，也不透过血脑屏障，故不影响中枢神经系统，多用于胃十二指肠溃疡、应激性溃疡、急性胃黏膜出血及胃泌素瘤。

（二）钙离子通道阻滞剂

传统的钙离子通道阻滞剂如硝苯地平和可乐定等也有缓解肠道平滑肌痉挛、改善腹痛和腹泻症状的作用，但是由于其心血管系统作用强、可导致直立性低血压等，故不适合用于 IBS 治疗。目前临床上常用于 IBS 治疗的主要为选择性胃肠平滑肌钙离子通道阻滞剂，包括匹维溴铵、奥替溴铵等。

1. 匹维溴铵 是胃肠道具有高度选择性解痉作用的钙离子通道阻滞剂，可抑制钙离子内流，降低平滑肌细胞兴奋性，减少峰电位频率，防止平滑肌细胞过度收缩；匹维溴铵还可降低肠平滑肌细胞的高反应性，缓解肠平滑肌的超敏感状态，但对正常的肠推进型运动无不良影响。因此，匹维溴铵可明显改善 IBS 患者的腹痛、腹胀、便秘、腹泻等主要症状，主要用于 IBS 相关腹部疼痛、肠道功能紊乱和肠道不适治疗。临床上，匹维溴铵服用方法一般为每次 50 mg，每日 3 次。

2. 奥替溴铵 是一种四氨基化合物，具有抗毒蕈碱和钙离子通道阻滞作用，通过影响胃肠道平滑肌，特别是结肠环形肌细胞钙离子通道的电压，抑制细胞外和细胞内钙离子的流动，并通过毒蕈碱受体和速激肽 NK2 受体，起到胃肠解痉作用。临床上，奥替溴铵服用方法一般为每次 40 mg，每日 3 次。研究证据显示奥替溴铵治疗 IBS 临床疗效优于匹维溴铵和美贝维林等其他解痉药[2]。

（三）其他解痉药

1. 屈他维林 为异喹啉类衍生物，是一种直接作用于平滑肌细胞的亲肌性强效解痉药，其通过抑制磷酸二酯酶，增加肌细胞内环磷酸腺苷水平，抑制肌球蛋白轻链肌酶，使平滑肌舒张，从而解除痉挛。本品的适应证包括冠脉功能不全、闭塞性动脉内膜炎、心绞痛、胃肠道平滑肌痉挛、IBS、胆绞痛和胆道痉挛、肾绞痛和泌尿道痉挛、子宫痉挛、痛经等。其优点在于无严重心血管反应、无副交感神经阻滞/抗胆碱能反应、无瞳孔放大、无青光眼的急性发作、无尿道膀胱的扩张，起效快，不良反应少。临床研究表明本品可有效改善 IBS 患者的腹痛症状；增加 IBS－C 患者的排便频次，减少 IBS－D 患者的排便频次；可改善 IBS－C 患者的粪便性状，而对 IBS－D 患者的粪便性状无明显影响；对 IBS－C 患者的排便费力和 IBS－D 患者的排便急迫感亦有明显改善作用[3]。

2. 美贝维林 为亲肌性解痉药，对胃肠道平滑肌具有选择性作用，其解痉作用是罂粟碱的 3~5 倍，通过直接作用于胃肠道平滑肌而发挥解痉作用，同时不影响正常胃肠运动。本品解痉作用不通过自主神经系统，故无抗胆碱作用，因而也适用于前列腺增生和青光眼患者。本品临床上常用于对症治疗由 IBS 引起的痉挛性腹痛、肠功能紊乱、腹部不适等，也可治疗由于器质性疾病继发引起的肠痉挛。美贝维林片的常用治疗剂量为每次 135 mg，每日 3 次。有临床研究表明美贝维林与曲美布汀在改善 IBS 的各种症状方面无明显差异[4]。

3. 阿尔维林 为人工合成的罂粟碱衍生物，直接作用于平滑肌，是一种选择性平滑肌肉松弛药，其作用机制为影响离子通道的电位敏感度和磷酸、肌醇代谢途径。本品选择性地作用于胃肠道、子宫、生殖泌尿道器官的平滑肌，在正常剂量下对气管和血管平滑肌无影响。对平滑肌的解痉作用为罂粟碱的 2.5~3 倍。抑制组织胺的反应为阿托品的 5 倍，但抑制乙酰胆碱反应仅为阿托品的万分之一。故对青光眼及前列腺肥大的患者无禁忌。本品适用于 IBS、肠痉挛、腹痛、憩室炎引起的疼痛、胆道痉挛、痛经、子宫痉挛、泌尿道结石或感染引发的痉挛性疼痛、下泌尿道感染引起的尿频、膀胱痉挛及其他痉挛性疼痛。一项随机、双盲、安慰剂对照临床试验结果显示枸橼酸阿尔维林合西甲硅油复方制剂可改善 IBS 腹痛和腹部不适症状，明显优于安慰剂[5]。

4. 薄荷油 是用蒸馏法从薄荷鲜叶中提取的挥发油。薄荷油用于治疗胃肠道不适已有上百年的历史，对消化道平滑肌的主要药效学作用表现为一种剂量相关的解痉作用，该作用是通过其主要成分薄荷醇干预钙离子跨膜运动实现的，通过抑制钙离子内流而起到松弛胃肠道平滑肌的作用[6]。一项随机、双盲、安慰剂对照临床试验显示采用薄荷油治疗 8 周，IBS 患者的腹痛程度较安慰剂组明显减轻，且可提高患者的生活质量[7]。另有一项随机对照临床试验结果显示薄荷油较安慰剂可明显缓解 IBS - D 患者的腹痛症状，但停药后症状会再次出现，且对其他症状无改善[8]。Meta 分析显示薄荷油短期治疗 IBS 是安全有效的，在改善 IBS 总体症状和腹痛方面明显优于安慰剂，但其长期疗效和安全性需要进一步研究[9]。薄荷油治疗 IBS 的常见不良反应为胃灼热、肛周烧灼感等。

5. 曲美布汀 是一种胃肠道运动节律调节剂，对消化道的运动具有兴奋和抑制的双向调节作用。本品能通过抑制细胞膜钾离子通过，产生去极化，从而提高胃肠平滑肌的兴奋性；阻断钙离子通道抑制钙离子内流，而达到抑制细胞收缩，使胃肠平滑肌松弛的目的。动物实验表明曲美布汀可抑制感染后 IBS 小鼠结肠高收缩性[10]。一项多中心随机、对照临床研究显示：曲美布汀可降低 IBS - C 和 IBS - D 患者的总体症状评分，改善便秘或腹泻、腹部胀气程度，各症状的改善程度与匹维溴铵比较无显著差异[11]。

总之，解痉药是治疗 IBS 的一线药物，一项系统评价分析了匹维溴铵、美贝维林、奥替溴铵、曲美布汀、阿尔维林、东莨菪碱、阿尔维林/二甲硅油复方、匹维溴铵/二甲硅油复方等解痉药治疗 IBS 的疗效，结果显示解痉药的疗效明显优于安慰剂，并且没有任何明显的不良事件，添加二甲硅油可增强解痉药的疗效，所有解痉药均可改善腹痛症状，奥替溴铵和阿尔维林/二甲硅油复方在改善 IBS 总体症状方面作用明显，匹维溴铵/二甲硅油复方改善腹胀作用明显[12]。另有研究结果显示双环维林、薄荷油、曲美布汀治疗 IBS 在改善腹痛、总体评价、症状积分方面明显优于安慰剂[13]。

二、5 羟色胺相关制剂

5 – HT 既是一种经典的神经递质，又是一种重要的信号传导分子，主要由胃肠道中的嗜铬细胞释放，大量的基础研究及临床研究表明，其对消化道的感觉、运动、胃肠的吸收和分泌均起重要的调节作用。研究较多的 5 – HT 受体亚型有 $5 – HT_1$、$5 – HT_2$、$5 – HT_3$、$5 – HT_4$ 和 $5 – HT_7$。在胃肠道中研究最为广泛的是 $5 – HT_3$ 和 $5 – HT_4$ 受体。

（一）$5 – HT_3$ 受体拮抗剂

1. 阿洛司琼　是一种选择性的 $5 – HT_3$ 受体拮抗剂，其作用机制为抑制非选择性阳离子通道的活化，进而调节肠神经系统，抑制胃肠道神经元上的 $5 – HT_3$ 受体的活化，减少肠道分泌和蠕动，减少传入疼痛信号。本品适用于女性以腹泻为主的严重 IBS[14]，包括病程超过 6 个月或胃肠道解剖生物化学异常或普通治疗无效的严重 IBS，可减轻下腹部疼痛，腹部不适、尿急、腹泻症状。本品于 2000 年 2 月在美国上市，因缺血性结肠炎等严重不良反应于当年 12 月撤市，之后于 2002 年 6 月获美国 FDA 许可，用于重症女性 IBS – D 患者，是目前惟一一个被批准上市的治疗女性 IBS – D 患者的药物，临床研究证实阿洛司琼可松弛结肠平滑肌，提高直肠扩张所致疼痛阈值，减缓小肠和结肠转运。本品口服后可被快速吸收，1 h 后达到血药浓度高峰。在减轻女性 IBS – D 患者的腹痛、降低大便频次和便急方面优于安慰剂和美贝维林[15]，并可改善重症女性 IBS – D 患者的生活质量，减少对日常活动的限制[16]。

2. 昂丹司琼　是一种强效、高度选择性的 $5 – HT_3$ 受体拮抗剂，有强镇吐作用，常用于放疗、化疗或手术引起的恶心、呕吐。近年来研究表明它可以用于治疗 IBS – D。研究显示本品可降低空腹健康志愿者胃窦十二指肠运动指数，增加空腹小肠含水量[17]。一项随机安慰剂对照临床试验结果显示昂丹司琼可显著改善 IBS – D 患者的大便性状，降低大便频率和急迫度，可显著降低 IBS – D

患者症状严重程度积分，但对腹痛无明显改善[18]。

3. 雷莫司琼　是一种高效的选择性 5 – HT$_3$ 受体拮抗剂，作用持久，口服吸收快，生物利用度达 53 ~ 59%。动物实验表明雷莫司琼可降低幼鼠内脏痛觉的高敏感性[19]。临床研究显示雷莫司琼可减轻 IBS – D 患者腹痛、腹部不适症状，可同时降低男性和女性患者的大便频次[20-21]。多个研究表明雷莫司琼治疗 IBS – D 优于安慰剂，并且小剂量长期口服可进一步提高 IBS – D 患者临床症状缓解率，但可出现严重便秘和缺血性肠炎的不良反应，其长期疗效和安全性还需要研究[22]。本品仅被批准在日本和一些东南亚国家应用。

（二） 5 – HT$_4$ 受体激动剂

1. 替加色罗　是一种氨基胍吲哚类化合物，为具有高度选择性 5 – HT$_4$ 受体部分激动剂，对胃肠动力及内脏感觉敏感性均具有调节作用，通过激活胃肠 5 – HT$_4$ 受体而加快结肠转运，刺激肠分泌，增加排便频率，降低内脏敏感性，缓解腹部不适。本品用于以便秘为主的 IBS、功能性便秘患者的治疗，能缓解 IBS 患者腹痛、腹部不适、胃胀气和便秘。一项多中心、开放性临床研究观察了5097 例 IBS – C 患者接受替加色罗 6 mg，每天 2 次，连续治疗 4 ~ 12 周治疗的满意度、依从性和安全性，结果显示治疗满意者达83.43%，在具有便秘、腹痛及腹胀症状的患者中均获得较好的满意度，连续服药疗程 >8 周者对替加色罗治疗的满意度高于疗程 < 4 周者，部分患者有腹泻、腹痛及头痛等不良反应[23]。一项关于替加色罗治疗 IBS 的系统评价显示替加色罗能改善便秘型和非腹泻型 IBS 患者的总体症状；但缓解腹痛/腹部不适和腹胀等症状的证据不足；腹泻是其主要不良反应[24]。国外的研究也显示替加色罗治疗 IBS 优于安慰剂，严重不良事件很少出现[25]。

2. 莫沙必利　是选择性 5 – HT$_4$ 受体激动剂，通过兴奋胃肠道胆碱能中间神经元及肌间神经丛的 5 – HT$_4$ 受体，促进乙酰胆碱的释放，从而增强胃肠道运动，改善功能性消化不良患者的胃肠道症状，不影响胃酸的分泌。本品与大脑突触膜上的多巴胺 D_2、5 - HT_1、5 - HT_2 受体无亲和力，因而没有这些受体阻滞所引起的肌张力增高、运动迟缓、呼吸运动障碍等锥体外系的不良反应。本品有促进胃排空及加快全结肠传输的作用，而对小肠传输时间没有影响。一项前瞻性、随机、双盲、安慰剂对照临床试验结果显示：莫沙必利治疗 IBS - C 与安慰剂相比在改善患者腹痛、腹胀、大便频次或大便性状方面无统计学差异，并且在改善患者生活质量方面无统计学差异，但本试验因脱落率较高提前终止[26]。国内有研究显示莫沙必利在改善 IBS - C 患者腹胀、大便性状、大便次数等症状方面与曲美布汀无明显差异[27]。

3. 西沙必利 是一种新型的胃肠促动力药，通过选择性地作用于肠肌间神经丛促进其释放乙酰胆碱，从而促进全胃肠运动，缩短小肠传递时间，减轻便秘症状，可用于 IBS - C 的治疗[28]。国外多个研究显示西沙必利可在一定程度上改善便秘患者的大便情况，但患者在总体症状、腹痛、视觉模拟评分、大便性状、腹胀及持续腹胀等方面不能获益，并且本品可导致严重的心律失常和死亡等不良反应，目前已在世界上大部分国家撤市[29]。

（三）选择性 5 - HT 再摄取抑制剂

选择性 5 - HT 再摄取抑制剂主要通过选择性抑制 5 - HT 转运体而增加突触间隙中 5 - HT 的作用时间和强度，提高了 5 - HT 能神经的生理效应，是目前临床广泛应用的新型抗抑郁药，常用的药物有帕罗西汀、氟西汀、舍曲林、西酞普兰。

选择性 5 - HT 再摄取抑制剂主要用于抗抑郁治疗，治疗 IBS 作用尚不明确。有 Meta 分析显示帕罗西汀、西酞普兰等药物治疗 IBS 与安慰剂比较无明显差异[30]。部分研究显示采用帕罗西汀治疗 12 周可改善 IBS 患者的生活质量，但不能改善 IBS 相关的症状和社会功能。采用氟西汀治疗 12 周可显著改善 IBS 患者腹痛、腹胀和大便性状，但与其他治疗 6 周的研究结果不一致。有研究显示采用西酞普兰治疗 6 ~ 12 周，可改善 IBS 患者腹部不适的症状，但多数研究表明西酞普兰不能缓解 IBS 大部分症状。所以现有的研究资料表明，5 – HT 再摄取抑制剂用于治疗 IBS 相关症状的疗效尚不肯定，需要开展更多疗程大于 12 周的随机对照试验，评价其在治疗 IBS 相关症状的疗效[31]。

三、导泻药

对于 IBS – C 的便秘症状，治疗的主要目是缓解症状，恢复正常肠道动力和排便生理功能。治疗方法除改善患者的膳食结构、建立正确的排便习惯外，多采用导泻药。传统的导泻药可分为容积性泻药、渗透性泻药、刺激性泻药和润滑性泻药，如表 4 – 1 所示[32]。另外氯离子通道激活药也可以用于治疗便秘症状。

表 4 – 1 传统导泻药的分类及代表药物

分类	代表药物
容积性泻药	聚卡波非钙、欧车前、麦麸、甲基纤维素
渗透性泻药	聚乙二醇、乳果糖、山梨醇、硫酸镁
刺激性泻药	大黄、番泻叶、芦荟、酚酞、比沙可啶
润滑性泻药	液状石蜡、甘油、多库酯钠

（一）容积性泻药

这类泻药口服后不被肠道吸收，在肠内充分吸收水分，增加粪便含水量和粪便体积从而起到通便作用，主要用于轻度便秘患者，服药时应补充足够的液体。常用药物有聚卡波非钙、欧车前、麦麸等。

聚卡波非钙片的活性成分是二乙烯基乙二醇交联丙烯酸共聚物的钙盐，为亲水性树脂，是一种吸水性的高分子聚合物，在酸性环境下可迅速脱钙，形成聚卡波非，而聚卡波非在酸性环境中可吸收 10 倍于自身重量的水分，在 $pH > 4$ 时膨胀率显著增加，在中性或弱碱性环境中可达自身重量的 60 ~ 100 倍，当便秘时吸收水分而膨胀，发挥容积性轻泻剂的作用，在改善 IBS-C 患者总体症状及便秘等级较安慰剂更显著，且不良反应发生率低[33]。小麦纤维素（非比麸）是采用国际专利提炼方法，从麦麸中提取的纯天然纤维素制剂，其中 90% 以上是不可溶的纤维素。临床研究显示小麦纤维素治疗 IBS-C 患者 2 周后可以明显减轻腹痛或腹部不适的程度，大便性状异常、排便频次异常、出现黏液便等可以明显减少，无明显不良反应[34]。一项 Meta 分析显示服用食用纤维可明显增加便秘患者的大便频次，但不能明显改善大便性状、治疗成功率，不能减少泻药的使用和腹痛排便的发生[35]。

（二）渗透性泻药

这类药物具有高渗性特征，口服后在肠内形成高渗状态吸收水分，同时阻止肠道吸收水分，致使肠内容物容积增加，促进蠕动，促进排便。

1. 乳果糖　是一种人工合成的双糖，不被小肠吸收，完整到达结肠后在结肠内经细菌作用转变为乳酸，刺激结肠导致局部渗出增加，引起肠内容积增加而使肠蠕动增快，促进排便。临床研究发现乳果糖治疗 IBS-C 在改善临床症状方面较莫沙必利更明显[36]。乳果糖无明显毒副作用，疗效确切，安全可靠，值得临床推广应用。

2. 聚乙二醇　是由氧化乙烯聚合而成，作为渗透性泻药具有很好的耐受性。常用制剂包括不添加电解质的聚乙二醇 4000（福松）及添加一定量电解质的聚乙二醇 3350（默维可）。其不被酶解或细菌分解，其相对分子质量增至 3000 以上时肠道内吸收量几乎为零，不被肠内细菌代谢，其氢键之间携带水分，增加容积，软化粪便，具有改善便秘症状的作用。

国外一项研究[37]观察了聚乙二醇 3350 用于 IBS-C 青少年患者治疗的疗效，结果发现，患者排便频次由治疗前的平均每周 2.07 ± 0.62 次增加到 5.04 ± 1.51 次，但腹痛症状无明显改善。国内一项相关研究[38]评价了聚乙二醇 4000 用于治疗 IBS-C 患者的疗效，82 例患者随机接受聚乙二醇 4000 一日 20g（n = 39）和麻仁胶囊一日 2 粒（n = 43），疗程均为 2 周，结果显示，治疗后两组大便次数均增加，但聚乙二醇 4000 组较对照组增加更显著；以视觉模拟评分评价总体效果显示聚乙二醇 4000 组优于对照组。治疗后两组的腹痛程度积分和生物化学指标无改变。

3. 硫酸镁 口服后在肠道难以吸收，引起肠内容物高渗而抑制肠内水分的吸收，增加肠内容积，刺激肠壁增加推进性蠕动而促进排便，临床应用较少。

（三）刺激性泻药

主要包括蒽醌类泻药（大黄、番泻叶、芦荟等）和多酚类化合物（酚酞、比沙可啶等），这些药物本身或其代谢物通过刺激结肠黏膜、肌间神经丛、平滑肌而增进肠蠕动和黏液分泌，促进排便。动物实验显示，长期使用刺激性泻药可能导致不可逆的肠神经损害[39]，长期使用蒽醌类泻药可致结肠黑变病。鉴于此类药物的不良反应，故临床不主张长期应用。

（四）润滑性泻药

主要包括液体石蜡、甘油、多库酯钠及其他植物油等。这类泻药在增加便秘患者排便频次和整体症状改善方面具有一定疗效，但其口感差和不良反应，限制了这类泻药的广泛应用。如长期服用液体石蜡会影响脂溶性维生素及钙、磷的吸收。妊娠、月经期、腹痛、恶心呕吐者禁用。

（五）氯离子通道激活剂

鲁比前列酮为前列腺素 E_1 衍生物，是一种高选择性 2 型氯通道激活剂，通过增加氯化物分泌，进而刺激肠腔液体分泌而软化大便。一项随机、双盲、安慰剂对照临床试验显示鲁比前列酮还可加快健康志愿者的小肠和结肠转运[40]。根据多个 Ⅱ 期和 Ⅲ 期临床试验结果，鲁比前列酮 2006 年被美国 FDA 批准为治疗慢性特发性便秘, 2008 年被批准为治疗 IBS - C。目前主要用于治疗慢性特发性便秘和大于 18 岁的女性 IBS - C 患者[41]。临床研究显示口服本品治疗慢性特发性便秘和 IBS - C 患者安全性好。

利那洛肽是一种选择性的鸟苷酸环化酶 C 受体激动剂,它能通过细胞内释放环磷酸鸟苷刺激胃肠道分泌氯离子,伴随着氯离子分泌肠腔内液体分泌增加,从而改善便秘。实验研究显示本品可剂量依赖性地增加胃肠转运,调整内脏高敏感性。它口服生物利用度低,作用于胃肠道可促进液体分泌,增加结肠转运,减轻腹痛症状,提高患者的生活质量,利那洛肽被欧洲批准为用于治疗中 - 重度成年人 IBS - C 患者,是治疗 IBS - C 的一线治疗药物,腹泻是其最常见的不良反应[42-43]。2012 年被美国 FDA 批准用于治疗慢性特发性便秘和 IBS - C。大量的临床试验显示本品治疗 IBS - C 安全有效且耐受性良好。

四、止泻药

对于 IBS - D 的腹泻症状,常用止泻治疗对症处理。临床上常用的止泻药主要包括阿片受体激动剂,如洛哌丁胺、地芬诺酯等,此外,吸附剂双八面体蒙脱石散也常用来改善腹泻症状。

(一) 阿片受体激动剂

1. 洛哌丁胺　是氟哌啶醇衍生物,有类似哌啶的结构。约 90% 经首过消除,几乎不进入全身血液循环。主要作用于胃肠道的 μ 阿片受体,止泻作用较吗啡强 40 ~ 50 倍。本品与钙调蛋白结合,降低许多钙依赖性酶的活性,还可阻止乙酰胆碱和前列腺素释放,拮抗平滑肌收缩而抑制肠蠕动和分泌,止泻作用快、强、持久,临床用于治疗各种原因引起的非感染性急、慢性腹泻,也可用于 IBS - D 的治疗[44]。本品不良反应较少,除便秘等消化道症状外,可见皮疹、头痛等。大剂量对中枢有抑制作用。研究显示本药治疗 IBS - D,每日 2 次,每次 2 mg 安全有效,较每日 3 次不良反应减少[45]。

2. 地芬诺酯 为人工合成的哌替啶衍生物，在体内的代谢物为地芬诺辛，其止泻作用较母体强 5 倍。对肠道的作用与阿片类相似，激动 μ 阿片受体，减少胃肠推进性蠕动。本品多用于肠道运动过速性腹泻的治疗。不良反应少而轻，可表现为嗜睡、恶心、呕吐、腹胀和腹部不适，大剂量（40～60 mg）长期应用可引起依赖性。过量时导致严重中枢抑制甚至昏迷，不宜与巴比妥类、阿片类等中枢抑制剂合用。本品用于治疗 IBS - D 患者可改善其腹痛和排便情况，但有便秘的不良反应[46]。

（二）吸附剂

蒙脱石散：主要成分为天然双八面体蒙脱石，表面积大，与胃肠道黏膜有很强的吸附能力，服用后迅速形成一层保护膜，改善黏膜的通透性，对腹泻及黏液便有明显的缓解作用。同时，蒙脱石散还对消化道内的病毒、细菌及其产生的毒素有固定、抑制作用，避免肠黏膜受病原体损伤。在一项对比蒙脱石散联合益生菌对 IBS - D 疗效的研究中，166 例患者被随机分成 A 组（单用益生菌双歧杆菌四联活菌片 3 片，每日 3 次）、B 组（单用蒙脱石散 1 袋，每日 3 次）、C 组（联合治疗组），4 周为 1 个疗程，每周复诊一次，记录病情及不良反应，治疗 4 周后评价疗效。结果显示，联合治疗组效果更佳，有效率可达 96.4%。这一研究提示两药合用可取长补短，对腹泻较重者可达到止泻且不易复发的疗效[47]。

五、肠道菌群调节剂

IBS 患者普遍存在肠道菌群失调，对人体有益的双歧杆菌减少，具有潜在致病性的肠杆菌过度生长的情况，调节肠道菌群可改善 IBS 患者的临床症状。

（一）微生态制剂

微生态制剂是利用对宿主有益的正常微生物及其代谢产物促进其生长繁殖的物质制成的制剂。其中包括益生菌（双歧杆菌、乳酸菌等)、益生元(乳果糖、蔗糖低聚糖、大豆低聚糖等)以及合生元(两者合成制剂)。

1. 益生菌初步治疗试验的结果令人鼓舞。特别是,婴儿双歧杆菌可使各类型排便习惯紊乱的 IBS 患者的症状减少并使其外周血单核细胞的消炎/前炎症细胞因子的比率正常化。研究发现益生菌可增强肠道屏障功能,抑制病原菌、调节肠道炎症反应,可降低与炎症和心理应激所致的内脏高敏感性,可改变结肠发酵过程,稳定结肠微生菌[48]。

2012 年国内进行的一项关于三联活菌(双歧杆菌、嗜酸乳杆菌、肠球菌)对内脏高敏感模型大鼠的研究显示:微生态制剂可降低大鼠内脏高敏感,可能与其抑制结肠黏膜肥大细胞颗粒,降低结肠组织和血清组胺、5 – HT 水平有关[49]。国外的一些实验及临床研究等亦证实副干酪乳杆菌 NCC2461 可抑制抗生素诱导的大鼠内脏高敏感性,但具体作用机制尚不明确[50]。有研究发现乳酸杆菌、嗜乳酸杆菌和双歧杆菌混合益生菌治疗 IBS 患者 6 个月,在改善临床症状方面与安慰剂没有显著性差异[51]。大量研究表明:益生菌(乳酸杆菌、双歧杆菌、复合菌等)在改善 IBS 患者总体症状、腹痛/腹部不适、腹胀方面优于安慰剂,但哪一种最有效尚不能确定[52 – 53]。

2. 益生元是一种不被消化的食物成分,可选择性刺激肠道有益菌的生长繁殖,而不被病原微生物利用,主要是果糖低聚糖和半乳糖低聚糖,如乳果糖等。乳果糖是最早可供人类使用的合成益生元之一,可增加"结肠发酵"中的乳酸杆菌含量。健康志愿者口服乳果糖后粪便含水量增加,结肠转运加快,增加便秘者的排便次数,此效应通过增加细菌总量、粪便含水量和加快结肠转运而实现。但关于益生元治疗 IBS 的临床研究较少,尚无法明确的结论。

(二)抗生素

IBS 与肠道菌群失调具有密切的关系,但使用抗生素治疗仍存在争议。目前比较疗效肯定的抗生素为利福昔明。利福昔明为利福霉素衍生物，半合成的抗生素，具有抗菌谱广、抗菌作用强、口服不易吸收和肠道内高浓度等优点，其对革兰阳性菌中的金黄色葡萄球菌、艰难梭菌、表皮葡萄球菌和粪链球菌等都有高度抗菌活性。研究表明，利福昔明可通过调节肠道菌群结构改善 IBS 总体症状，且能维持到停药后一定时间，不良反应小[54]。利福昔明可改善小肠细菌过度生长所导致的 IBS 症状[55-56]。它通过与依赖 DNA 的 RNA 多聚酶 β - 亚单位不可逆地结合，抑制细菌 RNA 的合成，防止该酶与 DNA 连接，阻断 RNA 转录过程，最终抑制细菌蛋白质的合成，从而呈现杀菌作用[57]。体外实验研究显示利福昔明虽不能影响全部肠道微生物，但是能增加双歧杆菌、奇异菌属的浓度，改变微生物代谢。实验中未发现利福昔明有引起基因毒性及细胞毒性的危险性，并且其可防止过氧化氢导致的 DNA 损伤[58]。

研究发现利福昔明治疗非便秘型 IBS 在安全性和耐受性方面与安慰剂相当[59]，使用抗生素导致细菌耐药和难辨梭状芽孢杆菌感染的风险仍需大型临床试验进行评估。

六、抗精神类药

IBS 作为功能性肠病，常伴随精神类疾病，如纤维肌痛、疼痛症状、广泛性焦虑障碍、惊恐障碍、强迫症、重度抑郁症和精神分裂症等，另外，这些疾病患者也会伴随 IBS 症状[60-61]。大量的证据显示抗抑郁治疗 IBS 是有效的，特别是三环类抗抑郁药和选择性 5 - HT 再摄取抑制剂[62]。

（一）三环类抗抑郁剂

代表药物有阿米替林、丙咪嗪、氯米帕明、多塞平等。阿米替林适用于焦虑症，也用于内源性、迟发性、精神性、耗竭性、反应性和神经性及激越性抑郁症；丙咪嗪适用于迟钝型抑郁，但不宜于激越型抑郁或焦虑性抑郁；氯米帕明适用于抑郁症、强迫症和恐惧症；多塞平用于抑郁症及焦虑性神经症。循证证据显示阿米替林控制 IBS 症状疗效肯定[63]；丙咪嗪可改善 IBS 患者的生活质量，临床使用需从小剂量开始，并注意观察不良反应[64]。该类药物通过抑制去甲肾上腺素和非选择性 5 - HT 再摄取发挥抗抑郁作用，已广泛用于镇静、镇痛，可降低患者的内脏敏感性改善腹痛症状，通过减少胃肠转运而治疗 IBS - D。

（二）选择性 5 - HT 再摄取抑制剂

代表药物有氟西汀、帕罗西汀、舍曲林、氟伏沙明、西酞普兰等。氟西汀适用于抑郁症、强迫症、神经性贪食症；帕罗西汀适用于抑郁症、强迫症、惊恐障碍及社交恐怖障碍等；舍曲林适用于抑郁症、强迫症；氟伏沙明适用于抑郁症、强迫症及相关症状的治疗；西酞普兰用于抑郁性精神障碍。这类药物具有良好的耐受性，被广泛用于焦虑、抑郁和躯体形式障碍的治疗。这类药物所具有的抗抑郁及中枢镇痛作用可能参与缓解 IBS 患者腹痛或腹部不适症状；对伴随多种躯体化症状的 IBS 患者，其可能是通过缓解其躯体症状而发挥疗效[65]。

（三）5 - HT 和去甲肾上腺素再摄取抑制剂

代表药物有文拉法辛、度洛西汀。文拉法辛适用于各种类型抑郁障碍、广泛性焦虑障碍；度洛西汀适用于各种抑郁症。文拉法辛具有增加结肠顺应性和减少对扩张的敏感性的作用[66]；度洛西汀可明显改善 IBS 伴广泛性焦虑障碍患者总体症状，减轻焦虑症状及 IBS 严重程度，提高患者生活质量[67]。目前临床上使用这类药物治疗顽固性 IBS 患者越来越多，但相关的疗效机制研究较少。

（四）去甲肾上腺素能和特异性 5 - HT 能抗抑郁剂

代表药物为米氮平，通过阻断中枢 α_2 - 肾上腺素受体及突触后 5 - HT$_2$、5 - HT$_3$ 受体而增强去甲肾上腺素能和 5 - HT 能系统的神经传导，并通过释放去甲肾上腺素刺激兴奋性 α_1 - 肾上腺素受体，增加 5 - HT 能神经元的放电和传导，起效快[68]。米氮平适用于各种抑郁症，用于 IBS 的治疗报道较少。有个案研究显示：米氮平可减轻 IBS 伴有惊恐障碍和重度抑郁患者疼痛、腹泻或便秘症状以及精神症状[69]。

第三节　非药物疗法

一、饮食疗法

IBS 患者饮食治疗的目的就是通过调整饮食避免诱发症状或减轻临床症状，需要患者的积极配合。

（一）忌食不耐受或过敏食物

食物不耐受和食物过敏在 IBS 发病中具有重要的作用，果糖、果聚糖不耐受在 IBS 患者中发生率较高，饮食中当避免进食含果糖较高的食物，可选择一些低果糖食物，参照表 4 - 2[84]。发酵低聚糖、双糖、单糖、多元醇（FODMAPs）在体内难以吸收，可加重 IBS 患者症状，研究证实低 FODMAPs 饮食可缓解 IBS 症状，相关饮食可参照表 4 - 3[70]。另外，导致过敏的食物要严格禁食，如海鲜、变质食物等。

表 4 - 2　果糖不耐受参考饮食

种类	低果糖食物	高果糖食物
水果	鳄梨、酸橙、柠檬色哈密瓜、菠萝、草莓、柑橘、香蕉	果汁、果干（梅干、葡萄干、枣干）
蔬菜	竹笋、甜菜、白菜、胡萝卜、芹菜、香葱、青辣椒、甘蓝菜、白萝卜、菠菜、地瓜、萝卜叶、白土豆、南瓜、芽甘蓝、卷心菜、菜花、莴苣	芦笋、西兰花、酸辣酱、大葱、蘑菇、秋葵、洋葱、豌豆、红辣椒、小葱、番茄酱

种类	低果糖食物	高果糖食物
谷类	荞麦粉、玉米片、燕麦片、无麸质面包、燕麦粥、大米等	以小麦为主要成分的食物、添加果干或高果糖浆的食物
肉类	未加工的各种肉类、豆类	含有果糖的加工肉类食物
奶制品	牛奶、奶酪、酸奶、豆奶、杏仁奶	任何含有高果糖浆的奶制品

表4-3　FODMAPs 相关饮食

高 FODMAPs 食物		低 FODMAPs 食物	
果聚糖	含小麦粉的食物、洋葱、大葱、大蒜、大麦、卷心菜、西兰花、开心果	水果	橘子、草莓、哈密瓜、柠檬、酸橙
半乳聚糖	豆奶、黄豆、豌豆、扁豆、大量咖啡	蔬菜	豌豆、芹菜、胡萝卜、西红柿、菠菜、生菜、青辣椒、青豆、豆芽、白萝卜、黄瓜
乳糖	奶酪、牛奶、奶油、酸奶、黄油、冰激凌	奶制品	硬奶酪、脱脂奶酪、无乳糖不加糖酸奶、无乳糖牛奶
多元醇	木糖醇、山梨醇等人造甜味剂、苹果、梅子、梨、樱桃、桃子、菜花、蘑菇	肉类	未加工肉类、花生酱、蛋类、少量杏仁和核桃仁、豆腐
		谷类	大米、无麸质面包、燕麦、玉米、荞麦、土豆

（二）忌食产气多食物

IBS 患者出现腹胀症状与内脏敏感性增高有关，为避免加重腹胀症状，进食时宜少食产气食物，如表4-4所示。

表 4 - 4　易产气的食物

类别	食物
五谷类	玉米、糯米类、糙米、杂粮
蔬菜类	洋葱、西兰花、菜花、韭菜、卷心菜、黄瓜、胡萝卜、白萝卜、茄子、芥菜、扁豆、酸泡白菜、青葱、大蒜、芋头、红薯、土豆、板栗
水果类	苹果、西瓜、香瓜、哈密瓜、香蕉、葡萄
豆制品	豆干、豆腐、红豆、绿豆、黄豆、花生、豌豆、豆浆
乳类	牛奶、乳制品
饮料类	汽水、可乐、碳酸饮料

（三）调整膳食纤维

膳食纤维为在小肠中不能被消化吸收，而在大肠中可部分或全部发酵的可食性植物性成分、糖类和类似物质的总和，被誉为人体第七大营养素。常见的膳食纤维有纤维素、半纤维素、树胶、β-葡聚糖、胶质、木质素、聚葡萄糖、果寡糖、抗性淀粉和糊精等。膳食纤维主要来自谷类、薯类、豆类及水果蔬菜等植物性食品中，按溶解性分为可溶性膳食纤维和不溶性膳食纤维两大类。可溶性膳食纤维主要有抗性寡糖、抗性糊精、改性纤维素、合成多糖以及植物胶体等；不可溶性纤维包括纤维素、半纤维素和木质素等。

膳食纤维具有良好的吸水膨胀特性，进食后可增加粪便的体积，软化粪便，刺激胃肠道的蠕动，预防改善便秘，所以 IBS - C 患者宜高纤维饮食，多食蔬菜、水果等植物性食物，减少肉类和加工精细的谷类；IBS - D 患者宜多进食易于消化吸收的低纤维饮食，减少粗纤维食物的摄入。另外，膳食纤维在结肠中被细菌发酵可产生丁酸、丙酸、乙酸等短链脂肪酸，一方面降低肠道 pH，促进有益菌的增殖而抑制有害菌的繁殖，另一方面也具有抑制结肠转运加快的作用[71]，所以 IBS 患者应摄取适量的膳食纤维。

二、心理疗法

IBS 患者多合并焦虑、抑郁等情绪障碍，除抗精神药物治疗外，心理疗法也具有重要的作用。一项 Meta 分析显示认知行为疗法、催眠疗法、多重心理治疗，等心理疗法治疗 IBS 疗效肯定[72]。

（一）认知行为疗法

认知行为疗法是以美国心理学家贝克于 1976 年建立的认知治疗技术为基础，由认知理论和行为治疗相互吸纳、相互补充形成的系统心理治疗方法。认知理论认为，认知过程是由情绪与行为共同决定的，人们可以通过改变人的认知过程来改变人的观念，进而来纠正其情绪和行为。行为疗法认为，行为是通过学习而得来的，因此可以通过一些实际的操作方法来消退、抑制、改变和替代原来的不良行为。认知行为疗法是两者的结合，认知过程决定着行为的产生，同时行为的改变也可以影响认知的改变[73]。研究证据表明，认知行为疗法治疗 IBS 是有效的[74-76]。

认知行为疗法治疗 IBS 的内容大致包括以下几方面[76]：

（1）确定认知行为治疗的目标；

（2）开展 IBS 的宣传教育，让患者了解 IBS 的病因、症状和管理方式，明确患者与 IBS 相关的想法、感受和行为特征；

（3）结合患者的实际经历，分析与认知扭曲相关的 IBS 症状，介绍控制 IBS 症状的管理方式；

（4）调整认知误区，寻找现实的、合理的认知方式进行认知重建训练，评价由此带来的 IBS 症状、感受和行为变化；

（5）进行应对各种应激的训练，学习提高管理应激的能力，并进行正面情绪引导训练；

（6）评价认知行为治疗预期的目标，回顾整个治疗过程。

（二）人际心理疗法

人际心理疗法是一种限时、可操作性的抗抑郁心理治疗，治疗时间可与药物治疗相对应，治疗目标针对患者的核心症状，即情绪障碍，而非改变性格。人际心理治疗与其他心理治疗方法不完全一样，它不强调病因学和因果关系，而是让患者学会把情绪与人际交往联系起来，通过适当的人际关系调整和改善人际关系来减轻抑郁[77]。人际关系敏感已成为继焦虑、抑郁之后最能影响 IBS 患者心理的因素之一。Lackner 等[78]研究显示 IBS – D 患者很难树立信心的原因在于 IBS 对其人际交往产生了负面影响。Hyphantis 等[79]研究随机给予 257 例 IBS 患者心理疗法、抗抑郁药以及常规护理，结果显示改善人际关系有助于缓解 IBS 患者的心理压力并改善健康状况。所以合并有抑郁情绪的 IBS 患者可通过人际心理疗法改善临床症状。

（三）催眠疗法

催眠疗法系指应用催眠方法使患者的意识范围变得极度狭窄，借助环境和言语的暗示或使用药物如 2.5% 硫喷妥钠，以消除病理心理和躯体障碍的一种心理治疗方法。催眠可分为 3 个级别即浅催眠、深催眠和梦行，一般使患者达到浅催眠即可。在行催眠疗法前，有必要询问患者自身对 IBS 的认识，从而制订治疗方案[80]。

英国胃肠病学会 IBS 指南亦推荐催眠疗法，主要适用于常规治疗效果不佳且不伴有严重精神疾病的 IBS 患者[81]。Whitehead[82]对 11 项研究进行回顾性分析发现，87% 的 IBS 患者对催眠疗法有应答，50% 的患者肠道一般症状好转，心理状况和生活质量明显改善。Whorwell 等[83]认为应将催眠治疗作为 IBS 综合治疗方案（即与药物治疗相结合）的一部分，而不是仅将其看作一种"独立的治疗方法"。大量的研究证据显示催眠疗法治疗 IBS 可引起足够的症状缓解，疗效持久，安全，可用于常规治疗无效的 IBS 患者[84-85]。此疗法通过调整对中枢神经系统的刺激，改善肠道症状如腹胀、腹痛，缓解心理压力如焦虑抑郁，并提高生活质量[86]。有研究甚至发现催眠疗法可调节机体对肠道炎症的免疫反应[87]。

（四）生物反馈疗法

生物反馈治疗是 20 世纪 60 年代开展起来的一项心理行为技术，它根据巴普洛夫经典条件反射理论发展而来的一项心理行为疗法。生物反馈技术是采用电子仪器测定及采集人体神经 - 肌肉和自主神经系统的正常或异常活动的信息，并有选择的将这些信息转变为可以被人感觉到的信号，如声音、图像等，再让患者根据这些可感觉到的信号的变化在一定范围内自我调节心理及生理过程的一种治疗方法。早在 1978 年，Whitehead 已充分肯定了生物反馈在胃肠道疾病中的治疗价值。生物反馈包括肌电生物反馈、皮温生物反馈、心率生物反馈和血压生物反馈等，其中肌电和皮温生物反馈治疗最为常见。

近年国内有文献报道，肌电/皮温生物反馈治疗对伴有心理障碍的 IBS 患者有显著疗效[88]，肌电生物反馈治疗可降低 IBS 患者的内脏高敏感性[89]。另有研究显示生物反馈治疗可改善难治性 IBS 患者的胃肠道和非胃肠道症状以及抑郁、焦虑等级[90]。肛门直肠生物反馈可明显改善骨盆底功能障碍便秘患者的便秘程度，提高生活质量，优于其他非特异性生物反馈治疗，可用于 IBS - C 患者的治疗[91]。

参考文献

［1］袁耀宗，林三仁，侯晓华，等．抗胆碱药在消化系统中的临床应用专家研讨会．中华消化杂志，2012，32（8）：563-564.

［2］Forte E，Pizzoferrato M，Lopetuso L，et al. The use of anti-spasmodics in the treatment of irritable bowel syndrome：focus on otilonium bromide. Eur Rev Med Pharmacol Sci，2012，16（1）：25-37.

［3］孙菁，袁耀宗，高峻，等．盐酸屈他维林片治疗肠易激综合征的多中心临床试验．胃肠病学，2010，15（12）：735-737.

［4］Rahman MZ，Ahmed DS，Mahmuduzzaman M，et al. Comparative efficacy and safety of trimebutine versus mebeverine in the treatment of irritable bowel syndrome. Mymensingh Med J，2014，23（1）：105-113.

［5］ Wittmann T, Paradowski L, Ducrotté P, et al. Clinical trial: the efficacy of alverine citrate/simeticone combination on abdominal pain/discomfort in irritable bowel syndrome—a randomized, double-blind, placebo-controlled study. Aliment Pharmacol Ther, 2010, 31（6）: 615-624.

［6］ 闫峻, 王维亭, 赵专友, 等. 薄荷油治疗肠易激综合征的药理与临床研究. 国外医药·植物药分册, 2006, 21（2）: 59-62.

［7］ Merat S, Khalili S, Mostajabi P, et al. The effect of enteric-coated, delayed-release peppermint oil on irritable bowel syndrome. Dig Dis Sci, 2010, 55（5）: 1385- 1390.

［8］ Alam MS, Roy PK, Miah AR, et al. Efficacy of Peppermint oil in diarrhea predominant IBS - a double blind randomized placebo - controlled study. Mymensingh Med J, 2013, 22（1）: 27-30.

［9］ Khanna R, Macdonald JK, Levesque BG. Peppermint Oil for the Treatment of Irritable Bowel Syndrome: A Systematic Review and Meta-analysis. J Clin Gastroenterol, 2014, 48（6）: 505-512.

［10］ Long Y, Liu Y, Tong J, et al. Effectiveness of trimebutine maleate on modulating intestinal hypercontractility in a mouse model of postinfectious irritable bowel syndrome. Eur J Pharmacol, 2010, 636（1-3）: 159-165.

［11］ 袁耀宗, 许斌, 莫剑忠, 等. 马来酸曲美布汀治疗肠易激综合征的疗效和安全性研究. 胃肠病学, 2005, 10（3）: 143-147.

［12］ Martínez-Vázquez MA, Vázquez-Elizondo G, González-González JA, et al. Effect of antispasmodic agents, alone or in combination, in the treatment of Irritable Bowel Syndrome: systematic review and meta-analysis. Rev Gastroenterol Mex, 2012, 77（2）: 82-90.

［13］ Ruepert L, Quartero AO, de Wit NJ, et al. Bulking agents, antispasmodics and antidepressants for the treatment of irritable bowel syndrome. Cochrane Database Syst Rev, 2011, 10（8）: CD003460.

［14］ Harris LA, Chang L. Alosetron: an effective treatment for diarrhea-predominant irritable bowel syndrome. Womens Health（Lond Engl）, 2007, 3（1）: 15-27.

［15］ Camilleri M. Current and future pharmacological treatments for diarrheapredominant irritable bowel syndrome. Expert Opin Pharmacother, 2013, 14（9）: 1151-1160.

［16］ Cremonini F, Nicandro JP, Atkinson V, et al. Randomised clinical trial: alosetron improves quality of life and reduces restriction of daily activities in women with severe diarrhoea-predominant IBS. Aliment Pharmacol Ther, 2012, 36 (5): 437-448.

［17］ Marciani L, Wright J, Foley S, et al. Effects of a 5-HT (3) antagonist, ondansetron, on fasting and postprandial small bowel water content assessed by magnetic resonance imaging. Aliment Pharmacol Ther, 2010, 32 (5): 655-663.

［18］ Garsed K, Chernova J, Hastings M, et al. A randomised trial of ondansetron for the treatment of irritable bowel syndrome with diarrhoea. Gut, 2014, 63 (10): 1617-1625.

［19］ 林希、杨帆、吴斌、等. 雷莫司琼降低幼鼠内脏痛觉敏感性. 中国临床药理学与治疗学, 2012, 17 (10): 1102-1107.

［20］ Lee KJ, Kim NY, Kwon JK, et al. Efficacy of ramosetron in the treatment of male patients with irritable bowel syndrome with diarrhea: a multicenter, randomized clinical trial, compared with mebeverine. Neurogastroenterol Motil, 2011, 23 (12): 1098-1104.

［21］ Matsueda K, Harasawa S, Hongo M, et al. A randomized, double-blind, placebo-controlled clinical trial of the effectiveness of the novel serotonin type 3 receptor antagonist ramosetron in both male and female Japanese patients with diarrhea-predominant irritable bowel syndrome. Scand J Gastroenterol, 2008, 43 (10): 1202-1211.

［22］ Chiba T, Yamamoto K, Sato S, et al. Long-term efficacy and safety of ramosetron in the treatment of diarrhea-predominant irritable bowel syndrome. Clin Exp Gastroenterol, 2013, 6: 123-128.

［23］ 替加色罗多中心研究协作组. 替加色罗治疗便秘型肠易激综合征患者有效性、安全性和耐受性的多中心、开放性临床研究. 中华消化杂志, 2006, 26 (3): 187-190.

［24］ 孙晓滨、史维、农春燕、等. 替加色罗治疗肠易激综合征的系统评价. 胃肠病学和肝病学杂志, 2008, 17 (2): 119-123.

［25］ Ford AC, Brandt LJ, Young C, et al. Efficacy of 5-HT$_3$ antagonists and 5-HT$_4$ agonists in irritable bowel syndrome: systematic review and meta-analysis. Am J Gastroenterol, 2009, 104 (7): 1831-1843.

［26］Mansour NM，Ghaith O，El-Halabi M，et al. A prospective randomized trial of mosapride vs. placebo in constipation-predominant irritable bowel syndrome. Am J Gastroenterol，2012，107（5）：792-793.

［27］沈曼茹，颜美珠，陈炜，等. 莫沙必利治疗便秘型肠易激综合征重叠功能性消化不良临床研究. 临床消化病杂志，2013，25（1）：10-12.

［28］闻勤生，王新，刘晓渭. 西沙必利对便秘型肠易激综合征患者小肠传递时间的影响. 临床内科杂志.2002，19（3）：221-222.

［29］Aboumarzouk OM，Agarwal T，Antakia R，et al. Cisapride for intestinal constipation. Cochrane Database Syst Rev，2011，19（1）：CD007780.

［30］赖宇，乔晓禹，黄嘉明，等. 选择性 5 羟色胺再摄取抑制剂对于肠易激综合征的治疗效果：META 分析. 医学信息，2013，26（10）：615.

［31］Bundeff AW，Woodis CB. Selective Serotonin Reuptake Inhibitors for the Treatment of Irritable Bowel Syndrome. Ann Pharmacother，2014，48（6）：777-784.

［32］中华医学会消化病学会胃肠动力学组，中华医学会外科学分会结直肠肛门外科学组. 中国慢性便秘诊治指南. 中华消化杂志，2013，33（5）：291-297.

［33］聚卡波非钙协作组. 聚卡波非钙治疗便秘型肠易激综合征得随机、双盲、安慰剂对照多中心临床试验. 中华消化杂志，2007，27（10）：685-689.

［34］龚伟，李明松，邓启亮，等. 小麦纤维素治疗便秘型肠易激综合征 30 例的疗效观察. 现代消化及介入诊疗，2009，14（2）：122-124.

［35］Yang J，Wang HP，Zhou L，et al. Effect of dietary fiber on constipation：a meta analysis. World J Gastroenterol，2012，18（48）：7378-7383.

［36］孙梅，陈智颖，郑远明. 乳果糖联合美常安治疗便秘型肠易激综合征得疗效观察. 中国现代药物应用，2013，7（12）：138.

［37］Khoshoo V，Armstead C，Landry L. Effect of a laxative with and without tegaserod in adolescents with constipation predominant irritable bowel syndrome. Aliment Pharmacol Ther，2006，23（1）：191-196.

［38］王文栋，郭惠学. 聚乙二醇 4000 治疗便秘型肠易激综合征的临床研究. 新医学，2004，35（5）：281-282.

［39］童卫东，张胜本，刘宝华，等. 酚酞对大鼠结肠动力及肠神经系统的影响研究. 中华消化杂志，2003，23（12）：723-726.

［40］ Camilleri M, Bharucha AE, Ueno R, et al. Effect of a selective chloride channel activator, lubiprostone, on gastrointestinal transit, gastric sensory, and motor functions in healthy volunteers. Am J Physiol Gastrointest Liver Physiol, 2006, 290 (5): G942-947.

［41］ Raschi E, De Ponti F. Lubiprostone: pharmacokinetic, pharmacodynamic, safety and regulatory aspects in the treatment of constipation-predominant irritable bowel syndrome. Expert Opin Drug Metab Toxicol, 2014, 10 (2): 293-305.

［42］ Rothstein RD, Friedenberg FK. Linaclotide: a novel compound for the treatment of irritable bowel syndrome with constipation. Expert Opin Pharmacother, 2013, 14 (15): 2125-2132.

［43］ McCormack PL. Linaclotide: a review of its use in the treatment of irritable bowel syndrome with constipation. Drugs, 2014, 74 (1): 53-60.

［44］ Chang L, Lacy BE, Spiegel BM. An Evidence-based Approach to Therapy in IBS-D: A Case Study Compendium. Gastroenterol Hepatol (N Y), 2010, 6 (9 Suppl 15): 1-12.

［45］ 齐金刚, 侯长毅, 赵秉坤. 洛哌丁胺治疗腹泻型肠易激综合征. 辽宁医学杂志, 2006, 20 (4): 232-233.

［46］ 张宏博, 王飚落, 郭学刚, 等. 奥替溴铵、比特诺尔和地芬诺酯治疗肠易激综合征的双盲随机对照研究. 胃肠病学和肝病学杂志, 2002, 11 (4): 342-345.

［47］ 唐莉, 段春兰. 益生菌制剂联合蒙脱石散治疗腹泻型肠易激综合征 (IBS-D) 的疗效观察. 中国医药指南, 2011, 9 (26): 256-257.

［48］ Spiller R. Review article: probiotics and prebiotics in irritable bowel syndrome. Aliment Pharmacol Ther, 2008, 28 (4): 385-396.

［49］ 张芳芹, 徐桂芳, 赵东, 等. 微生态制剂对内脏高敏感模型大鼠内脏敏感性影响的研究. 胃肠病学, 2012, 17 (4): 198-201.

［50］ Eutamene H, Lamine F, Chabo C, et al. Synergy between Lactobacillus paracasei and its bacterial products to counteract stress-induced gut permeability and sensitivity increase in rats. J Nutr, 2007, 137 (8): 1901-1907.

［51］ Begtrup LM, de Muckadell OB, Kjeldsen J, et al. Long-term treatment with probiotics in primary care patients with irritable bowel syndrome—a randomised, double-blind, placebo controlled trial. Scand J Gastroenterol, 2013,

48 (10): 1127-1135.

[52] 舒小闯, 周淑萍, 陈春燕, 等. 益生菌治疗肠易激综合征随机对照试验的系统评价. 中国循证医学杂志, 2012, 12 (7): 840-847.

[53] Ford AC, Quigley EM, Lacy BE, et al. Efficacy of Prebiotics, Probiotics, and Synbiotics in Irritable Bowel Syndrome and Chronic Idiopathic Constipation: Systematic Review and Meta-analysis. Am J Gastroenterol, 2014, 109 (10): 1547-1561.

[54] 王巧民, 胡乐义, 姜彬言, 等. 利福昔明治疗腹泻型肠易激综合征肠道菌群变化及疗效观察. 中华消化杂志, 2012, 32 (7): 482-484.

[55] Scarpellini E, Giorgio V, Gabrielli M, et al. Rifaximin treatment for small intestinal bacterial overgrowth in children with irritable bowel syndrome. Eur Rev Med Pharmacol Sci, 2013, 17 (10): 1314-1320.

[56] Moraru IG, Portincasa P, Moraru AG, et al. Small intestinal bacterial overgrowth produces symptoms in irritable bowel syndrome which are improved by rifaximin. A pilot study. Rom J Intern Med, 2013. 51 (3-4): 143-147.

[57] Ojetti V, Lauritano EC, Barbaro F, et al. Rifaximin pharmacology and clinical implications. Expert Opin Drug Metab Toxicol, 2009, 5 (6): 675-682.

[58] Maccaferri S, Vitali B, Klinder A, et al. Rifaximin modulates the colonic microbiota of patients with Crohn's disease: an in vitro approach using a continuous culture colonic model system. J Antimicrob Chemother, 2010, 65 (12): 2556-2565.

[59] Schoenfeld P, Pimentel M, Chang L, et al. Safety and tolerability of rifaximin for the treatment of irritable bowel syndrome without constipation: a pooled analysis of randomised, double-blind, placebo-controlled trials. Aliment Pharmacol Ther, 2014, 39 (10): 1161-1168.

[60] Masand PS, Kaplan DS, Gupta S, et al. Irritable bowel syndrome and dysthymia. Is there a relationship? Psychosomatics, 1997, 38 (1): 63-69.

[61] Pae CU, Masand PS, Ajwani N, et al. Irritable bowel syndrome in psychiatric perspectives: a comprehensive review. Int J Clin Pract, 2007, 61 (10): 1708-1718.

[62] Ruepert L, Quartero AO, de Wit NJ, et al. Bulking agents, antispasmodics and antidepressants for the treatment of irritable bowel syndrome. Cochrane Database Syst Rev, 2011, 10 (8): CD003460.

[63] Chao GQ, Zhang S. A meta-analysis of the therapeutic effects of amitriptyline for treating irritable bowel syndrome. Intern Med, 2013, 52 (4): 419-424.

[64] Abdul-Baki H, El Hajj II, Elzahabi L, et al. A randomized controlled trial of imipramine in patients with irritable bowel syndrome. World J Gastroenterol, 2009, 15 (29): 3636-3642.

[65] Spiller R, Aziz Q, Creed F, et al. Guidelines on the irritable bowel syndrome: mechanisms and practical management. Gut, 2007, 56 (12): 1770-1798.

[66] Grover M, Camilleri M. Effects on gastrointestinal functions and symptoms of serotonergic psychoactive agents used in functional gastrointestinal diseases. J Gastroenterol, 2013, 48 (2): 177-181.

[67] Kaplan A, Franzen MD, Nickell PV, et al. An open-label trial of duloxetine in patients with irritable bowel syndrome and comorbid generalized anxiety disorder. Int J Psychiatry Clin Pract, 2014, 18 (1): 11-15.

[68] Thase ME, Nierenberg AA, Vrijland P, et al. Remission with mirtazapine and selective serotonin reuptake inhibitors: a meta-analysis of individual patient data from 15 controlled trials of acute phase treatment of major depression. Int Clin Psychopharmacol, 2010, 25 (4): 189-198.

[69] Spiegel DR, Kolb R. Treatment of irritable bowel syndrome with comorbid anxiety symptoms with mirtazapine. Clin Neuropharmacol, 2011, 34 (1): 36-38.

[70] Fedewa A, Rao SS. Dietary fructose intolerance, fructan intolerance and FODMAPs. Curr Gastroenterol Rep, 2014, 16 (1): 370.

[71] Takahashi T, Nakade Y, Fukuda H, et al. Daily intake of high dietary fiber slows accelerated colonic transit induced by restrain stress in rats. Dig Dis Sci, 2008, 53 (5): 1271-1277.

[72] Ford AC, Quigley EM, Lacy BE, et al. Effect of Antidepressants and Psychological Therapies, Including Hypnotherapy, in Irritable Bowel Syndrome: Systematic Review and Meta-Analysis. Am J Gastroenterol, 2014, 109 (9): 1350-1365.

[73] 许若兰. 论认知行为疗法的理论研究及应用. 成都理工大学学报（社会科学版）, 2006, 14 (4): 63-66.

[74] Zijdenbos IL, de Wit NJ, van der Heijden GJ, et al. Psychological treat-

ments for the management of irritable bowel syndrome. Cochrane Database Syst Rev, 2009, (1): CD006442.

[75] Tang QL, Lin GY, Zhang MQ. Cognitive-behavioral therapy for the management of irritable bowel syndrome. World J Gastroenterol, 2013, 19 (46): 8605-8610.

[76] Jang AL, Hwang SK, Kim DU. The effects of cognitive behavioral therapy in female nursing students with irritable bowel syndrome: a randomized trial. Eur J Gastroenterol Hepatol, 2014, 26 (8): 918-926.

[77] 赵静波, 季建林. 人际心理治疗. 中国临床心理学杂志, 2000, 8 (1): 58-61.

[78] Lackner JM, Gurtman MB. Patterns of interpersonal problems in irritable bowel syndrome patients: a circumplex analysis. J Psychosom Res, 2005, 58 (6): 523-532.

[79] Hyphantis T, Guthrie E, Tomenson B, et al. Psychodynamic interpersonal therapy and improvement in interpersonal difficulties in people with severe irritable bowel syndrome. Pain, 2009, 145 (1-2): 196-203.

[80] Carruthers HR, Miller V, Morris J, et al. Using art to help understand the imagery of irritable bowel syndrome and its response to hypnotherapy. Int J Clin Exp Hypn, 2009, 57 (2): 162-173.

[81] Spiller R, Aziz Q, Creed F, et al. Clinical Services Committee of The British Society of Gastroenterology. Guidelines on the irritable bowel syndrome: mechanisms and practical management. Gut, 2007, 56 (12): 1770-1798.

[82] Whitehead WE. Hypnosis for irritable bowel syndrome: the empirical evidence of therapeutic effects. Int J Clin Exp Hypn, 2006, 54 (1): 7-20.

[83] Whorwell PJ. Effective management of irritable bowel syndrome—the Manchester Model. Int J Clin Exp Hypn, 2006, 54 (1): 21-26.

[84] Moser G, Trägner S, Gajowniczek EE, et al. Long-term success of GUT-directed group hypnosis for patients with refractory irritable bowel syndrome: a randomized controlled trial. Am J Gastroenterol, 2013, 108 (4): 602-629.

[85] Schaefert R, Klose P, Moser G, et al. Efficacy, tolerability, and safety of hypnosis in adult irritable bowel syndrome: systematic review and meta-analysis. Psychosom Med, 2014, 76 (5): 389-398.

[86] Kearney DJ, Brown-Chang J. Complementary and alternative medicine for IBS

in adults: mind-body interventions. Nat Clin Pract Gastroenterol Hepatol, 2008, 5 (11): 624-636.

[87] Miller V, Whorwell PJ. Treatment of inflammatory bowel disease: a role for hypnotherapy. Int J Clin Exp Hypn, 2008, 56 (3): 306-317.

[88] 施建平, 邱夏地, 顾国妹, 等. 应用生物反馈技术治疗肠易激综合征的临床观察. 中国行为医学科学杂志, 2001, 10 (2): 93-94.

[89] 王梦欣, 宋冬玲, 简佳. 肌电生物反馈对难治性肠易激综合征内脏痛觉敏感的影响. 中华物理医学与康复杂志, 2009, 31 (1): 26-29.

[90] Dobbin A, Dobbin J, Ross SC, et al. Randomised controlled trial of brief intervention with biofeedback and hypnotherapy in patients with refractory irritable bowel syndrome. J R Coll Physicians Edinb, 2013, 43 (1): 15-23.

[91] Hart SL, Lee JW, Berian J, et al. A randomized controlled trial of anorectal biofeedback for constipation. Int J Colorectal Dis, 2012, 27 (4): 459-466.

科学研究篇

第五章　肠易激综合征的动物模型

第一节　疾病动物模型

动物模型的研制对疾病的研究有重要意义，良好的动物模型应最大程度地接近人类疾病，可特异性地模拟某种疾病的功能、代谢、结构变化，同时具备该疾病的主要症状和体征，并可经相关检测得以证实。

IBS 属于功能性胃肠病，缺乏特异的生物化学或形态组织学的异常，其病因和发病机制尚未完全阐明，因而 IBS 动物模型的复制存在一定的难度，已有的 IBS 动物模型或多或少都存在一定的局限性。

现有 IBS 的动物模型的复制思路主要包括两个方面，一是模拟 IBS 的病因，二是根据 IBS 的某一病理生理机制。

一、精神心理应激导致的 IBS 动物模型

由于精神心理因素在 IBS 发病机制中具有重要的作用，采用精神心理应激造模是目前最常用的造模方法，包括束缚应激、新生期母子分离应激、慢性不可预知应激、避水应激、游泳致疲劳应激、慢性激怒应激等。

Williams 等[1]创立了束缚应激诱发排便异常变化的大鼠模型，用以复制与应激有关的消化道症状并模拟人 IBS，将大鼠予乙醚麻醉至昏倒后，用纸带束缚其前肩、前上肢及胸部，限制前上肢搔抓头面部，不控制其活动，束缚时间为 24 h，研究结果显示束缚应激可抑制大鼠小肠运转，促进结肠运动，增加排便粒数，但无结肠的

组织学改变，这种效应与促肾上腺皮质激素释放有着密切的关系，但不受肾上腺和垂体的调节。吕红等[2]研究认为这种束缚应激方法可使大鼠内脏敏感性增加。目前多采用改良的束缚应激方法[3]，束缚大鼠前肩、前上肢和胸部，但不限制其活动，束缚时间为 2 h。也有研究[4]采用限制活动的束缚方法：束缚大鼠四肢，使其仰卧位固定，束缚时间为 2 h，该造模方法对大鼠肠道转运功能的影响与 Willams 研究结果基本一致。有研究[5]显示慢性束缚应激（部分束缚，每天 2 h，连续 4 天）也可提高大鼠的内脏敏感性，但低于急性束缚应激。急性束缚应激和慢性束缚应激对大鼠内脏敏感性的影响是暂时的，急性束缚应激短暂提高大鼠血浆促肾上腺皮质激素及皮质酮水平，而慢性束缚应激可长期提高这些激素水平[6]。

　　Coutinho SV 等[7]早在 2002 年采用母子分离法复制 IBS 模型，新生大鼠出生后第二至十四天每天与母鼠分离 3 h，2 个月龄时检测内脏敏感性，在基础状态和给予急性避水应激后，母子分离组内脏敏感性都显著高于正常组，母子分离组大鼠在避水应激后和新环境中排便粒数显著升高。Kalinichev M 等[8]研究认为母子分离应激可使大鼠出现保持较高水平的皮质酮释放，并且出现明显的焦虑样行为。后又有研究[9]采用了更长时间的母子分离时间造模，从新生大鼠出生后第二至二十一天每天与母鼠分离 3 h，母子分离组较正常组具有更显著的神经化学反应。目前多采用出生后第二至十四天的母子分离造模方法。卞兆祥等[10]研究认为母子分离联合避水应激可使大鼠出现明显的内脏痛觉过敏和结肠运动障碍。O Mahony SM 等[11]认为母子分离模型是一个良好的脑－肠轴功能障碍模型。

　　吕红等[12]采用慢性不可预知应激造模，每天随机给予大鼠 1 种轻度刺激，共有 7 种，分别是：①断水 24 h；②夹尾 1 min；③45℃环境 5 min；④4℃冰水游泳 3 min；⑤24 h 明暗颠倒；⑥断食 24 h；⑦水平震荡（160 次/分钟）45 min。每连续两日内的处理均不相同，每 7 项为一周期，共持续 21 天。造模结束后，1 h 内排便粒数与正常对照组无明显差异，糖水摄取量显著减少，内脏敏感性增高。若慢性不可预知应激联合急性束缚应激造模，造模结束后 1 h 内的排便数较正常对照组明显增多，能更好地模拟 IBS。Winston JH 等[13]采用另外一种慢性不可预知应激复制 IBS，随机安排 60 min 避水应激，45 min 4℃环境束缚应激和 20 min 强迫游泳应激，连续 9 天，可使大鼠内脏敏感性明显增高。

Myers B 等[14]采用避水应激法复制 IBS 内脏高敏感模型。在一个半透明的塑料容器（50 cm×35 cm×33 cm）中心位置固定一个正方形平台（8 cm×8 cm×8 cm），在容器里加入室温下的水，水面低于平台平面 1 cm，将大鼠放置在平台上 1 h，并避免外界干扰。急性避水应激造模 1 天，慢性应激重复 7 天。结果显示：急性避水应激可导致短暂的内脏痛觉过敏，但 24 h 后消失，不依赖于糖皮质激素受体和盐皮质激素受体；慢性避水应激可导致持久的内脏痛觉过敏，可被糖皮质激素受体和盐皮质激素受体拮抗剂阻断。Tran L 等[15]也采用重复性避水应激复制内脏高敏感模型进行相关机制研究。

有研究[16]采用游泳致疲劳应激模型模拟 IBS，将大鼠放入温水中自然游泳，以每只大鼠出现自然沉降的时间为每只大鼠的耐疲劳时间，当全组 50% 大鼠出现自然沉降时，全组动物停止游泳，连续 14 天。造模结束后大鼠大便次数略增多，偏稀，体重稍下降，自由活动减少，被毛略蓬松，食量下降，血浆血管活性肠肽（VIP）、P 物质较对照组明显升高，结肠黏膜组织中 VIP 和神经肽Y（NPY）较对照组明显升高。

孙晔等[17]采用慢性激怒的方法造模，用夹子将大鼠后肢夹住，直立位挂起，让其相互扭打撕咬尖叫，钳夹时间第一天 30 min，以后每天增加 10 min，连续 14 天。结果显示模型组结肠转运功能加快，1 h 内排便粒数增多较正常对照组显著增多。

以上研究说明，精神心理应激造模可以使实验动物出现内脏敏感性增高和肠道功能紊乱，急性应激作用短暂，模型具有可逆性，慢性应激作用相对较长。

二、病原体感染所致的 IBS 动物模型

病原体感染造模可模拟人类感染后 IBS，最常用的病原体有旋毛虫、弯曲杆菌、志贺痢疾杆菌等。

Bercík P 等[18]采用旋毛虫幼虫灌胃的方式建立 PI – IBS 小鼠模型，研究显示感染 4 周后，肠道炎症消失，感染后第 4 – 6 周，肠道收缩频率和传输速度下降，逆蠕动增加，结直肠扩张可诱发痛觉过敏，肠功能障碍可持续至感染后 70 天。Pimentel MD 等[19]采用灌服弯曲杆菌的方法建立 PI – IBS 大鼠模型，研究发现感染后 3 个月，57% 的感染大鼠存在大便性状改变，与对照组相比具有显著性差异。感染弯曲杆菌的大鼠中 27% 的存在细菌过度生长，直肠和左半结肠上皮内淋巴细胞显著增加。郭敏等[20]采用福氏志贺痢疾杆菌灌胃法建立 PI – IBS 大鼠模型，研究显示实验组大鼠于感染后第十六至二十二天出现大便性状改变，肠道感觉阈值较正常对照组明显下降，而大便福氏志贺痢疾杆菌培养阴性，组织学恢复正常。这些研究说明病原体感染所致动物模型可以模拟人类感染后 IBS 出现内脏高敏感性和肠道功能紊乱。

三、化学物质刺激所致的 IBS 动物模型

结肠局部的化学物质炎性及非炎性刺激也可导致内脏敏感性升高，常用的化学物质有醋酸、芥子油、三硝基苯磺酸、脱氧胆酸、丁酸盐、酵母聚糖。

La JH 等[21]采用醋酸灌肠造模模拟人类炎症后 IBS，实验大鼠禁食一夜后，用乙醚轻度麻醉，在距肛门 8 cm 处的结肠灌入 4% 的醋酸 1 ml，保留 30 s，然后用 1 ml 磷酸盐缓冲液冲洗肠道，研究显示灌肠 7 天后结肠炎症消失，对结直肠扩张具有高敏感性，在束缚应激下较对照组排便明显增多。刘雁冰等[22]比较分析了大鼠新生期和成年期醋酸灌肠对其内脏敏感性的影响，前者指大鼠出生后 8 ~ 21 天，每天在距肛门 2 cm 处灌入 0.5% 的醋酸 0.5 ml，成年后评估其内脏敏感性；后者指成年大鼠每天在距肛门 3 ~ 4 cm 处灌

入 0.5% 的醋酸 1 ml，共 14 天。研究结果显示新生期醋酸刺激组大鼠内脏敏感性明显高于新生期生理盐水刺激组和成年醋酸刺激组，肠黏膜未见异常病理改变。Winston J 等[23]研究发现新生期一过性醋酸刺激也可造成持续性内脏高敏感，成年期醋酸刺激则不能导致持久的内脏高敏感性。Al - Chaer ED 等[24]采用芥子油灌肠的方法造模，新生期大鼠出生后 8 ～ 21 天，每天给予 0.2 ml 5% 的芥子油灌肠，大鼠成年后可出现慢性内脏高敏感性，表现为触摸痛和痛觉过敏。Greenwood - Van Meerveld B 等[25]采用三硝基苯磺酸溶液造模造模，实验大鼠禁食一夜后麻醉，在距肛门 8 cm 处灌入三硝基苯磺酸溶液（50mg/kg，0.5ml，25% 乙醇溶液），尾部抬高直至清醒。灌肠后 30 天评价内脏敏感性，其内脏敏感性明显高于对照组。Traub RJ 等[26]采用脱氧胆酸灌肠造模，实验大鼠麻醉后，在距肛门约 6 cm 处灌入 4 mmol/L 的脱氧胆酸溶液 1 ml，每天一次，连续 3 天，结果显示脱氧胆酸可以使结肠出现短暂的炎症，3 周后恢复正常，具有较长时间的内脏高敏感性。这些研究表明结肠化学炎性刺激造模可模拟 IBS 的内脏高敏感特征。

Bourdu S 等[27]采用丁酸盐溶液灌肠造模，在距肛门 7 cm 处灌入 1 ml 丁酸盐溶液，每天两次，连续 3 天，结果显示丁酸盐灌肠可以导致持续的结肠高敏感性，且具有浓度依赖性，没有组织学炎症改变。Jones RC 等[28]采用酵母聚糖灌肠造模，将 0.1 ml 含有 30 mg/mL 酵母聚糖的悬浮液灌入大鼠结肠，结果显示酵母聚糖对结肠机械性感受器具有敏化作用，并未对结肠造成炎症，可导致明显的持续的内脏高敏感性。这些研究说明结肠化学非炎性刺激也可导致内脏敏感性增高。

四、机械性刺激所致的 IBS 动物模型

结直肠扩张作为一种局部机械性刺激，也多用来复制 IBS 内脏高敏感模型。Al - Chaer ED 等[24]采用结直肠扩张法复制 IBS 模型，新生期大鼠出生后第八至二十一天给予球囊扩张刺激，压力为 60 mmHg，每次扩张持续 1 min，间隔 30 min 后重复 1 次。结果显

示新生期给予结直肠扩张刺激可使大鼠成年后出现内脏高敏感性，这种敏感持续至 3 个月龄甚至更长时间。李延青等[29]采用结直肠扩张法比较分析了大鼠新生期弱刺激（30 mmHg 压力）与强刺激（45 mmHg 压力）对大鼠内脏敏感性的影响，结果显示新生期接受不同压力结肠机械刺激的大鼠成年后内脏敏感性较对照组明显升高，不同压力组间无明显差异。姜敏等[30]采用 Al‐Chaer 的造模方法对成年大鼠进行结直肠扩张，与正常对照组相比，内脏敏感性明显升高。这些研究说明结肠局部的机械性刺激可导致大鼠内脏敏感性升高。

五、过敏物刺激所致的 IBS 动物模型

食物过敏和食物不耐受提示过敏反应可能是产生 IBS 症状的原因之一。Gao J 等[31]采用鸡卵清白蛋白腹腔注射的方法复制 IBS 内脏高敏感模型，研究显示与对照组相比，结直肠扩张可显著增加前扣带回神经元的兴奋性。李兆申等[32]也采用腹腔注射卵清清蛋白的方法进行类似研究，将 30 mg 卵清清蛋白加入质量浓度为 10 mg/ml 的氢氧化铝凝胶 1 ml 中，充分混匀后，对实验大鼠进行腹腔注射，对照组腹腔注射生理盐水，分别在给药 3 天和 2 周后用特殊染色法观察结肠肥大细胞的形态学改变，并评估其内脏敏感性改变。甲苯胺蓝染色法显示致敏大鼠肠黏膜及肠系膜肥大细胞数量明显增加，阿尔辛蓝‐藏红染色法显示，对照组及致敏给药后 3 天的肠系膜肥大细胞内主要为未成熟颗粒，而致敏后 2 周肥大细胞内主要为成熟颗粒，内脏敏感性较对照组显著增高。晁冠群等[33]研究显示腹腔注射卵清清蛋白可使大鼠内脏敏感性增高，下丘脑、第三脑室下侧、脊髓腰膨大部促肾上腺皮质释放因子（CRF）表达明显上调。

六、其他模型

除了以上方法以外，还有其他方法，如脑室内注射神经递质致敏[34‐35]、脑‐肠互动指向性条件应激[36]、腹腔注射 5‐HT 前体

致敏[37]、腹腔注射抗生素导致细菌潜生体定植[38]、基因敲除[39]等，但这些方法并没有被广泛应用。

七、IBS - C 和 IBS - D 动物模型

目前对 IBS - C 和 IBS - D 动物模型研究较少，国内有研究采用 0 ~ 4℃ 冰水灌胃，每天一次，连续 2 周的方法复制 IBS - C 模型[40]。IBS - D 动物模型多参照病原体感染或化学物质刺激所致的 PI - IBS 动物模型建立，也有研究[41]将实验大鼠放在金属丝束缚筒里，把束缚筒放在 4℃ 环境里，观察其 1 h 和 3 h 内的排便情况，结果显示采用冷环境 + 束缚应激法可使大鼠排便量显著增加，大便含水量增加。代子艳等[42]在上述方法基础上进行调整造模，将实验大鼠装入束缚器内固定，部分限制其上半身前肢运动，头部可以运动，然后将大鼠正立位置于 8 ~ 10℃ 冷水内，使水面达到胸骨剑突水平，根据大鼠表现调整应激时间，每天应激 1 次，连续 5 天，结果显示从第三天开始，模型组多出现软的团块或泥浆样粪便，个别可见水样便，肠道的初始阈值、疼痛阈值和最大耐受阈值均较对照组明显下降，肠黏膜通透性增加，病理检查未见明显异常。

八、IBS 常用造模方法统计分析

本课题组通过文献检索，从 Pubmed 上检索了 1988—2014 年所有关于 IBS 动物模型研究的文献，对 IBS 造模方法的使用情况进行了统计分析。

最终共检索分析了 180 篇文献，从文献发表的情况来看，从 2005 年开始，关于 IBS 动物模型研究的文献数量逐渐增加，如图 5 - 1所示。

从文献发表数量和影响因子来看，IBS 动物模型相关研究多发表在 Neurogastroenterol Motil、Am J Physiol Gastrointest Liver Physiol、Gastroenterology、World J Gastroenterol 等杂志，影响因子最高可达 13. 926，见表 5 - 1 所示。

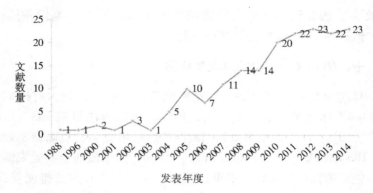

图 5 - 1　IBS 动物模型研究文献发表情况

表 5 - 1　IBS 动物模型相关研究发表情况

期刊名称	影响因子	发表数量
Gastroenterology	13. 926	12
Gut	13. 319	5
J Physiol	4. 544	3
J Pharmacol Exp Ther	3. 855	4
Am J Physiol Gastrointest Liver Physiol	3. 737	13
PLoS One	3. 534	7
Neurogastroenterol Motil	3. 424	18
Neuroscience	3. 327	3
Neuroscience	3. 327	3
Eur J Pain	3. 218	3
Eur J Pain	3. 218	3
Brain Res	2. 828	3
Brain Res	2. 828	3
Eur J Pharmacol	2. 684	6

期刊名称	影响因子	发表数量
Dig Dis Sci	2.55	8
World J Gastroenterol	2.433	10
Evid Based Complement Alternat Med	2.175	4
Neurosci Lett	2.055	3

从造模方法应用情况来看，母子分离应激、乙酸灌肠、结直肠扩张、旋毛虫感染、束缚应激、WKY 大鼠、旋毛虫感染、三硝基苯磺酸灌肠等是国际上最常用的 IBS 造模方法。详细情况见表 5 - 2。

表 5 - 2　IBS 动物造模方法研究发表情况

造模方法	文献数量
母子分离应激	47
乙酸灌肠	23
结直肠扩张	20
束缚应激	14
WKY 大鼠	13
旋毛虫感染	12
三硝基苯磺酸灌肠	11
弯曲杆菌感染	7
避水应激	6
丁酸盐灌肠	6
酵母多糖灌肠	5
乙酸灌肠 + 束缚应激	5
慢性不可预知应激	4
冰水灌胃	4

续表

造模方法	文献数量
芥末油灌肠	3
束缚应激＋结直肠扩张	3
乙酸灌肠＋结直肠扩张	3
巴西钩虫感染	1
电击应激	1
脱氧胆酸灌肠	1
辣椒素灌肠	1
温度应激	1
新生期气味环境应激	1
促肾上腺皮质激素释放因子（CRF）注射	1
旋毛虫感染＋束缚应激	1
柠檬酸菌灌胃＋避水应激	1
腹腔注射鸡卵白蛋白	1

从国内文献报道来看，赵迎盼[43]以"IBS"为主题词，检索中国期刊全文数据库（CNKI）、万方数据库、重庆维普（VIP）数字期刊全文数据库，排除临床研究类文献、综述类文献，共检索到应用 IBS 动物模型的实验研究类文献 247 篇，检索时间范围为 1994年 1 月至 2012 年 2 月。检索后发现建立 IBS 动物模型的方法主要分为单一造模法及复合造模法两类，进一步统计后发现，国内使用最多的造模方法是应激（134 次），主要是精神心理应激，如急、慢性束缚或新生母子分离等；其次分别是新生大鼠结直肠刺激（54 次）、成年后结直肠刺激（38 次）、冰水灌胃致 IBS－C（25次）等；其中采用复合造模方法的文献约占总数的 50%。

从模型特征来看，主要复制了 IBS 内脏高敏感性、肠道动力异常、脑－肠轴功能异常、精神心理异常等病理生理特征。

九、存在的问题

目前的模型建立或者模仿某一病理生理机制，或者造成 IBS 类似症状，或者模仿某一病因，可能并不能全面反应临床 IBS 发病的所有特征和复杂性。大多数研究以雄性动物为研究对象，而临床 IBS 女性发病率较男性为高；大多数动物模型仅具有内脏高敏感的特征，并没有大便性状的明显改变，与 IBS 临床特征差异较大。对 IBS 临床亚型的动物模型研究较少，缺乏理想的动物模型。

第二节　病证结合动物模型

一、IBS 病证结合动物模型的造模思路探讨

病证结合动物模型能够较为充分地体现中医的证候学特征，同时又具有西医疾病的病理特点，在证候生物学基础未阐明的情况下是较为合适的研究模式，最具实用价值，是目前中医动物实验研究较为重视的造模方法之一。

目前已有的病证结合模型造模方法大多是通过复合造模的方法使实验动物既具备"病"的特征，又具有"证"的特点。其中，采用什么样的方式方法来建立模型以及如何判定所建立的模型符合中医证候属性的要求，是造模的关键问题所在，其中，证候属性判定又是重中之重。

（一）IBS 病证结合动物模型的造模方法

常用的病证结合动物模型制作方法有 3 种[44]：

1. 先构建疾病动物模型，在此基础上再施以中医病因造成相应的证候；

2. 在中医病因造成中医相应的证候动物模型基础上构建疾病模型；

3. 对疾病动物模型进行辨证建立的病证结合动物模型。近年

来，也有研究对 IBS – D 病证结合模型进行了探索。

（二）病证结合动物模型中医证候属性的判定

1. 通过模型动物的宏观表现来判定　如模型大鼠出现疲乏无力，活动少，精神萎靡，多蜷缩，呼吸困难，活动后明显，口唇及舌质发黯，严重的呈瘀斑、瘀点等表现，为既有气虚证症状，又有血瘀证表现，符合气虚血瘀证辨证标准[45]。也有研究者先拟定动物气虚血瘀症状、体征客观评估量表再进行模型动物证候属性的判定[46]。此方法是判定实验动物证候属性的常用方法之一，其特点是具有较强的主观性，缺乏客观的理论指标进行量化评定。

2. 通过证候相关的个别理化指标判定　如测定气虚血瘀证相关的心血管功能和血浆肾素活性、血管紧张素 II、血栓素 B_2、纤溶酶原激活物抑制剂及心脏结构的变化来判定模型的证候属性[47]。其特点是虽然已有的研究[48-49]证明确实存在一些相关的物理化学指标，但仍缺乏明确的特异性，且人与动物之间的个体差异难以评估。

3. 通过代表中药方剂进行反证　即"以方测证"，如根据不同治法，选择临床上常用且疗效确切的治疗不同证型的经典小复方，通过比较其对某些特异性检测指标的影响，以确定该模型属于何种证型。这种方法对动物模型证候的判定有一定的参考价值，但由于中药相对证型并不具有惟一性，无效也不能完全说明不对证，因此，缺乏一定的严密性，且多是经典方剂方可选用，又有一定局限性，目前的动物实验中往往在实验基础上继续应用此法以进一步佐证。

二、常见的 IBS 病证结合动物模型

IBS 中医诊疗共识意见认为脾胃虚弱和肝气疏泄障碍存在于 IBS 发病的整个过程，肝郁脾虚是导致 IBS 发生的重要因素[50]。IBS 脾虚证及肝郁脾虚证动物模型是最常用也较为成熟的病证结合动物模型。

（一）IBS 脾虚证动物模型的建立与评价

潘永明等[51]采用湿热应激＋灌服番泻叶的方法建立 IBS 脾虚证兔模型，结果发现湿热应激加灌服番泻叶的造模方法可引起实验兔性情改变，形体消瘦，活动减少，体重减轻，体温略有下降，蜷缩，毛色粗乱，拱背，腹胀，粪便含水量增多，应激反应警觉性降低，暴躁易怒等，处死解剖后，未见肠道肉眼病变，与 IBS 的临床表现相吻合，类似中医脾虚证的表现。并通过具体的实验指标进行研究和验证：①实验兔粪便含水量、腹围指数、小肠墨汁推进率均较正常组明显增高，说明其小肠运动功能亢进，提示神经精神因素确实可以造成机体的病理生理变化，以及出现腹泻等症状；②胸腺和脾脏是具有代表性的免疫器官，其重量在一定程度上反映免疫器官内淋巴细胞的数量，可间接了解体内淋巴细胞的总体水平，实验兔的胸腺和脾脏指数均较正常组减低，一定程度上将脾虚进行了"量化"，并提示免疫低下与 IBS 有一定联系；③内脏高敏感性是指内脏组织对刺激的感受性增强的现象，一般通过引起各种感觉的容量阈值或压力阈值对内脏敏感性进行评估的。IBS 脾虚证模型实验兔的痛觉阈值降低，表明其内脏敏感性明显升高，间接证明了该模型动物具有疼痛表现，与 IBS 临床患者症状相似。谢建群等[52]采用束缚应激和番泻叶灌胃的方式建立 IBS 脾虚证动物模型，给予番泻叶煎剂（6 g/kg）灌胃 4 周，后 2 周同时给予束缚应激，造模结束后模型组稀便级显著增加，血浆和结肠组织中生长抑素均显著升高，内脏敏感性未予评价。王迎寒等[53]也采用类似的方法建立 IBS 脾虚证动物模型，给予大鼠番泻叶煎剂（6 g/kg）灌胃同时束缚后双后肢 2 h，持续 2 周，然后在持续灌胃 2 周，模型组出现腹泻，结肠组织中 NO 和诱生型一氧化氮合酶含量降低，内脏敏感性未予评价。

（二）IBS 肝郁脾虚证动物模型的建立与评价

唐洪梅等[54]采用大黄＋夹尾刺激，番泻叶＋束缚应激两种方法建立 IBS 肝脾不调模型大鼠，结果显示两种方法均可使大鼠体重增长减慢，出现稀便，在一定时间内排便粒数较对照组明显增多，符合脾虚表现，肝郁表现和内脏敏感性特征未予评价。钱锋等[55]采用慢性束缚应激＋夹尾刺激＋番泻叶灌胃的方法建立 IBS 肝郁脾虚证大鼠模型，结果显示模型组大鼠结肠组织中肥大细胞数目及脱颗粒数目增加，血中 5 – HT 含量、P 物质含量升高，降钙素基因相关肽含量降低，说明该模型存在胃肠动力异常，内脏敏感性增高。胡瑞等[56]采用慢性束缚＋高乳糖饲料的方法进行造模，选取5 – HT、水通道蛋白 4 等指标进行评价，结果显示：该模型模拟临床 IBS 以胃肠症状为主要表现、多与情绪相关的特点，具备 IBS – D 病理改变，可用于相关药物的实验研究。本课题组[57–58]采用新生母子分离＋慢性束缚应激＋番泻叶灌胃的方法建立 IBS – D 肝郁脾虚证大鼠模型，并分析比较了正常大鼠、母子分离、慢性束缚、母子分离＋慢性束缚、母子分离＋番泻叶、慢性束缚＋番泻叶以及三种因素联合所致大鼠模型的特点，选取一般情况、内脏敏感性、大便性状、动物行为学（旷场试验、糖水偏好率、悬尾试验）、血清指标（D – 木糖及 5 – HT 含量）、结肠组织生物学指标（肥大细胞及嗜铬细胞数目）等进行较为全面地评价，结果显示新生母子分离＋慢性束缚应激＋番泻叶灌胃可成功复制 IBS – D 肝郁脾虚证大鼠模型，该模型具有内脏敏感性增高、大便频次及含水量增加、抑郁、血清 5 – HT 含量增加、结肠组织肥大细胞及嗜铬细胞增多等特征，更符合临床。

三、存在的问题

目前建立 IBS 病证结合动物模型多采用复合因素造模，多种因素叠加的顺序和时间缺乏统一的标准，并且复合证候尚缺乏公认的造模方法，造模理论与实践还相距甚远。另外，建立病证结合动物模型成功与否需要从疾病和证候两方面特征进行评价，但目前多数病证结合动物模型研究未对模型特征进行全面评价，无法确定模型的可靠性和稳定性。

第三节 动物模型评价方法

模型的建立是否成功需经过相应特征的评价，IBS 现有的模型评价指标大体分为内脏敏感性、肠道动力学、粪便情况及病理组织学四类。其中，内脏敏感性增加和肠道动力学改变是核心的评价指标；粪便情况是一种症状学的评估，也在一定程度上反应肠道动力的改变，是一个辅助的评价指标；病理组织学检查是一种类似于临床上的排他性检查。

一、肠道动力的评估

（一）胃肠转运功能

对胃肠转运功能的评价包括胃排空、小肠转运能和结肠转运功能测定。Williams 等[1]采用放射性铬作为不吸收的放射性标志物，预先在实验大鼠十二指肠近端和结肠近端置入套管，分别从胃管、十二指肠近端、结肠近端注入铬酸钠溶液，35 min 后，处死大鼠，截取相应组织，分成若干段，在 γ 射线下计数放射活性，根据公式算出胃排空和肠转运时间。对小肠转运功能的评价多采用小肠推进试验，袁耀宗等[59]采用活性炭悬液推进法对肠道转运功能进行评估，大鼠禁食 24 h 后，经口灌入 10% 活性炭悬液 2 ml，30 min 后处死大鼠，立即剖取出幽门到直肠末段的全部肠管，在无张力状况下测量肠管全长、小肠长度、结肠长度及活性炭混悬液在肠道内推进的长度，并计算活性炭悬液推进长度占肠道全长的百分比（黑染肠管长度/肠管总长度）。结肠转运功能多采用玻璃小球排出时间来评价，大鼠实验前禁食 24 h，麻醉后取直径为 3 mm 的玻璃小球沿肛门放入距肛门 3 cm 的直肠内，观察其排出时间[12]。

（二）粪便情况

粪便情况包括粪便量和质的变化，粪便颗粒数可以用来表示结肠动力的变化，对粪便质地的计量常用来验证 IBS - D 或 IBS - C 的建立或评价药物的疗效。常用的指标包括 Bristol 评分、稀便级、稀便率、腹泻指数、腹泻率、粪便含水量、腹泻潜伏时间等。以上对于粪便情况的计量虽然都是定量的指标，但由于粪便情况容易受多种因素的影响，且存在主观因素，多为辅助指标。

二、内脏敏感性的评价

（一）腹壁回缩反射

目前较为公认的是 Al - Chaer ED 等[24]在评价内脏高敏感大鼠时提出的结直肠扩张（colorectal distension，CRD）时腹部回缩反射（abdominal withdraw reflection，AWR）评分，已被国内外多次引用，原理在于通过肉眼观察腹部的反应，间接反应内脏运动反射。具体做法是在对大鼠的直肠进行球囊扩张时，观察不同压力时大鼠反应并进行评分，如图 5 - 2 所示。具体评分是：0 分，在进行 CRD 时大鼠无反应；1 分，大鼠头部短暂静止不动；2 分，大鼠腹部收缩，但为抬离桌面；3 分，大鼠腹部收缩抬离桌面；4 分，大鼠身体呈弓形，骨盆抬高。AWR 评分优点在于它是一种半定量的指标，非单纯主观判断，其次是易于观察，各个分数标准简单，易于分辨，另外这种评分无创伤性，因此被广为接受。在此基础上，有研究[60]采用直肠初始感觉、疼痛及最大耐受压力阈值进行评估，也有研究[22]采用容量阈值进行评估，由此发展为一种定量指标。

（二）腹壁肌电活动

腹壁肌电活动监测也是常用的衡量内脏敏感性的方法。其具体做法是，麻醉状态下把电极缝合到腹股沟韧带上方距中线 1.5 cm 的一侧腹外斜肌上，术后 5 天进行记录，在没有直肠球囊扩张时，无肌电活动或由于身体移动有幅度较小的腹壁收缩反应，直肠球囊扩张时，记录 5 min 内腹壁收缩次数，可以发现随着扩张容积或压

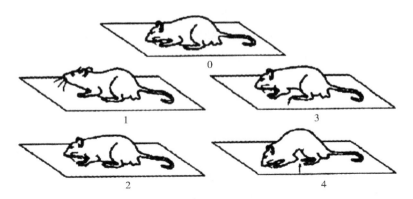

图 5 - 2　AWR 示意图

力的增大，腹壁收缩次数明显增加。这种方法是客观指标，可排除人为的主观意识，且操作相对简单，但为有创性检查，多用于动物实验研究[25 - 26,28,37]。

（三）神经元细胞的电生理

AL - Chaer 等[24]在内脏高敏感大鼠模型建立之后，首次应用这种方法证实其高敏感性，具体的方法是大鼠麻醉后暴露 $L_6 - S_1$ 节段的脊髓，打开硬脊膜，钨制微电级插入分离出的相应脊髓节段的单个神经元细胞。首先记录背景电活动，然后在直肠球囊扩张的情况下再记录电活动，计算出不同状态下单位时间产生的峰（spike）的数量，两者相减为直肠刺激产生的电活动。结果发现，随着扩张压力的增大，峰数量增加，明显多余对照组。该法具有特异性好、敏感的特点，但为创伤性，对操作和设备的要求也很高，在一定程度上限制了该法的广泛应用。

（四）离体肠管神经肌肉的收缩反应

Barbara G 等[61]在研究旋毛虫感染的瑞士 NIH 小鼠的神经及肌肉功能时，采用了离体肠管的检测方法。取近端空肠，分别对神经和肌肉反应进行测量，壁内神经的评估应用了铂制的环状电极，记录电刺激频率及相应的反应情况，发现感染后壁内神经收缩反应明显降低。肌肉收缩反应采用的是肠管在感染前后被不同重量拉伸的长度变化和在某种物质刺激下的反应情况，结果发现感染后组织的反应性增强。

（五）心血管反射

内脏敏感性与自主神经有关，如在心率、血压等心血管反射等方面的变化。姜敏等[62]研究了结直肠扩张对内脏高敏感大鼠血压和心率的影响，结果显示随着直肠扩张压力的增加，心率呈逐渐减慢趋势，脉压降低明显。该方法简便易行，但特异性比较差，只作为辅助性的评价指标。

（六）脑区激活状态

功能性磁共振成像（fMRI）可以反映大脑功能活动区域，提供和补充形态学研究的功能信息，是目前公认的无创性脑功能成像方法。王金贵等[63]采用 fMRI 观察了 IBS 白兔模型不同脑区的激活情况，结果显示模型组激活的脑区有丘脑、扣带前回、脑岛皮质、脑干和小脑，其中在丘脑和扣带前回激活像素和强度明显高于对照组。Johnson AC 等[64]也采用 fMRI 观察了结直肠扩张刺激对内脏高敏感大鼠脑区激活的情况。

三、证候模型的评价

对于证候模型的评价，可从几个方面着手：①从动物宏观体征、行为表现判定，如体重、进食量、饮水量、旷场水平移动和垂直站立表现等；②以证候相关的个别理化指标判定，可参考证候生物学基础研究的成果，如 D－木糖代谢率与脾虚的关系；③以方测证法，可选择临床上常用且疗效确切的治疗特定证候的经典小复方，分析其对模型大鼠的影响以佐证证候属性；④根据造模因素推测认定，根据造模因素，从中医病因角度推测认定证候属性，如情志刺激可以造成肝郁模型。

四、肠道病理组织学检查

IBS 是一种功能性疾病，肠组织无病理组织学的改变，但有的造模方法会损伤结肠组织，出现炎症、水肿等，所以动物模型必须对肠组织进行病理学评估。有研究[29]对病理组织学观察进行了具体规定，观察肠组织固有层有无中性粒细胞浸润，间质有无水肿，病变分为 3 个等级：轻度（+），固有层少量中性粒细胞浸润，轻度或无间质水肿；中度（2+），固有层中等量粒细胞浸润，间质中度水肿；重度（3+），固有层有中量到大量中性粒细胞弥漫性浸润，严重间质水肿。对于组织中是否有炎症存在，有研究[21,26]通过测定其过氧化酶活性来评估组织炎症。

五、存在的问题

模型评价指标多针对内脏敏感性和肠道动力的变化。对内脏敏感性的评估多采用行为学评价方法，存在一定的主观性。肠道动力评估一方面依赖特定时间段内大便粒数的计算，另一方面是小肠炭末推进率和结肠小球排出时间，指标影响因素多，总体而言也较粗糙。对 IBS 亚型模型建立与否的评估多采用粪便含水量、稀便率、Bristol 评分等指标，同样存在以上的缺点。

开发敏感性和特异度高、主观影响较小、相对精细的模型评价指标；借鉴中医"以方测证"的研究思路，筛选相对特异的药物作为评价 IBS 动物模型建立与否的评价方法；精神因素是 IBS 发病中极为关键的因素，可借鉴临床采用功能性脑成像技术反映情感变化的方法，使动物的主观感受和情感体验客观化，有助于 IBS 的深入研究。

参考文献

[1] Williams CL, Villar RG, Peterson JM, et al. Stress-induced changes in intestinal transit in the rat: a model for irritable bowel syndrome. Gastroenterology, 1988, 94（3）：611-621.

[2] 吕红，王伟岸，钱家鸣. 传统束缚应激动物模型内脏感觉的新评价. 胃肠病学和肝病学杂志，2005，14（2）：111-113.

[3] Gué M，Del Rio-Lacheze C，Eutamene H，et al. Stress-induced visceral hypersensitivity to rectal distension in rats：role of CRF and mast cells. Neurogastroenterol Motil，1997，9（4）：271-279.

[4] Muraoka M，Mine K，Kubo C. A study of intestinal dysfunction induced by restraint stress in rats. Scand J Gastroenterol，1998，33（8）：806-810.

[5] Bradesi S，Eutamene H，Garcia-Villar R，et al. Acute and chronic stress differently affect visceral sensitivity to rectal distension in female rats. Neurogastroenterol Motil，2002，14（1）：75-82.

[6] 孙燕，柳锋霖，宋耿青，等. 急性和慢性束缚应激对大鼠内脏敏感性和神经内分泌的影响. 中华消化杂志，2006，26（1）：38-41.

[7] Coutinho SV，Plotsky PM，Sablad M，et al. Neonatal maternal separation alters stress-induced responses to viscerosomatic nociceptive stimuli in rat. Am J Physiol Gastrointest Liver Physiol，2002，282（2）：G307-316.

[8] Kalinichev M，Easterling KW，Plotsky PM，et al. Long-lasting changes in stress-induced corticosterone response and anxiety-like behaviors as a consequence of neonatal maternal separation in Long-Evans rats. Pharmacol Biochem Behav，2002，73（1）：131-140.

[9] Ren TH，Wu J，Yew D，et al. Effects of neonatal maternal separation on neurochemical and sensory response to colonic distension in a rat model of irritable bowel syndrome. Am J Physiol Gastrointest Liver Physiol，2007，292（3）：G849-856.

[10] Bian ZX，Qin HY，Tian SL，et al. Combined effect of early life stress and acute stress on colonic sensory and motor responses through serotonin pathways：differences between proximal and distal colon in rats. Stress，2011，14（4）：448-58.

[11] OMahony SM，Hyland NP，Dinan TG，et al. Maternal separation as a model of brain-gut axis dysfunction. Psychopharmacology（Berl）. 2011，214（1）：71-88.

[12] 吕红，钱家鸣，金光亮，等. 肠易激综合征慢急性联合应激动物模型的建立及其感觉、动力和心理行为的评价. 中华内科杂志，2009，48（12）：1035-1039.

［13］Winston JH，Xu GY，Sarna SK. Adrenergic stimulation mediates visceral hypersensitivity to colorectal distension following heterotypic chronic stress. Gastroenterology，2010，138（1）：294-304. e3.

［14］Myers B，Greenwood-Van Meerveld B. Differential involvement of amygdala corticosteroid receptors in visceral hyperalgesia following acute or repeated stress. Am J Physiol Gastrointest Liver Physiol，2012，302（2）：G260-266.

［15］Tran L，Chaloner A，Sawalha AH，et al. Importance of epigenetic mechanisms in visceral pain induced by chronic water avoidance stress. Psychoneuroendocrinology，2013，38（6）：898-906.

［16］严茂祥，占宏伟，陈芝芸，等．游泳致疲劳对大鼠血和结肠组织中胃肠激素的影响．浙江中医学院学报，2000，24（4）：44-45.

［17］孙晔，孙晓宁．肠易激综合征大鼠模型肠神经元可塑性改变的观察．海南医学院学报，2011，17（1）：27-30.

［18］Bercík P，Wang L，Verdú EF，et al. Visceral hyperalgesia and intestinal dysmotility in a mouse model of postinfective gut dysfunction. Gastroenterology，2004，127（1）：179-187.

［19］Pimentel M，Chatterjee S，Chang C，et al. A new rat model links two contemporary theories in irritable bowel syndrome. Dig Dis Sci，2008，53（4）：982-989.

［20］郭敏，李延青，于秀娟，等．大鼠急性肠道感染后肠功能紊乱动物模型的建立．山东大学学报（医学版），2006，44（6）：586-589.

［21］La JH，Kim TW，Sung TS，et al. Visceral hypersensitivity and altered colonic motility after subsidence of inflammation in a rat model of colitis. World J Gastroenterol，2003，9（12）：2791-2795.

［22］刘雁冰，袁耀宗，陶然君，等．大鼠肠道高敏性模型的建立及其内脏敏感性评估．中华消化杂志，2003，23（1）：34-37.

［23］Winston J，Shenoy M，Medley D，et al. The vanilloid receptor initiates and maintains colonic hypersensitivity induced by neonatal colon irritation in rats. Gastroenterology，2007，132（2）：615-627.

［24］Al-Chaer ED，Kawasaki M，Pasricha PJ. A new model of chronic visceral hypersensitivity in adult rats induced by colon irritation during postnatal development. Gastroenterology，2000，119（5）：1276-1285.

［25］Greenwood-Van Meerveld B，Johnson AC，Foreman RD，et al. Spinal cord stimulation attenuates visceromotor reflexes in a rat model of post-inflammatory colonic hypersensitivity. Auton Neurosci, 2005, 122 (1-2): 69-76.

[26] Traub RJ, Tang B, Ji Y, et al. A rat model of chronic postinflammatory visceral pain induced by deoxycholic acid. Gastroenterology, 2008, 135 (6): 2075-2083.

[27] Bourdu S, Dapoigny M, Chapuy E, et al. Rectal instillation of butyrate provides a novel clinically relevant model of noninflammatory colonic hypersensitivity in rats. Gastroenterology, 2005, 128 (7): 1996-2008.

[28] Jones RC 3rd, Otsuka E, Wagstrom E, et al. Short-term sensitization of colon mechanoreceptors is associated with long-term hypersensitivity to colon distention in the mouse. Gastroenterology, 2007, 133 (1): 184-194.

[29] 李延青, 郭玉婷, 左秀丽, 等. 肠易激综合征内脏感觉过敏动物模型的建立. 胃肠病学和肝病学杂志, 2003, 12 (4): 332-335.

[30] 姜敏, 徐秀英, 傅宝玉, 等. 机械和化学刺激对大鼠内脏神经敏感性的影响. 中国医科大学学报, 2003, 32 (5): 405-407.

[31] Gao J, Wu X, Owyang C, et al. Enhanced responses of the anterior cingulate cortex neurones to colonic distension in viscerally hypersensitive rats. J Physiol, 2006, 570 (Pt 1): 169-183.

[32] 李兆申, 詹丽杏, 邹多武, 等. 腹腔注射卵清白蛋白致大鼠内脏高敏感的研究. 第二军医大学学报, 2003, 24 (2): 127-130.

[33] 晁冠群, 吕宾, 孟立娜, 等. 痛泻要方对内脏高敏感大鼠脑、脊髓 CRF 表达的影响. 中国中药杂志, 2010, 35 (15): 2012-2016.

[34] Taché Y, Garrick T, Raybould H. Central nervous system action of peptides to influence gastrointestinal motor function. Gastroenterology. 1990, 98 (2): 517-528.

[35] Mönnikes H, Schmidt BG, Tebbe J, et al. Microinfusion of corticotropin releasing factor into the locus coeruleus/subcoeruleus nuclei stimulates colonic motor function in rats. Brain Res, 1994, 644 (1): 101-108.

[36] 王伟岸, 钱家鸣, 潘国宗, 等. 脑-肠互动指向性条件应激肠易激综合征动物模型的建立. 中华消化杂志, 2004, 24 (10): 590-593.

[37] Coelho AM, Jacob L, Fioramonti J, et al. Rectal antinociceptive properties of alverine citrate are linked to antagonism at the 5-HT$_{1A}$ receptor subtype. J Pharm Pharmacol, 2001, 53 (10): 1419-1426.

［38］刘俊康，陈杰，吴小兰，等．细菌潜生体相关的 IBS 动物模型建立实验研究．胃肠病学和肝病学杂志，2007，16（3）：243-246.

［39］Chen JJ, Li Z, Pan H, et al. Maintenance of serotonin in the intestinal mucosa and ganglia of mice that lack the high-affinity serotonin transporter: Abnormal intestinal motility and the expression of cation transporters. J Neurosci, 2001, 21（16）：6348-6361.

［40］Wang WF, Yang YS, Peng LH, et al. Alternation of substance P-containing neural pathways in a rat model of irritable bowel syndrome with rectal distension. Chin J Dig Dis, 2006, 7（4）：211-218.

［41］Barone FC, Deegan JF, Price WJ, et al. Cold-restraint stress increases rat fecal pellet output and colonic transit. Am J Physiol, 1990, 258（3 Pt 1）：G329-337.

［42］代子艳，王巧民，徐雪梅，等．冷-束缚应激诱导肠功能紊乱大鼠肠黏膜屏障变化的实验研究．胃肠病学和肝病学杂志，2010，19（1）：61-64.

［43］赵迎盼．肠安Ⅰ号方干预实验性 IBS 内脏高敏感大鼠的脑-肠轴作用机制研究暨 IBS-D 肝郁脾虚型病证症结合大鼠模型的建立．北京：北京中医药大学，2012：20-23.

［44］吕爱平．病证结合动物模型研究：从理论创新到技术挑战．中国中西医结合杂志，2013，33（1）：6-7.

［45］赵慧辉，王伟．病证结合证候模型研究思路．中华中医药杂志，2006，21（12）：762-764.

［46］张艳，方素清，姜凯，等．慢性心衰气虚血瘀证大鼠模型的研究初探．中国中医药信息杂志，2006，13（8）：14-15.

［47］李净，王键．益气活血法改善气虚血瘀证局灶性脑缺血再灌注模型鼠生物学特征的有效性评价．中国中医基础医学杂志，2003，9（4）：22-25.

［48］赵慧辉，王伟．不稳定性心绞痛血瘀证的血浆蛋白组学研究．化学学报，2009，67（2）：167-173.

［49］赵慧辉，王伟．冠心病血浆主要标志物研究现状．中国动脉硬化杂志，2008，16（4）：335-336.

［50］中华中医药学会脾胃病分会．肠易激综合征中医诊疗共识意见．中华中医药杂志，2010，25（7）：1062-1065.

[51] 潘永明，张利棕，陈民利，等.WHBE 兔脾虚型肠易激综合征模型的建立与评价的初步研究.实验动物与比较医学，2008，10（5）：313-317.

[52] 谢建群，潘相学.健脾温中法对脾胃虚寒型肠易激综合征模型大鼠生长抑素的影响.中医杂志，2004，45（9）：697-699.

[53] 王迎寒，陈光晖，刘玉玲，等.健脾化湿颗粒对 IBS 模型大鼠结肠 NO 和 NOS 的影响.承德医学院学报，2010，27（2）：129-131.

[54] 唐洪梅，廖小红，房财富，等.肝郁脾虚型大鼠肠易激综合征模型的建立及评价.中国实验方剂学杂志，2012，18（6）：138-140.

[55] 钱锋，卜平.痛泻要方干预大鼠肠易激综合征肝郁脾虚证的作用及机制.苏州大学学报（医学版），2010，30（6）：1179-1181.

[56] 胡瑞，唐方.肝脾不调所致腹泻型肠易激综合征的动物模型研究.中医杂志，2010，6（6）：547-550.

[57] 赵迎盼，唐旭东，卞兆祥，等.IBS-D 肝郁脾虚型病证症结合大鼠模型的建立与评价的初步研究.中国中西医结合杂志，2013，33（11）：1507-1514.

[58] 张北华.IBS-D 肝郁脾虚型病证结合大鼠模型的建立与评价.北京：中国中医科学院，2013：107-124.

[59] 袁耀宗，刘雁冰，陶然君，等.肥大细胞在应激所致大鼠直肠高敏感性中的作用.中华消化杂志，2003，23（12）：727-730.

[60] 郭玉婷，李延青，庄明蕊，等.替加色罗治疗内脏高敏感大鼠前后感觉阈值的变化.胃肠病学和肝病学杂志，2004，13（4）：377-380.

[61] Barbara G, Vallance BA, Collins SM. Persistent intestinal neuromuscular dysfunction after acute nematode infection in mice. Gastroenterology, 1997, 113（4）：1224-1232.

[62] 姜敏，张义侠，傅宝玉，等.大鼠结肠对理化刺激的内脏神经的敏感性.世界华人消化杂志，2002，10（11）：1278-1281.

[63] 王金贵，王艳国，骆雄飞，等.摩腹法对肠易激综合征白兔模型不同脑区激活特征的影响.天津中医药，2008，25（5）：377-379.

[64] Johnson AC, Myers B, Lazovic J, et al. Brain activation in response to visceral stimulation in rats with amygdala implants of corticosterone: an FMRI study. PLoS One, 2010, 5（1）：e8573.

第六章 肠易激综合征的临床科研

第一节 临床疗效评价指标体系探讨

IBS 是最常见的功能性胃肠病（Functional gastrointestinal disorders，FGID$_S$）之一，通常认为中医药对其治疗具有一定的特色和优势，但其疗效一直难以得到国内外业界的认可，原因之一就是相关的中医药临床研究中，缺乏规范的或通用的临床疗效评价标准，使得不同的研究结果之间缺乏可比性[1]。因此，构建规范的中医药治疗 IBS 的临床疗效评价体系是提高临床研究质量，提高中医药认可度的重要举措之一。

临床疗效是干预措施作用于机体的客观反映，因此，可以通过一定的疗效评价方式加以测量。但是不同的疗效评价方式之间存在着差异，其测量目的不尽相同，所得出的结论存在一定的差异甚至截然相反[2-3]，因此，需要对各种临床疗效评价方式加以规范，建立临床疗效评价体系，使得临床研究在评价方式的选择方面有章可循，增强结论之间的通用性和可比性。

一、临床疗效评价的理论基础

（一）中医药临床疗效的特点

1. 临床疗效具有客观性 医学是一种以人体为研究对象的防病治病的科学，从不同角度提示人体发病及治疗的规律。现代医学以解剖、生理、病理、病理生理、流行病学、微生物学等为基础，中医学以传统中医基础理论为指导，研究疾病的病因、病机及相应的辨证治疗手段。无论现代医学还是中医学，临床疗效作为医学干预手段结果的一种体现，其背后均有一定的作用机制作为支撑，无论我们现在对这种机制是否明了，它都是一种规律性的存在，具有客观性，不以人的意志为转移。

2. 临床疗效具有可测量性　临床疗效作为一种客观存在，是研究机体对医学干预作用的反应，但其不能自发地显现。现代临床疗效评价是建立在群体医学基础上的一种对疾病的评价，反映纷繁复杂的现象背后的规律性，在条件相同的情况下，可以重复发生，因此，是可以评价和测量的。个体疗效为我们提供了探寻临床疗效的启示，但并不能作为临床疗效的有效代表。

3. 临床疗效的测量需借助于一定的评价指标　临床疗效的反映是多方面的，临床干预可以作用于人体的不同机制和环节，既可以表现为物理化学指标的改变，也可以表现为症状的改善；既可以表现为病理形态的改善，亦可表现为生活质量及心理状态的改善。对于临床疗效的评估，我们需要借助于一定的评价指标和测量工具，从各个角度对临床疗效做出相应的反应。

（二）临床疗效评价指标的特点

1. 临床疗效评价指标的通用性　临床疗效评价指标是为了评价特定疾病或健康状态，通过一定的方法制作的评估工具。目前临床疗效的评价工具较多，这些评价工具的使用拓宽了人们的视野，丰富了人们对临床疗效的认识。根据临床研究的目的，临床疗效评价指标在不同的研究之间有一定的通用性。如对健康相关生活质量的评价，简明健康和生存质量量表（Short from health survey，SF－36）广泛使用于各种不同疾病，使不同疾病的生活质量之间有了相互比较的工具。对于某一特定的临床疾病而言，评价指标可能存在物理化学检查指标、症状指标及生活质量等各种类型的评价指标，这些指标应当普遍适用于这一特定疾病的疗效评价，无论采取的是何种的干预措施。

2. 临床疗效评价指标的特异性　临床疗效各评价指标在特定

健康状态或某一疾病中具有通用性的同时，评价指标之间也存在着相对的特异性。人体是一个复杂的系统，疾病的发生往往是多个环节、多种发病机制相互作用的结果，同时，干预措施的作用靶点及表现方式也是各种多样的。不同的临床疗效评价指标从不同方面揭示了干预的效力，物理化学指标侧重于患者临床检验指标的改善，症状指标侧重于其临床表现的好转，生活质量则是一个综合指标，评价人们日常生活相关的主要方面的质量。采用不同的评价方法作为临床疗效评价指标时，结论有可能不同甚至截然相反。

3. 临床疗效评价指标的结构性 对不同的疾病而言，不同评价指标在临床疗效评价指标体系中的重要性是不同的。其重要程度主要由临床疾病的性质所决定。如对于高血压病、糖尿病，物理化学指标的改善较单纯症状改善更有意义；对于某些功能性疾病来说，症状的好转较物理化学检查的改善更为重要；对于某些特定的疾病如失去手术机会的肿瘤而言，患者的生活质量更值得重视。因此，对一个疾病评价应当使用的是一个有机的评价体系，在这个体系中，物理化学检查指标、症状指标、生活质量指标等共同存在并体现出一定的结构性和层次性。

4. 临床疗效评价指标的分类 临床疗效评价指标多种多样，不同属性的指标在临床疗效评价中的意义、认可度、可操作性均有一定的差别。同一指标可隶属于不同的类别，临床指标的选择应当根据疾病的临床评价指标的发展情况具体选择。

（1）终点指标与替代指标：终点指标是指患者最为关心的，最想避免的，对患者影响最大、最直接的，有重大意义的临床事件，如死亡、心脑血管事件的发生、伤残、生活质量的改善等。替代指标是指与终点指标相关的，能够反应终点指标变化的指标，常见的为各种实验室检查指标和体格检查发现，如血糖、血压的变化等。

终点指标是疾病真正的临床结局，采用终点指标能够反映医学干预真正的效果，目前越来越得到重视，但其出现的时间较晚，观察周期较长，所需的样本量较大，某些软指标的测量困难较大，且易受其他因素的影响，使其应用受到了一定限制。替代指标不是真正的结局指标，而是与临床结局相关的，在一定程度和范围内能够反应终点指标变化的客观指标，其变化较为敏感，观察时间较短，且相对易于操作，目前在临床试验中应用得较为广泛[2]。

（2）硬指标与软指标：硬指标是指以客观数据为基础的测量指标，通常借助于一定的器械进行，其结果不以人的意志为转移，多为定量指标，如各种物理化学检查指标等，其结果之间易于相互比较。软指标是与硬指标相对的，由半定性的或非定性测量工具测量的一些软性指标，其操作有一定的弹性，受人的主观意志的影响较为明显，多表现为定性结果，如各种各样的生活质量，心理状态的测量等。在目前的临床研究中，软指标的选择和应用越来越广泛，尤其是某些被视为终点指标的软指标如生活质量评价等，有良好信度、效度和反应度的量表等软指标测量工具得到了普遍应用。

（3）以医护人员为中心的指标与以患者为中心的指标：在以往的临床研究中，临床疗效评价指标的选择多以医护人员为中心，侧重于从医护人员的角度看等病情的变化，将相关的物理化学检查改善视为疾病的好转。随着医学模式由单一的生物医学模式向"生物-心理-社会"医学模式的改变，人们开始意识到医学不仅仅是治"人的病"，也应该是治疗"病的人"，临床治疗应当以患者为中心，而不是以医护人员为中心，患者在临床疗效评价中的作用得到了重视。临床治疗的目的应当从"病""人"两个角度出发，既重视疾病相关的客观指标的改善，也重视患者的主观感受。近年来出现的多种多样的基于患者报告临床结局量表（Patient reported outcomes，PRO）就是这方面的代表。

（4）病的指标、证候指标与症状指标：病的指标是指与现代医学某一疾病相关的临床疗效评价指标，如对高血压病患者血压的测量等；证候指标是中医药研究特有的，以证候改善为基础的测量指标；症状指标是以临床症状为基础建立的测量指标。目前疾病的指标是应用的主体，其优点是研究结果容易得到公认；证候指标使用范围较为局限，仅限于中医药临床研究中使用，鉴于证候指标的应用目前尚有许多理论问题没有解决，且缺乏可信的测量工具，其结果尚难得到广泛的认可；症状指标是衡量疾病状态的重要指针之一，常贯穿于各种测量指标之中，在不同的疾病中，其重要性相差较大。

（5）单一指标与复合指标：单一指标是指测量疾病某个单方面功能状态的指标，如测量生活质量的简明健康和生存质量量表，测量血糖高低的血糖值，测量证候改善的指标等，单一指标从各自的角度反映病情的变化，容易反应医疗干预的优势所在，便于不同干预措施之间的比较；复合指标是指将各个单一指标拆解，组合成一套新的指标评价体系，如将"临床症状、体征消失，物理化学检查恢复正常"定义为临床痊愈；"临床主要症状、体征基本消失，积分减少 2/3 以上，物理化学检查明显改善"定义为显效；"主要症状、体征减轻，积分减少 1/3 以上，物理化学检查有所改善"定义为有效；"达不到上述有效标准或恶化者"定义为无效。

二、国内外 IBS 临床疗效评价指标使用概况

（一）国内 IBS 临床疗效评价指标使用概述

卞立群[4]以"肠易激综合征""肠道易激综合征""肠道激惹综合征""irritable bowel syndrome""IBS"等为关键词，检索中国期刊全文数据库（CNKI）、万方数据资源、重庆维普（VIP）数字期刊全文数据库，并经过手工检索和筛查，排除实验相关文献，共检索得中医药治疗肠易激综合征的临床研究类文献 1985 篇，其中中医药治疗文献 1218 篇，西医治疗文献 767 篇，时间跨度为 1994 年 1 月至 2010 年 12 月。在对部分文献进行概览分析的基础上，建立结构化的临床疗效评价指标摘要清单，并据此清单对每篇文献的临床疗效评价方式进行摘录。

我国关于 IBS 的临床研究疗效评价方式简单分为如下：①复合评价：将几个相关指标按照一定的关系，重新组合成新的指标体系，如将"临床主症、体征全部消失，肠道功能正常，随诊复查

无异常"定义为显效；将"临床主症、体征好转，大便次数减少，粪便性状接近正常或便秘减轻"定义为有效；将"临床主症、体征无改善定义为无效"[5]。②单证评价：将 IBS 临床常见的症状分别进行分级，并对各单个症状分别进行有效率或症状积分统计。③综合评价：在同一研究中，同时采用上述两种疗效评价方式，既进行复合疗效评价，同时，也对临床单证进行评价。④其他疗效评价：如量表、物理化学检查指标等。

1. 我国 IBS 临床疗效评价指标使用统计　IBS 的中医药临床疗效评价指标方面，在 1218 篇文献中，采用了复合评价的有 990 篇，占总数的 81.3%；采用单证评价的有 17 篇，占 1.4%；采用综合评价的有 179 篇，占 14.7%；采用了其他疗效评价指标有 91 篇，占 7.5%。

IBS 西医临床疗效评价指标方面，在 767 篇文献中，采用复合评价的有 487 篇，占总数的 63.5%；采用单证评价的有 66 篇，占 8.6%；采用综合评价的有 181 篇，占 23.6%；采用其他疗效评价指标的有 145 篇，占 18.9%。

从上述数据中可以看出，目前采用复合疗效评价指标是我国 IBS 临床研究的主流。与西医相比，中医药对单证评价明显较少，其他疗效评价指标的采用比例也偏低。

2. 中西医临床研究文献其他指标的使用情况统计　其他疗效评价指标主要包括：①症状评价量表，如 IBS 症状严重程度量表（Irritable bowel syndrome symptom severity score，IBS - SSS）[6]，胃肠道症状等级量表（Gastrointestinal symptom rating scale，GSRS）[7]等；②反映生活质量的指标，如 IBS 生活质量量表（Irritable bowel syndrome - quality of life questionnaire，IBS - QOL）[8]、简明健康和生存质量表（Short from health survey，SF - 36）[9]等；③心理测量指标，如汉密尔顿焦虑量表（Hamilton anxiety scale，HAMA）[10]、汉密尔顿抑郁量表（Hamilton depression scale，HAMD）[10]、症状自评量表（Symptom checklist 90 - R，SCL - 90 - R）[11]、焦虑自评量表（Self - rating anxiety scale，SAS）[12]、抑郁自评量表（Self - rating depression scale, SDS)[12]等；④其他理化测量指标包括内脏敏感性、胃肠动力、免疫功能、胃肠激素、肠道菌群的相关测定等。

总体来看，在疗效评价方面，IBS - SSS 量表在中医药临床文献使用情况要略多于西医，但 GSRS 这一疗效评价指标在中医研究中未见应用；在生活质量方面，IBS - QOL 与 SF - 36 均有应用，但 IBS - QOL 在西医中的应用则更多一些；在心理测量指标方面，西医明显多于中医，可能与其认知疗法、心理学干预等临床研究有关。涉及到具体的心理指标，西医更偏好于 HAMA 与 HAMD 的应用，相关文献西医 48 篇，中医 7 篇。

另外，以"肠易激综合征""Irritable bowel syndrome"、"IBS"为关键词检索"中国临床试验注册中心"数据库，共检索到 4 个研究，分别为"肠易激综合征患者结肠黏膜差异蛋白质及 iRNA 的筛选与鉴定""评价肠安 I 号方治疗腹泻型肠易激综合征有效性与安全性的多中心、随机、双盲、安慰剂对照的优效性临床研究""温和灸治疗腹泻型肠易激综合征临床观察""隔附子饼灸治疗腹泻型肠易激综合征临床研究"，其中第一个为病理机制研究，评价指标为相关实验室检查指标；第二个研究使用的疗效指标分别为IBS - SSS、IBS - QOL、HAD、明显缓解率、中医证候；第三个研究使用的指标有肠易激综合征专用生活质量量表（具体不明，可能为 IBS - QOL）、症状及体征改善情况、SCL - 90、SAS 及 SDS；第四个研究采用的指标有 SAS、SAD、症状、fMRI 检测，穴位局部的微循环血流量及穴区温度。

（二）国外 IBS 临床疗效评价指标使用情况

以"Irritable bowel syndrome""IBS"为关键词，检索美国临床试验注册中心（www. clinicaltrial. gov），初步检索到注册研究 241 个，通过逐条查阅，排除观察性研究、实验类研究、疾病群体类研究，确定涉及 IBS 的临床研究共 134 个。对其结构性摘要中所描述的临床疗效使用指标进行归类、分析，考察国外 IBS 临床研究中临床疗效评价指标的使用情况。

国外关于 IBS 的临床疗效评价指标也可归纳为如下几类：（1）症状评价类指标，如症状测评、IBS - SSS、GSRS、明显减轻（Adequate relief，AR）、显著改善（Satisfactory relief，SR）、临床总体印象量表（Clinical global impression，CGI）等；（2）生活质量测评类指标，如 IBS - QOL、SF - 36 等；（3）心理测评类指标，如 HAMA、HAMD、医院焦虑与抑郁量表（Hospital anxiety and depression scale，HAD）等；（4）物理化学检查类指标，如内脏高敏感性、胃肠动力、肠道菌群等。

症状疗效评价也是国外关于 IBS 临床研究的重要参考指标，采纳率为 42.5%（57/134），另外，IBS - SSS、AR 在有固定形式的疗效评价指标中，较为常用；在生活质量的评定方面，IBS - QOL、SF - 36 均有应用，但 IBS - QOL 使用率更高；在心理学量表方面，似乎更为偏好形式简单，信度、效度良好的 HAD。另外，国外对"总体疗效评价"的使用有一定的倾向性，除去明确的总体疗效评价指标如 CGI 外，还有 19 个研究提及此点，但具体的评价方法注册者未予以交代。

（三）国内外临床疗效评价指标比较

通过文献比较，发现国内外关于 IBS 的临床疗效评价指标存在着明显的差异：（1）症状指标：症状指标是国内外共同认可的 IBS 疗效评价指标，但国内的临床研究中绝大部分采用了一种复合指标，将各种指标通过一定的规则组合在一起成为一个指标，这种组合看似精确，实际执行时却容易流于粗糙。而国外对症状疗效多采用对各个单证单独评价的方法，临床结果一目了然；（2）国外对 IBS 侧重于使用具有良好信度、效度的量表进行测评，如 IBS - SSS、IBS - QOL 等，而国内对此类指标的使用则较少，只有最近的几篇研究涉及了此类指标；（3）对于侧重于从总体进行评价的指标，如 AR、SR、CGI 等，国内尚未见到已发表的文献；（4）心理学量表方面，国外侧重于形式简单的 HAD，对 SAS、SDS 等量表则很少使用，而国内研究采用的量表相对复杂。

三、国际常用 IBS 临床疗效评价指标简介

IBS 是一种与心理因素密切相关的功能性疾病，各种物理化学指标均无明显异常，至今尚未发现特异性的物理化学检查指标，诊断仍以症状诊断为主。与此相应，其临床评价方法侧重于以症状为基础的评价方法，一些硬指标、替代指标如血浆胃动素、胃泌素、β-内啡肽、小肠传递时间、直肠动力及内脏感觉的相关指标均未在临床研究中得到广泛认可。目前该病的疗效评价指标可以分为：①反应疾病疗效的评价指标；②反应生活质量的评价指标；③反应心理状态的评价指标。

（一）反映疾病疗效的评价指标

目前国际上常用的反应疾病疗效的评价指标有 IBS-SSS、AR、SR、症状日记等。

罗马Ⅲ标准认为，IBS-SSS 量表是已经得到验证的惟一的 IBS 症状量表，其有效性、可靠性及对治疗的敏感性已得到了验证[13]。该表除一般资料及填写说明外，分为两个部分：第一部分为严重程度测评，从腹痛的程度、腹痛的频率、腹胀的程度、排便满意度及对生活的影响 5 个方面计算总分，总分为 500 分，低于 75 分可被视为处于缓解期，轻度、中度及重度的界值分别为 75—175 分、175—300 分、300 分以上；第二部分为 IBS 的其他资料，用户可以对大便次数、大便性状、腹痛的部位、腹痛的性质等作详细填写[14]。

AR 的问题是"在过去的一周内，你的 IBS 疼痛和不适症状有明显的减轻吗？"受试者回答为"是"或"否"。SR 的问题是"在过去一周内，你的 IBS 症状有显著改善吗？"受试者回答为"是"或"否"。上述两问题均以一定期限内患者回答"是"的比例作为临床疗效的评价标准（这一标准需提前界定）。该指标已经在数项研究中得到了应用[15-16]，但其容易受患者的基线的影响，且与腹痛、腹部不适、腹泻或便秘的程度等主要症状的时间、程度等相关

性并没有得到验证,有待于进一步研究。

症状日记是评价 IBS 的辅助手段,可以作为主要研究终点或次要研究终点的资料来源[5]。症状日记的设计应该尽量简明,通俗易懂。其内容的选择应当与研究的终点结局指标有关,如大便的频率、大便的性状及是否腹痛等。

其他测量工具如 IBS 影响程度量表(Irritable bowel syndrome impact scale, IBS - IS)[17]、IBS 症状等级量表(Gastrointestinal symptom rating scale for IBS, GSRS - IBS)[18]在国外也间有应用。

(二)反映生活质量的评价指标

IBS 严重影响患者的生活质量,对 IBS 患者生活质量的测评量表包括疾病专用量表与普适性量表。常用的疾病专用量表有 IBS 生活质量量表 IBS - QOL,普适性的量表如 SF - 36 等。

IBS - QOL 量表由 Patrick 等人研制。该表由 34 个自我评价的条目构成,从心境恶劣、行为障碍、自体意象、健康担忧、进食逃避、社会功能、性行为和关系拓展八个维度评价生活质量,该表已达到较好的心理学测量效度[19-21]。SF - 36 是目前国际上应用得最为广泛的普适性量表,该量表从躯体职能、躯体功能、情感职能、生命活力、心理健康、社交功能、躯体疼痛、总体健康 8 个维度评价患者的生活质量。国内常用的为浙江大学李鲁教授的汉化版本[22]。

其他专用量表如 IBS 生活质量问卷(Irritable bowel syndrome quality of life questionnaire, IBSQOL),该表由 Hahn 等人创立,包含情绪、精神健康、健康信仰等 10 个维度[23],目前应用得较少,仍然需要进一步的研究。

(三)反映心理状态的评价指标

IBS 是一种功能性疾病,其发病与精神心理因素密切相关。对精神心理状态的测量常作为 IBS 临床疗效评价的辅助指标。临床常用的心理状态测评量表有 HAD[24-25]、SAS[26-27]、SDS[26,28]、HA-

MA[25,29]、HAMD[24,30] 等，各个量表之间的繁简程度不一。其中 HAD 量表是由 14 个问题构成的，包含焦虑与抑郁两个亚量表的综合量表，具有较好的内部信度及结构效度，临床使用简单方便。

（四）具有中医药特色的疗效评价指标的建立

中医药学是以中医药基本理论为指导的一门科学，其在诊断治疗上均与现代医学有一定的区别。因此，具有中医药特色的疗效评价方法应当反应中医药的特点，即整体观念与辨证论治。对 IBS 而言，体现为以下两点：（1）IBS 的症状重叠现象。研究表明，IBS 与胃食管反流病（Gastroesophageal reflux disease，GERD）、功能性消化不良（Functional dyspepsia，FD）、功能性腹泻（Functional diarrhea）、功能性便秘（Functional constipation）等多种疾病存在症状重叠现象[31-32]，中医药对 IBS 治疗从整体观念出发，综合施治。国外的量表多从疾病本身出发，对该病的症状重叠现象关注不够，国家"973"项目"中医辨证论治疗效评价方法基础理论研究"的子课题"基于消化系统疾病患者报告临床结局评价量表（Patient reported outcome，PRO）研制"以患者为中心，从全身症状、消化不良、反流、心理、排便、社会功能六个维度评价慢性胃肠疾病的干预效果，该量表具有良好的信度和效度[33]，可尝试作为慢性胃肠疾病临床研究的疗效评价工具，该表已经在国家十一五科技支撑项目"胃癌前病变早期诊断早期治疗的关键技术研究"课题中应用，将来有望在 IBS 的临床疗效评价中得到应用。

另外，也有人针对 IBS 的中医研究，开发了相应的中医证候量表，分为肝郁脾虚证、脾胃虚弱、脾肾阳虚、脾胃阴虚等维度，研究表明，该量表具有良好的信度和效度，但未对临床反应度进行研究[34]。IBS 相关中医证候量表的编制涉及到中医证候的可变性和敏感性问题，在中医临床疗效评价中的地位和作用还需要进一步的研究。

对于中医药治疗 IBS 的临床疗效评价，需要考虑两个方面的问题：（1）疗效评价指标的通用性，指在临床研究中该评价方法得到普遍认可和广泛应用；（2）疗效评价指标的特异性，指该疗效评价方法必须符合中医基本理论及其对疾病疗效的认知方式，能够反应中医药治疗的特色。应该来说，上述两方面并不相互矛盾，而是并行不悖，互为补充。疗效评价指标的通用性是特异性的前提，任何一个特异性的评价指标，如果得不到认可和应用，都是毫无价值的；疗效评价指标的特异性是通用性的深化和发展，任何一个特异性的测量评价方法都在一个侧面深化了人们对疾病的认知。具有中医药认知特色的科学的评价方法也是对疾病疗效某个侧面的客观反应，同样能够为疾病提供疗效、预后、不良反应及生活质量等方面的感知，同样能够为西医所采用。

总之，对于 IBS 的中医药临床疗效评价体系的建立应当以公认性与可操作性为前提。在临床指标的选择方面，对于国外已有的被公认的指标应大胆的实行"拿来主义"，对国内没有而与中医药临床评价密切的指标，可以借鉴国外的相应的方法，自行开发并努力争取国外的认可。在临床指标体系的构建方面，应当注意指标的结构性与层次性，合理组织，将终点指标与替代指标相结合，硬指标与软指标相结合，医师评价与患者自我评价的指标相结合，使 IBS 中医药临床疗效评价体系结构不断完善。

第二节　临床试验设计

一、IBS 西医临床试验概况

采用 GoPubMed 对有关 IBS 的随机对照临床试验检索分析显示：2000—2014 年，共约 140 个研究，文献发表数量呈上升趋势，如图 6-1 所示。

从研究设计类型来看，主要是随机对照临床试验，包括随机双盲安慰剂对照临床试验、随机双盲非劣效临床试验、随机交叉临床试验。从研究目的来看，主要包括：①评价药物治疗 IBS 的临床疗效和安全性：如屈他维林[35]、啤酒酵母[36]、奥替溴铵[37]、乳酸

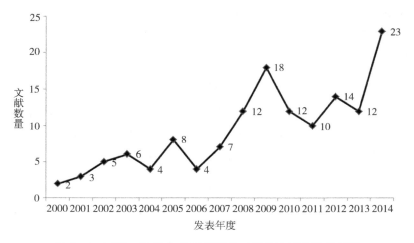

图6-1　2000—2014年IBS的随机对照临床试验发表情况

杆菌[38]、益生菌混合物[39]、利那洛肽[40]等；②探讨药物治疗IBS的作用机制：如益生菌的作用机制[41]；③评价新型疗法治疗IBS的临床疗效：如穴位埋线疗法[42]、骶神经刺激疗法[43]、认知行为疗法[44]、经颅磁刺激[45]。

由此可见，随机对照临床试验在IBS的西医临床研究中应用比较广泛，研究规范，证据明确，在评价药物疗效和安全性、评价新型疗法的有效性方面发挥了重要作用。

二、IBS中医临床试验现状

目前尚缺乏更多高质量、大样本的中医药随机对照试验，中医药在治疗IBS时，一般分为辨证分型论治、基本方加减治疗、验方治疗、针灸推拿治疗等，目前许多临床报道与文献分析发现中医药治疗IBS-D有明显疗效，在总体症状痊愈率、总有效率、症状积分改善及复发方面均优于西药干预，而对中医治疗IBS-C的临床疗效的系统评价显示，中医药干预的痊愈率、总有效率及复发率均显著优于西药干预，但对腹痛、腹胀、便秘三大主要症状未见明显优势。因此，这些研究从不同的角度显示中医药治疗 IBS 具有良好的临床疗效，不仅改善腹痛、腹泻、便秘的主要临床症状，更可以提高患者的生存质量。

（一）中医药治疗 IBS 的临床研究现状

近年来，中医药治疗 IBS 的临床研究在我国得到了广泛开展，卞立群[4] 检索了 1994—2010 年中医药治疗 IBS 的临床研究，共 1218 篇，从数据来看，总体呈上升态势，如图 6 - 2 所示。

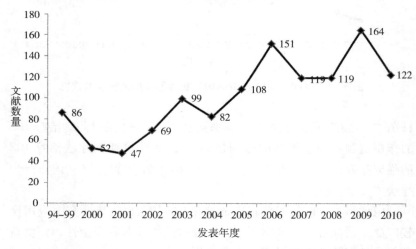

图 6 - 2　1994—2010 年中医药治疗 IBS 的临床研究发表情况

中医药临床研究的增加反映了随着对 IBS 认识的加深，中医药在目前临床实践中可能发挥了更大的作用，研究者将临床与科研工作相结合，推动了中医科研工作的开展。但是不容忽视的是，在这种现象的背后，存在着一定的问题。表现为：①文献的临床重复率较高，对使用"痛泻要方""参苓白术散"的调查来看，绝大部分为病例系列报道，除个别文献外，绝大部分文献从形式到内容方面相似率均很高；②文献的研究质量不高，在 1994 年以来发表的 1218 篇临床研究中，在文献中交代随机方法并有其他佐证的采用了随机对照的临床研究约占总数的0.8%，有4个采用了安慰剂对照，约占总数的0.3%。而国外采用药物治疗的3篇文献均采用了安慰剂对照；采用针灸治疗的4篇文献中有2篇采用了假针灸对照，其余两篇采用了一般疗法作为对照。而苏氏对以痛泻要方为基本方治疗IBS的随机对照临床试验质量调查表明，在随机、对照、盲法、样本量、统计方法、临床疗效评价指标等方面，相关文献均存在着明显的质量缺陷[46]；③文献的实际利用及向科研成果的转化率不高，中医药开展IBS的临床研究多年，但市场上少见用于治疗IBS的专用中成药，从侧面反映了这一问题。

（二）IBS的中医药临床试验设计要求

随机、双盲、安慰剂对照研究是罗马Ⅲ标准推荐的功能性胃肠病临床疗效评价设计的标准方法[11]。中医药治疗IBS的临床研究较多，典型代表是对痛泻要方的研究。香港地区的一项对以痛泻要方为基本方治疗IBS的系统评价证实，有证据表明以痛泻要方化裁对IBS有潜在的益处，但同时认为，由于研究的质量较低和同质性较差，使研究结果的可信度受到一定的限制。建议应当使用随机、双盲、安慰剂对照临床试验对其疗效作进一步评价。该系统分析对国内相对质量较高的12个临床研究进行了分析，其中使用中药汤剂的只有1篇，没有使用安慰剂对照的文献[47]。该研究结论为我们进行临床研究设计时提供了重要参考。

从临床实践来看，中药汤剂始终是临床用方的主流，从临床经验来看，中药汤剂的临床疗效优于其他剂型，而从上述系统评价中，使用中药汤剂作为研究对象的只有1篇，没有发现采用双盲安慰剂对照的临床试验。从上述研究结论来看，有必要使用规范的、严格设计的随机、双盲、安慰剂对照临床试验来验证中药，尤其是中药汤剂治疗IBS的有效性与安全性。

目前看来，中医药对于IBS的研究尚且存在着许多不足，开展IBS中医临床研究所采用的试验方法学质量相对较低，并且存在着发生偏倚的可能，例如，临床研究科研设计不完善，样本量偏小难以说明问题。此外，临床上仍存在着诊断标准尚不统一、辨证分型差别较大、疗效判定标准不一致等不可避免的复杂问题。开展 IBS 的临床优势化方案设计、评价方法、质量控制措施等关键技术的深入研究同样是摆在我们面前的核心问题。

参考文献

[1] 王伟岸，胡品津. 功能性胃肠病中医临床研究规范化的若干问题. 中国中西医结合杂志，2004，24（10）：941-943.

[2] 郭新峰，赖世隆，梁伟雄. 中医药临床疗效评价中结局指标的选择与应用. 广州中医药大学学报，2002，19（4）：251-255.

[3] 胡大一，项志敏. 临床医学模式转变——从经验医学到循证医学. 实用中医内科杂志，1998，18（11）：688-689.

[4] 卞立群. 肠安Ⅰ号方治疗 IBS-D 的临床疗效评价暨临床疗效评价指标的比较研究. 北京：中国中医科学院，2011：18-43.

[5] 靳娅，余国扬，王德明. "肠康冲剂"治疗肠易激综合征 60 例临床观察. 江苏中医，2000，21（8）：26-27.

[6] Johannesson E，Simrén M，Strid H，et al. Physical activity improves symptoms in irritable bowel syndrome：a randomized controlled trial. Am J Gastroenterol，2011，106（5）：915-922.

[7] Kulich KR，Madisch A，Pacini F，et al. Reliability and validity of the Gastrointestinal Symptom Rating Scale（GSRS）and Quality of Life in Reflux and Dyspepsia（QOLRAD）questionnaire in dyspepsia：a six-country study. Health Qual Life Outcomes，2008，6：12.

[8] Andrae DA，Patrick DL，Drossman DA，et al. Evaluation of the Irritable Bowel Syndrome Quality of Life（IBS-QOL）questionnaire in diarrheal-predominant irritable bowel syndrome patients. Health Qual Life Outcomes，2013，13（11）：208.

[9] Faresjö A，Grodzinsky E，Johansson S，et al. A population-based case-control study of work and psychosocial problems in patients with irritable bowel syndrome——women are more seriously affected than men. Am J Gastroenterol，2007，102（2）：371-379.

[10] Zhu L，Huang D，Shi L，et al. Intestinal symptoms and psychological factors

jointly affect quality of life of patients with irritable bowel syndrome with diarrhea. Health Qual Life Outcomes, 2015, 13 (1): 49.

[11] Choung RS, Locke GR 3rd, Zinsmeister AR, et al. Psychosocial distress and somatic symptoms in community subjects with irritable bowel syndrome: a psychological component is the rule. Am J Gastroenterol, 2009, 104 (7): 1772-1779.

[12] Zhao JM, Wu LY, Liu HR, et al. Factorial study of moxibustion in treatment of diarrhea-predominant irritable bowel syndrome. World J Gastroenterol, 2014, 20 (37): 13563-13572.

[13] Design of Treatment Trials Committee. Design of treatment trials for functional gastrointestinal disorders. Gastroenterology, 2006, 130 (5): 1538-1551.

[14] Francis CY, Morris J, Whorwell PJ. The irritable bowel severity scoring system: a simple method of monitoring irritable bowel syndrome and its progress. Aliment Pharmacol Ther, 1997, 11 (2): 395-402.

[15] Lembo A, Weber H. C, Farraye F A. Alosetron in irritable bowel syndrome. Drugs, 2003, 63 (18): 1895-1905.

[16] Nyhlin H, Bang C, Elsborg L, et al. A double-blind, placebo-controlled, randomized study to evaluate the efficacy, safety and tolerability of tegaserod in patients with irritable bowel syndrome. Scand J Gastroenterol, 2004, 39 (2): 119-126.

[17] Longstreth G F, Bolus R, Naliboff B, et al. Impact of irritable bowel syndrome on patients' lives: development and psychometric documentation of a disease-specific measure for use in clinical trials. Eur J Gastroenterol Hepatol, 2005, 17 (4): 411-420.

[18] Wiklund IK, Junghard O, Grace E, et al. Quality of life in reflux and dyspepsia patients. Psychometric documentation of a new disease-specific questionnaire. Eur J Surg (Suppl), 1998, (583): 41-49.

[19] Patrick DL, Drossman DA, Frederick IO, et al. Quality of life in persons with irritable bowel syndrome: development and validation of a new measure. Dig Dis Sci, 1998, 43 (2): 400-411.

[20] 李红缨, 高丽, 李宁秀. IBS-QOL 专用量表在肠易激综合征患者中的运用. 中国循证医学杂志, 2004, 4 (12): 875-877.

[21] Huang WW, Zhou FS, Donald M, et al. Cultural adaptation and application

of the IBS-QOL in China: a disease-specific quality-of-life questionnaire. Qual Life Res, 2007, 16 (6): 991-996.

[22] 李鲁, 王红妹, 沈毅. SF-36 健康调查量表中文版的研制及其性能测试. 中华预防医学杂志, 2002, 36 (2): 109-113.

[23] Hahn BA, Kirchdoerfer LJ, Fullerton S, et al. Evaluation of a new quality of life questionnaire for patients with irritable bowel syndrome. Aliment Pharmacol Ther, 1997, 11 (3): 547-552.

[24] Zigmond AS, Snaith RP. The hospital anxiety and depression scale. Acta Psychiatr Scand, 1983, 67 (6): 361-370.

[25] 李苑, 徐飚, 栾荣生, 等. FD 和 IBS 病人中抑郁、焦虑患病率及其影响因素. 现代预防医学, 2006, 33 (1): 30-32.

[26] ZungWWK. A rating instrument for anxiety disorders. Psychosomatics, 1971, 12 (6): 371-379.

[27] 黄金龙, 张明. 肠易激综合征患者个性结构、焦虑度及抑郁度测评. 广东医学, 2006, 27 (11): 1696-1697.

[28] ZungWWK. A self-rating depression scale. Arch Gen Psychiary, 1965, 12: 63-70.

[29] Hamilton. The assessment of anxiety states by rating. Br J Med Psychol, 1959, 32 (1): 50-55.

[30] Hamilton. A rating scale for depression. J Neurol Neurol Neurosurg Psychiatry, 1960, 23: 56-62.

[31] Talley NJ, Boyce P, Jones M. Identification of distinct upper and lower gastrointestinal symptom groupings in an urban population. Gut, 1998, 42 (5): 690-695.

[32] 孙艳芳, 李延青, 王亚平. 功能性消化不良重叠肠易激综合征患者的消化道症状和生活质量特点. 胃肠病学, 2006, 11 (8): 492-494.

[33] 唐旭东, 王萍, 刘保延, 等. 基于慢性胃肠疾病患者报告临床结局测量量表的编制及信度、效度分析. 中医杂志, 2009, 50 (1): 27-29.

[34] 官坤祥, 吴文江. 肠易激综合征中医证候量表的建立与评价. 吉林中医药, 2004, 24 (8): 6-8.

[35] Rai RR, Dwivedi M, Kumar N. Efficacy and safety of drotaverine hydrochloride in irritable bowel syndrome: A randomized double-blind placebo-controlled study. Saudi J Gastroenterol, 2014, 20 (6): 378-382.

［36］ Pineton de Chambrun G, Neut C, Chau A, et al. A randomized clinical trial of Saccharomyces cerevisiae versus placebo in the irritable bowel syndrome. Dig Liver Dis, 2015, 47 (2): 119-124.

［37］ Chmielewska-Wilkoń D, Reggiardo G, Egan CG. Otilonium bromide in irritable bowel syndrome: a dose-ranging randomized double-blind placebo-controlled trial. World J Gastroenterol, 2014, 20 (34): 12283-12291.

［38］ Stevenson C, Blaauw R, Fredericks E, et al. Randomized clinical trial: effect of Lactobacillus plantarum 299 v on symptoms of irritable bowel syndrome. Nutrition, 2014, 30 (10): 1151-1157.

［39］ Shavakhi A, Minakari M, Farzamnia S, et al. The effects of multi-strain probiotic compound on symptoms and quality-of-life in patients with irritable bowel syndrome: A randomized placebo-controlled trial. Adv Biomed Res, 2014, 3: 140.

［40］ Rao S1, Lembo AJ, Shiff SJ, et al. A 12-week, randomized, controlled trial with a 4-week randomized withdrawal period to evaluate the efficacy and safety of linaclotide in irritable bowel syndrome with constipation. Am J Gastroenterol, 2012, 107 (11): 1714-1724.

［41］ Wong RK, Yang C, Song GH, et al. Melatonin Regulation as a Possible Mechanism for Probiotic (VSL#3) in Irritable Bowel Syndrome: A Randomized Double-Blinded Placebo Study. Dig Dis Sci, 2015, 60 (1): 186-194.

［42］ Rafiei R, Ataie M, Ramezani MA, et al. A new acupuncture method for management of irritable bowel syndrome: A randomized double blind clinical trial. J Res Med Sci, 2014, 19 (10): 913-917.

［43］ Fassov J, Brock C, Lundby L, et al. Sacral nerve stimulation changes rectal sensitivity and biomechanical properties in patients with irritable bowel syndrome. Neurogastroenterol Motil, 2014, 26 (11): 1597-1604.

［44］ Jang AL, Hwang SK, Kim DU. The effects of cognitive behavioral therapy in female nursing students with irritable bowel syndrome: a randomized trial. Eur J Gastroenterol Hepatol, 2014, 26 (8): 918-926.

［45］ Melchior C, Gourcerol G, Chastan N, et al. Effect of transcranial magnetic stimulation on rectal sensitivity in irritable bowel syndrome: a randomized, placebo-controlled pilot study. Colorectal Dis, 2014, 16 (3): O104-111.

［46］ 苏国彬, 刘文华, 陈海滨, 等. 以痛泻要方为基本方治疗肠易激综合征

随机对照试验的质量评价．中医杂志，2008，49（12）：1077-1080.

［47］Bian ZX，Wu TX，Liu L，et al. Effectiveness of the Chinese herbal formula TongXieYaoFang for irritable bowel syndrome：asystematic review. J Altern Complement Med，2006，12（4）：401-407.

第七章 治疗肠易激综合征的新药研发

第一节 新药研发指南

一、西药新药研发指南

参照 1993 年卫生部药政局颁发的《新药（西药）临床前研究指导原则汇编（药学、药理学、毒理学)》消化系统药物药效学指导原则部分[11]。

（一）胃肠解痉药

1. 动物选择

（1）动物品系：大鼠，常用 Wistar 大鼠，体重 150 ~ 200 g。豚鼠，体重 300 ~ 500 g。家兔，体重 1.5 ~ 2.5 kg。犬，常用家犬，体重 15 kg 以上。以上动物雌雄均可。

（2）实验动物及饲养条件：已获合格证的单位，应写明动物合格证编号，饲料应写明供应单位，自配饲料应写明配方。

2. 药物

（1）药物的配制：水溶性药物配制成生理盐水或注射用水溶液。不溶于水的药物应写明助溶剂或混悬液的配制。

（2）给药途径：在体实验尽可能用两种给药途径。其中一种应与拟用与临床的给药途径一致。如给药确有困难者，也可用一种途径，但必须与临床给药途径一致。

3. 模型及方法

（1）离体胃肠平滑肌解痉实验：常用豚鼠、大鼠和家兔，禁食 24 h 后取标本。

1) 对胃肠平滑肌自发收缩活动的影响：胃肠平滑肌的收缩活动经张力换能器换能后，描记在台式自动平衡记录仪或者其他电生理记录仪上。被试药液宜直接加入浴槽内。对自发收缩活动具有明显抑制作用的药物，应作出剂量－反应曲线，求出 ED_{50}，可取 5～6 个剂量，每个剂量组应有 5 例以上标本，即服 5 例动物。如达不到该项要求，应取高中低三个剂量。实验应设生理盐水或相应的溶剂对照组，以及阳性对照药组。阳性对照药可选用阿托品。

2) 胃肠平滑肌解痉实验：该项实验可确定被试药对不同激动剂的选择性拮抗作用。激动剂常选用乙酰胆碱、5 – HT 及组织胺。首先做出激动剂的剂量－反应曲线、然后观察用被试药后，激动剂的剂量－反应曲线的变化，注意说明剂量－反应曲线右移特点及最大反应的变化。实验应设两个或以上剂量组、生理盐水对照组及已知特异性拮抗剂对照组。

(2) 在体胃肠平滑肌解痉实验

1) 急性麻醉动物实验：动物可选用大鼠、家兔、猫或狗，常以戊巴比妥钠麻醉。在体胃肠平滑肌收缩活动地记录方法，目前常采用内压法和应变片法，其他如肠管悬吊法也可酌情选用。内压测定法是将带球囊的导管插入胃内或肠管内，胃肠收缩活动引起球囊内压力的改变，通过压力换能器，将收缩活动记录在台式自动平衡记录仪上。内压法能较好地反映整体胃或一段肠管收缩。变应片法是将半导体应变片缝置在胃肠浆膜上，通过压力传感箱，将收缩活动记录在台式自动平衡记录仪上。该法能较好地反映胃肠平滑肌的局部收缩。麻醉动物急性手术后，胃肠平滑肌活动弱而不规则，不宜用来观察药物对自发收缩活动的影响，可进行药物对已知激动剂的拮抗作用实验。激动剂的选择同离体实验，每一个激动剂可确定一个适当有效剂量，然后观察被试药物对其拮抗作用。被试药最少选择 2 个剂量，结果以平滑肌收缩抑制百分率表示。实验应有已知拮抗剂的对照实验及生理盐水或相应溶剂的对照实验，每个剂量组实验标本不应少于 5 例动物。

2) 慢性清醒动物实验：常用动物为大鼠、猫或狗。采用变应片法。在观察药物作用前一周，无菌条件下，进行腹部手术，根据所要观察的药物作用部位，安放应变片，导线由腹部或颈背部引出，记录方法同前。激动剂的选择及药物作用观察同急性麻醉动物实验。清醒禁食状态动物的胃肠活动呈规律性周期活动，应在相对静息期观察药物的解痉作用。除解痉作用外，还应观察药物对清醒动物胃肠平滑肌周期活动的影响。

全部新药均应进行离体胃肠平滑肌解痉实验，创新药物还应进行急性麻醉动物在体胃肠平滑肌解痉实验，有条件者可选做慢性清醒动物实验。选用实验标本时，应包括胃、小肠和结肠，以明确被试药对不同部位胃肠平滑肌的选择性作用。

4. 说明

（1）急性麻醉动物手术后，胃肠平滑肌活动弱而不规则，对药物的反应性差，因此有条件者，应选慢性清醒动物实验。

（2）胃肠平滑肌解痉作用强度常以收缩作用抑制百分率表示。收缩作用的强度以平滑肌收缩振幅大小表示或以收缩曲线下面积大小表示，也可选用其他的表示方法。

（二）泻药与止泻药

泻药是能促进肠蠕动，加速粪便排出或使排便通畅的一类药物。由于作用原理不同，故泻药一般分为四类，即容积性泻药（不可吸收纤维素类）、渗透性泻药（盐类泻药、乳果糖）、刺激性泻药（接触性泻药）及润滑性泻药。

泻药药效学指导原则适用于那些直接或间接使小肠内渗透压增高，阻止水分在肠道吸收或自肠壁移出，因此增大肠内容积，刺激肠道加强蠕动，从而导致泻下的药物。

1. 实验动物　　用成年健康的小鼠、大鼠、家兔、猫及狗等。

2. 模型及方法

（1）肠内容物推进速度试验法

1）炭末推进实验法：以小鼠服用的炭末为标志，测定给药后一定时间内炭末在小肠内移动的距离，作为测定小肠推进性运动的指标。

炭末推进% ＝炭末前沿与幽门的距离／小肠全长（幽门至回盲部）。结果应经统计学分析，判定有无显著差异。

2）炭末排出时间试验法：原理方法基本与上面实验同，但本方法测得的结果是反映全部肠道的推进性运动功能，故自口服炭末开始计时，至粪便中首次出现黑色炭末为止，为炭末排出时间，以此为指标，比较各给药组与对照组间是否有显著差异。

3）酚红定量测定法：以测定有色物质酚红，在大鼠胃肠道内不同部位的含量为指标，可分析胃排空速度和不同肠段的推进运动功能。

（2）湿粪计数法

以小鼠或大鼠服药后一定时间内排出的湿粪粒数为指标，比较各给药组与对照组间有否显著差异。进行止泻药的药效学评价时，应在服药后约 1 小时（可依据受试药物的作用快、慢、强、弱而定），给各组动物口服药用蓖麻油造成腹泻模型再按上法计数排出湿粪粒数并计算结果。

（3）在体肠管运动强度描计法

1）在体肠管悬吊法：多用家兔肠管悬吊法，记录给药前后肠管蠕动曲线的变化，依此比较各组间肠运动强度。

2）肠内压法：多用家兔肠段内导入胶球的方法，由于给药前后肠收缩活动的改变，引起胶球内压力改变，通过检压计、传感器或其他电生理记录仪，记录内压的变化，依次比较各组间肠运动强度。

此外尚有应变片法亦可选用。

3. 评价指标 利用动物消化道平滑肌观察药物作用的方法很多，并各有优缺点。故在进行新药药效学实验时，应根据药物的性质、作用强度及作用特点等的不同，选择合适的方法。离体实验亦可应用作为预试或辅助试验，但最终评价药效应以整体实验结果为主。对缓泻、止泻作用的新药，则应测出量效关系，与阳性对照药相比应有特点。

4. 药物

（1）剂量及给药途径均应按总则要求做。

（2）泻药的阳性对照药，可选用药用蓖麻油、大黄粉、双醋酚汀、硫酸镁及液体石蜡，止泻药的阳性对照药，可选用硫酸阿托品、地芬诺酯等。

5. 注意事项　进行整体实验时，最好用清醒动物，湿粪计数法为首选方法，需用手术造模时可作局部麻醉。如需麻醉时，宜用乌拉坦而不宜用巴比妥类麻醉药，因后者对消化道运动有抑制作用，影响实验结果的判断。

二、中药新药研发指南

参照 1994 年卫生部药政局颁发的《中药新药研究指南（药学、药理学、毒理学）》，选取治疗泄泻、脾虚证中药的药效学研究指南[2]。

（一）治疗泄泻中药的药效学研究

泄泻可分为寒湿、湿热、食滞、脾虚等证，临床表现为大便次数增多，溏便、清稀甚至水样便。治疗此证常以健脾渗湿，和胃除湿及消食导滞为主。

1. 肠功能试验

（1）正常小肠推进运动试验：应用小鼠或大鼠进行肠内容物推进运动试验，观察受试药物对小肠推进运动的影响。

（2）对推进机能亢进的小肠运动试验：应用小鼠（口服或皮下给予新斯的明负荷）造成小肠推进功能亢进，再观察受试药物的抑制作用。必要时可增做大鼠或家兔的离体胃、肠平滑肌解痉试验。

（3）木糖吸收试验：观察受试药物对小肠吸收功能的影响。

2. 止泻试验　常用小鼠，以药用蓖麻油、大黄粉或番泻叶等诱发小鼠腹泻，以在一定时间内各组动物排出的湿粪总粒数、重量或同时记录排湿粪动物数等为指标，观察受试药物的止泻作用。

3. 抑菌及抗病毒试验　进行体外及体内抑菌或抗病毒试验，

重点选择肠道致病菌或致病性病毒，观察受试药物的作用。根据受试药物的作用选择，如无抗病毒性腹泻，则可不做抗病毒试验。

4. 镇痛解痉试验 腹泻常伴有腹痛，可选小鼠扭体试验观察受试药的镇痛作用，或做体内、体外肠管解痉试验。

5. 脾虚试验 如受试药物治疗脾虚证时，应参照"治疗脾虚证中药的药效学研究"，用"脾虚"模型小鼠进行 2~3 项健脾益气方面的试验。

6. 其他试验 根据受试药物的作用，可适当考虑增做对消化酶（胃蛋白酶、胰酶）的影响及消炎试验，如选做小鼠毛细血管通透性试验，大鼠足跖肿或肉芽肿及白细胞游走试验等。腹泻有时伴有发热，如需要可选做 1~2 项解热试验。

7. 注意事项

（1）泄泻的病因、病机及辨证分型均较复杂，中医辨证施治，理法方药，多有变化。因此，在进行主要药效学试验时，应依据受试药物的功能主治及作用特点，选做合理的试验方法，达到正确反映药效之目的。如湿热证可重点选择抑菌及抗病毒试验、镇痛解痉试验两项试验；食滞证可重点选脾虚试验和对消化酶影响的试验；脾胃虚弱可重点选择肠功能试验、脾虚试验两项试验；寒湿证可重点选止泻试验和对植物神经功能的影响试验；肾阳虚证可重点选择肾阳虚模型相关指标的治疗试验等。

（2）一、二类新药的主要药效学宜采用多种试验，更全面地验证新药的药效；三、五类新药宜做肠功能试验中两项，止泻试验、抑菌及抗病毒试验、镇痛解痉试验中各 1 项，四类新药做肠功能试验中 2 项，止泻试验、镇痛解痉试验中各 1 项，并与原剂型对比进行试验。

（二）治疗脾虚证中药的药效学研究

脾虚证是常见病，脾胃功能不足，升降出入功能失衡，从而出现以脾虚为主的一组症候。表现为消化系统功能减退，副交感神经神经系统功能偏亢，免疫功能及代谢水平偏低等。治疗此证应以运化水谷、健脾益气，升发脾阳为主要原则。新药的药效学研究应以运化水谷，健脾益气为主，进行有关的实验研究。

1. 运化水谷 肠功能试验如下。

（1）糖吸收试验：应用大鼠或小鼠，进行木糖吸收试验或^3H－葡萄糖吸收试验，观察受试药物对小肠吸收功能的影响。

（2）在体肠运动试验：应用家兔肠管悬吊法或内压测定法，观察受试药物对在体肠运动的影响。

（3）小肠推进运动试验：应用小鼠或大鼠，观察受试药物对小肠推进运动的影响。

2. 健脾益气 "脾虚"模型小鼠的治疗试验如下。

（1）苦寒中药法：给小鼠口饲生大黄煎液 0.6～0.8 克/只，每日一次，连续饲 7～9 天，即可造成小鼠"脾虚"模型。

（2）利血平法：给小鼠每日皮下注射 0.15～0.3 mg/kg 的利血平，连续 10～14 天，即可造成小鼠"脾虚"模型。

3. 扶正固本

（1）应激能力试验

1）耐寒、热试验：观察正常或"脾虚"模型小鼠的各给药组与正常对照组、阳性药物对照组动物对冷、热不良环境的应激能力，以其生存持续时间及死亡率为指标，比较其差异性。

2）耐缺氧试验：观察正常或"脾虚"模型小鼠的各给药组与正常对照组、阳性药对照组动物对缺氧（常压或减压）的应激能力，以其耐缺氧时间为指标，比较其差异性。

3）耐疲劳试验：观察正常观察正常或"脾虚"模型小鼠的各给药组与正常对照组、阳性药对照组动物对疲劳（如游泳、攀登及转棒等）的应激能力，以其各种运动的耐受时间为指标，比较其差异性。

（2）免疫功能测定：对正常或"脾虚"模型小鼠的非特异性免疫及特异性免疫方面的影响。应选择相应的指标，至少两项，进行各组间的比较。

其他：观察动物的一般形态、体重、进食及饮水量、排便情况等。

4. 注意事项

（1）肠功能试验中的前 2 项试验所选用肠段的部位，应根据受试药物的作用性质及特点选取适当的肠段，进行测试比较。

（2）小肠推进运动试验所用的动物，实验前至少禁食 12 h；肠内容物推进前沿的有色指标物，可用药用活性炭、墨汁、红、蓝、棕色的食用色素等。

（3）一、二类新药的主要药效学实验，应做"脾虚"模型动物的肠功能试验、应激能力试验和免疫功能测定各两项，其他可酌情选取；三、五类新药可做"脾虚"模型或正常动物的肠功能试验两项，应激能力试验或免疫功能测定两项；四类新药可做"脾虚"模型动物肠功能试验中的在体肠运动试验或小肠推进运动试验，并与原剂型对比进行试验。

第二节　治疗肠易激综合征的西药新药研发现状

通过对 IBS 发病机制的全面深入研究，不断发现新的药物靶点，促进了 IBS 的新药研发。除了传统的解痉药、5 – HT$_3$ 受体拮抗剂、5 – HT$_4$ 受体激动剂、5 – HT 再摄取抑制剂、三环类抗抑郁药等，以下药物可能成为治疗 IBS 新的选择[3]。

（一）5 – HT$_3$ 受体激动剂

5 – HT$_3$ 受体可介导感觉传入纤维的快速活化，增强神经介导的胃肠道运动与分泌，其拮抗剂具有抑制胃肠分泌和运动的作用，如阿洛司琼，用于治疗 IBS – D。5 – HT$_3$ 受体激动剂是否具有相反的作用，能否治疗 IBS – C，目前尚无充分的研究资料。

由美国 Dynogen 公司开发的选择性的 5 – HT$_3$ 受体部分激动剂 Pumosetrag（MKC – 733/DDP – 733），可以用于治疗慢性便秘和 IBS – C，目前处于 Ⅲ 期临床试验。一项针对健康受试者的研究表明，空腹状态下 MKC – 733（4 mg）可以增加胃窦和十二指肠的移行性复合运动，但对餐后胃肠动力没有影响，可延迟液体胃排空，加快小肠转运[4]。另有研究显示 MKC – 733 可增加便秘患者的肠道动力，增加排便频次，减少胃肠症状[5]。在一项随机、双盲、安慰剂对照的 II 期临床研究中，Pumosetrag 分别以 4 种剂量（0.2、0.5、0.8、1.4 mg）给药治疗 IBS – C，结果显示 1.4 mg 剂量组 IBS – C 患者症状改善患者占 53.8%，而安慰剂组为 15.4%，各组不良反应缓和且发生率相似[6]。动物实验研究显示：MKC – 733 对大鼠近端结肠的收缩作用与 5 – HT 类似，对空肠、回肠及远端结肠的收缩作用弱于 5 – HT；对豚鼠各段肠组织的收缩作用均强于 5 – HT；对小鼠各段肠组织的作用较弱[7]。最新研究显示：Pumosetrag 还可以显著减少胃食管反流病的酸反流事件，但治疗一周对胃食管反流病患者下食管括约肌压力和临床症状方面无明显改善[8]。

（二）5 – HT$_4$ 受体激动剂

1. Prucalopride 是一种具有高选择性的 5 – HT$_4$ 受体激动剂，可加快胃肠动力，增加便秘患者的排便频次、减少便秘相关症状、提高生活质量，安全性和耐受性良好[9]。本品可用于治疗慢性便秘和 IBS – C，目前正处于 III 期临床研究阶段。动物实验研究表明本品可激活胆碱能和硝基能通路，通过增强纵行肌收缩促进结肠推进；临床研究显示健康人服用本品 1 mg 或 2 mg 一周可显著增加结肠转运，但对肛门直肠压力及敏感性没有改变[10]，服用 4 mg 可减少健康志愿者食管酸暴露，加快胃排空[11]。四项多中心随机、双盲、安慰剂对照临床试验共纳入了 1782 名慢性便秘患者，结果显示：与安慰剂对照，Prucalopride（2 mg/d）治疗 12 周可显著改善所有便秘患者腹胀、硬便、排便用力症状，且与病变程度无关，可缓解非亚洲患者的腹痛症状，但对亚洲患者腹痛无明显缓解，治疗期间常见的不良反应为头痛、恶心、腹泻、腹痛，可用于泻药治疗无明显缓解的慢性便秘患者[12-13]。

2. Velusetrag 由 Theravence 公司开发的 5 – HT$_4$ 受体激动剂 Velusetrag（TD – 5108），用于治疗慢性便秘和 IBS – C，目前处于

Ⅱ期临床。TD5108 对 $5-HT_4$ 受体选择性高，可以增高环腺苷 - 磷酸水平，对 $5-HT_{2A/2B}$ 及 hERG 钾离子通道无明显作用，可以增加肠动力，改善结肠蠕动[14]。体外研究表明，TD - 5108 与临床上其他有效的 $5-HT_4$ 受体激动剂相比，内在激动活性高。在豚鼠的结肠蠕动研究中，TD - 5108 的促动力活性比替加色罗和西沙必利强，可以改善粪便稠度、胃胀气、排便紧迫性[15]。Velusetrag 单次剂量可加快结肠转运、升结肠排空、胃排空，多次剂量 30 mg 可加快结肠转运，15 ~ 50 mg 可加快胃排空；健康志愿者与慢性便秘患者对照，15 mg 剂量作用二者无显著性差异，且均无严重不良事件[16]。

3. Naronapride 由美国 ARYx Therapeutics 公司开发的 $5-HT_4$ 激动剂 Naronapride（ATI - 7505），用于治疗 IBS - C，目前处于Ⅱ期临床。ATI - 7505 作为促动力药，可选择性地与 $5-HT_4$ 受体结合，亲和力高，与西沙比利具有相似的活性但没有对心脏的不良反应；一项随机、双盲、安慰剂对照研究显示 ATI - 7505 可加快健康志愿者结肠转运、胃排空、升结肠排空，降低粪便稠度[17]。本品不经过细胞色素 P450 代谢，约 32% 的药量经过粪便直接排出体外[18]。用于 IBS - C 的治疗尚在研究中。

（三）选择性 M_3 受体拮抗剂

M 受体即毒蕈碱型胆碱受体，主要分布于副交感神经节后纤维所支配的效应器细胞，具有调节人体各器官平滑肌收缩和调节神经系统功能的作用。M 受体属于 G - 蛋白偶联受体家族，存在 5 种亚型，M_3 受体能选择性地与 G - 蛋白中的 Gq 家族偶联。胃肠道平滑肌中，激动 M_3 受体能诱导肠道收缩，拮抗 M_3 受体能够消除痉挛，缓解 IBS 引起的疼痛等症状。扎非那新是一种肠道选择性的 M_3 受体拮抗剂，一项随机、双盲、安慰剂对照临床研究显示扎非那新（40 mg）可显著降低 IBS 患者结肠动力，并且无显著的抗毒蕈碱样效应[19]。提示抗毒蕈碱药物可能成为一种新的治疗 IBS - D 的药物。

（四）阿片受体调节剂

阿片受体在脑内分布广泛但不均匀，主要分布在痛觉传导区以及与情绪和行为有关的区域，有 m、δ、κ、μ 等多种亚型。阿片受体激动剂常用于镇痛治疗。Asimadoline 是一种选择性、强力的 κ 阿片受体激动剂，具有调节内脏痛的作用。其生物利用度高达 40～50%，口服吸收和血浆蛋白结合率高，吸收后不能透过血脑屏障，因此，不会产生中枢神经系统不良反应。本品因其具有外周镇痛作用在Ⅲ期临床用于治疗 IBS－D，与安慰剂相比，可显著减轻腹痛，减少大便频次[20-21]。Alvimopan 和 methylnaltrexone 为外周阿片 μ 受体拮抗剂，一项针对健康志愿者的药代动力学研究显示 Alvimopan 可加速结肠转运，口服 methylnaltrexone 也可加速结肠转运，减少长期使用美沙酮所致的结肠转运延迟，所以外周阿片 μ 受体拮抗剂可用于 IBS－C 患者[22-24]。

（五）选择性 CRF₁ 受体拮抗剂

促肾上腺皮质激素释放因子（CRF）是脑－肠轴应激反应的关键调节因子，可增加胃肠道分泌、运动和内脏高敏感性，主要通过激活 CRF₁ 受体和 CRF₂ 受体而作用于靶细胞发挥其生物效应。Pexacerfont 是一种选择性 CRF₁ 受体拮抗剂，有研究显示该药对女性 IBS－D 患者的胃肠道转运和肠道功能无明显影响，提示中枢和外周 CRF 受体在 IBS－D 患者肠道功能的作用还需进一步研究[25]。

（六）苯二氮䓬类受体调节剂

由美国 Vela 公司开发的苯二氮䓬类受体调节剂 Dextofsopam，通过作用于肠神经中枢的苯二氮䓬类受体而调节疼痛，用于治疗 IBS 相关的疼痛及不适，还可以减少大便频次，增加大便稠度，目前处于Ⅱ期临床。在结直肠扩张动物模型中，Dextofsopam 可以降低结肠蠕动和内脏疼痛。在一项Ⅱ期临床研究中，IBS－D 患者服用 Dextofsopam，最初剂量为 200 mg/d，7 天后剂量降至 100 mg/d，持续服药 12 周。最初症状显著改善，随着时间推移，效果减弱，在研究结束时，显著性消失，对于排便频率和粪便稠度亦可发生同样的情况。Dextofsopam 耐受性好，其最常见的不良反应是腹痛。给药初期，患者对 Dextofsopam 有快速的响应，但具有快速耐受的倾向。

（七）胰高血糖素样肽 -1 类似物

胰高血糖素样肽 -1（GLP -1），由肠 L 细胞分泌，进食后会分泌增加，被作为肠促胰岛素，具有抑制胃排空和增加饱腹感的作用，可降低正常人和 IBS 患者胃窦 - 十二指肠 - 空肠区域的动力，抑制移行性复合运动[26]。由丹麦 Rose Pharma 公司开发的 GLP -1 类似物 ROSE -010，用于治疗 IBS，目前处于 Ⅱ 期临床研究。一项随机、双盲、安慰剂对照临床研究显示：ROSE -010 可快速缓解 IBS 患者的急性疼痛发作，耐受性好[27]。另一项在女性 IBS -C 患者的研究显示：100 μg、300 μg ROSE -010 可显著抑制胃排空，30 μg、100 μg 48 h 后可加速结肠转运，说明该药具有缓解 IBS -C 便秘症状的可能，恶心、呕吐是其主要不良反应[28]。

（八）胆囊收缩素 -1 受体拮抗剂

胆囊收缩素（CCK）是一种肠肽激素，由十二指肠、空肠的内分泌细胞分泌，也可由肠肌丛和 CNS 的肽能神经末梢分泌。CCK 可以作用于 CCK -1 和 CCK -2 受体，但 CCK 的胃肠道功能和营养作用主要由 CCK -1 介导。CCK 主要作用是刺激食后胆囊收缩，抑制胃排空，调节结肠收缩。由爱尔兰 Rottapharm 公司研制开发的 CCK -1 拮抗剂 Dexloxiglumide，可调节结肠动力和内脏疼痛，用于治疗 IBS -C，目前处于 Ⅱ 期临床。研究显示该药可增加 IBS -C 患者胃排空，延迟升结肠排空，但对总体结肠转运没有影响，与安慰剂比较可缓解 IBS -C 症状，但没有显著性差异[29]。在最近的一项对于 IBS -C 患者研究中，Dexloxiglumide 与安慰剂相比，其药效更持久，耐受性更好。

另外两个 CCK – 1 拮抗剂：法国 Sanofi – Aventis 公司开发的 lintript 和德国 Merck 公司开发的 devazepide 研究已被中止。尽管 CCK 拮抗剂对于治疗 IBS 具有潜在的作用，但可能存在胆囊停滞和胆石症等不良反应，因此，是否可以应用需要进一步的研究。

（九）神经激肽受体拮抗剂

神经激肽受体存在于胃肠道，与内脏的高敏感性和高分泌性有关。肠蠕动障碍所导致的疼痛与焦虑与神经激肽 1 受体介导的信号异常有关。研究显示神经激肽受体拮抗剂可调节 IBS – D 患者的肠道动力增强和高分泌状态，而对正常胃肠功能没有影响，该药安全有效，耐受性好[30]。

（十）CB_2 拮抗剂

大麻素（cannabinoid，CB）受体有 CB_1 和 CB_2 两种亚型，CB_1 受体主要位于脑、脊髓和外周神经系统中，它的激活可以降低神经递质的释放，如多巴胺，参与记忆、认知、运动控制的调节；CB_2 受体主要分布在外周，如脾脏边缘区、免疫细胞、扁桃体、胸腺等，它的作用主要包括调节中枢神经系统内外的细胞因子释放和免疫细胞迁移。RQ – 00202730，从苯并咪唑的先导化合物获取，是一种高效的选择性 CB_2 拮抗剂，治疗三硝基苯磺酸所致的内脏高敏感具有镇痛效果，有可能成为治疗 IBS 的新药[31]。

（十一）褪黑素

褪黑素是由大脑松果体和消化道黏膜的嗜铬细胞产生的激素，在调节胃肠运动、局部炎症反应、内脏感觉方面发挥着重要作用。一项随机、双盲、安慰剂对照研究显示：褪黑素在改善女性 IBS 患者胃肠道症状方面显著优于安慰剂，而在改善睡眠、焦虑、抑郁症状方面与安慰剂无明显差异[32]。另一项随机、双盲、安慰剂对照临床研究显示：连续 2 周睡前服用 3 mg 褪黑素可显著改善 IBS 患者的腹痛症状，降低直肠痛觉敏感性，优于安慰剂，但对睡眠障碍和心理问题无改善作用[33]。在美国，褪黑素被 FDA 定位为食品补充剂，可改善 IBS 患者的腹痛症状，提高其生活质量，安全性好，偶有头痛、皮疹、做恶梦的不良反应[34]。由此可见，褪黑素对 IBS 具有潜在的治疗作用，相对安全，但在肠道动力和中枢神经系统的作用还需进一步研究。

综上所述，随着对 IBS 发病机制的深入研究，会不断有新的治疗药物产生，但仍需开展严格的Ⅲ期临床试验和安全性评价才能上市使用。

第三节　治疗肠易激综合征的中药新药研发现状

近年来，随着中医药研究 IBS 的深入，也总结发现了一些对 IBS 具有良好治疗作用的中药制剂。

（一）痛泻宁颗粒

痛泻宁颗粒由白芍、青皮、薤白、白术组成，具有柔肝缓急、疏肝理气、理脾运湿的功效，临床用于治疗肝气犯脾所致的腹痛、腹泻、腹胀、腹部不适等症，IBS－D 等见上述证候者。临床研究显示：采用痛泻宁颗粒治疗 IBS－D 患者，疗程 3 周，可显著提高患者的生活质量，复发率低，优于匹维溴铵治疗[35]；与匹维溴铵联合复方地芬诺酯片比较，疗程 4 周，痛泻宁颗粒具有起效快，疗效确切，复发率低的治疗特点[36]。一项 Meta 分析共纳入 5 个随机对照试验，共分析了 788 例患者，结果显示痛泻宁颗粒治疗 IBS 安全有效，但存在发表偏倚，还需更多大样本、高质量的临床试验证实[37]。

（二）痛泻要方

痛泻要方由白术、白芍、陈皮、防风组成，出自《丹溪心法》，具有调和肝脾，柔肝补脾的作用，临床可用于治疗肠鸣腹痛、腹泻、泻后痛减等症状。一项系统评价显示：以痛泻要方为基本方治疗中医辨证为肝郁脾虚证 IBS－D 患者的效果优于西药或安慰剂，但尚未能证实配合中医辨证加减的疗效优于基本方，腹泻型疗效优于便秘型等其他类型；但研究的总体质量偏低，受偏倚影响的机会较大，需要进一步研究[38]。2013 年的一项随机对照临床试验结果显示：采用痛泻要方加减治疗 IBS－D 各种证候的患者，疗程 4 周，在改善临床症状、降低复发率方面优于地衣芽孢杆菌联合匹维溴铵治疗[39]。痛泻要方治疗 IBS－D 临床疗效肯定，可在临床推广使用。

（三）肠吉泰颗粒

肠吉泰颗粒由白术、白芍、乌梅、甘草、防风、陈皮等组成，具有疏肝健脾，缓急止泻的功效，用于治疗腹泻型肠易激综合征。一项随机、双盲、安慰剂对照临床研究显示：肠吉泰颗粒治疗 IBS－D 肝郁脾虚证患者，疗程 4 周，在改善腹痛、腹胀、排便满意度等临床症状方面优于安慰剂，且无不良反应[40]。治疗 IBS－D 肝郁脾虚证患者 8 周，能明显提高患者在情绪、精神、睡眠、精力等方面的生活质量，优于得舒特治疗[41]。另一项临床研究显示：肠吉泰颗粒能显著缓解 IBS－D 各证型患者腹痛、腹胀症状，改善大便性状，减少每日排便次数和大便急迫天数，提高患者生活质量，总体疗效明显优于安慰剂[42]。

（四）其他中药制剂

从专利文献发表情况来看，目前有 20 多个治疗 IBS 的中药专利。

卞兆祥等发明的以白术、白芍、厚朴、薏苡仁、火炭母、诃子、延胡索为原料的制剂可有效预防和治疗胃肠功能紊乱疾病，尤其是预防和治疗肠易激综合征[43]。

叶祖光发明的以柴胡、炒白芍、防风、炒枳实、炒陈皮、炒白术、乌梅、黄连、炙甘草为原料的制剂可用于治疗 IBS－D，疗效确切，不良反应小，安全性好[44]。

王德明等发明的以熟地黄、菟丝子、黄连、芍药、防风、蝉蜕、金荞麦为原料的制剂可用于治疗 IBS‐D、IBS‐C，降低 IBS 内脏高敏感性[45]。

王永炎等发明的以黄连、白芍、枳实、白术、陈皮、防风、吴茱萸、柴胡、黄芩、木香、葛根、白芷为原料的制剂可以治疗 IBS[46]。

彭成等发明的以白芍总苷、白芍多糖、柴胡皂苷、柴胡多糖、枳实提取物、枳实挥发油、甘草多糖、甘草总皂苷为原料的制剂能够有效治疗 IBS，可以使患者胃肠功能快速恢复至正常状态[47]。

田耀洲发明的以木香、黄连、高良姜、黄芩、青皮、防风、炒白术、炒白芍、白蒺藜、马齿苋、石榴皮、生甘草为原料的制剂可改善腹泻型 IBS 模型大鼠的肠道敏感性、胃肠激素及炎性因子的水平，具有多靶点治疗 IBS‐D 的功效，疗效确切，无不良反应[48]。

于伟凡等发明的以白术、白芍、柴胡、陈皮、防风、苍术、木香、葛根、甘草为原料的制剂可以治疗 IBS‐D，具有见效快、疗程短、治愈率高的特点[49]。

候磊磊发明的以吴茱萸、飞扬草、白术、枳实、五倍子、乌梅、红豆蔻、藏菖蒲、松花粉、白扁豆、甘草、莲子、补骨脂、儿茶、明党参、防风、槟榔、佛手、沉香、薏苡仁、萹蓄、高良姜、黄连、椿皮、金果榄为原料的制剂治疗 IBS‐D 具有疗效好，见效快，复发率低，无毒副作用和耐药性的特点[50]。

李振华等发明的以吴茱萸、肉豆蔻、补骨脂、五味子、白术、茯苓、猪苓、桂枝、苍术、厚朴、泽泻、薏苡仁、升麻、诃子肉、党参、炮姜、甘草为原料的制剂，可用于治疗大便次数增多，泄泻经久不愈，甚或黎明前腹痛、肠鸣、继而泄泻、面色萎黄、形体消瘦、身倦乏力、畏寒肢冷、腹胀、纳差等脾肾阳虚之功能性腹泻和 IBS 患者[51]。

丰建君等发明的以党参、黄芪、白术、茯苓、山药、柴胡、炒白芍、炙甘草、延胡索、白扁豆、乌药、陈皮为原料的制剂，治疗 IBS 临床疗效好[52]。

周晓玲发明的以当归、白芍、川芎、白术、泽泻、茯苓、龟板胶、鹿角胶、党参、枸杞子、高良姜、醋香附、滑石、广山药、炙甘草、熟地黄、山茱萸、牡丹皮、百合、知母、玄参、紫河车、黄精、酸枣仁、杜仲、桑寄生、牛膝、菟丝子、蜂蜜、生牡蛎、合欢皮、薏苡仁、炒苍术、关黄柏、炒黄芩、黄连、砂仁为原料的制剂用于治疗 IBS 效果良好，未发现不良反应，泻实补虚，补而不滞，调整人体气血、阴阳，可从根本上治疗 IBS[53]。

刘洪波等发明的以白扁豆、党参、白术、茯苓、白芍、防风、山药、陈皮、炮姜、肉桂为原料的制剂治疗 IBS – D 疗效显著，远期疗效稳定[54]。

戴秀芳发明的以白术、白芍、陈皮、防风、粉葛、枳实、木香、甘草、马齿苋、千日红为原料的制剂治疗 IBS 具有疗效快，治愈率高的优点[55]。

姜涛等发明的以赤石脂、吴茱萸、胡椒、瓦楞子、葛根、香附、云苓、芡实、没食子、苹果醋、麻油为原料的制剂可迅速缓解 IBS 症状，见效快，无任何毒副作用[56]。

来维营发明的以角果木、欧当归、胡桐泪、胆木、猫儿屎、石风丹、王不留行、川牛膝、五加皮、续断、枸杞子、沙苑子等为原料的制剂治疗 IBS 疗效确切、安全方便、无毒副作用[57]。

唐旭东发明的以黄芪、炒白术、炒白芍、防风、黄连、炮姜炭、肉豆蔻、清半夏、煨木香、炙甘草、陈皮为原料的制剂治疗 IBS 肝郁脾虚证改善临床症状显著[58]。

谭建发明的以党参、白芍、白术、茯苓、柴胡、陈皮、山楂、延胡索、甘草为原料的制剂用于治疗 IBS 疗效显著[59]。

郭继进等发明的以广藿香、木香、五倍子、补骨脂、川芎、肉蔻、吴茱萸、白芍、白术、陈皮为原料的制剂治疗 IBS 疗效显著，无毒副作用[60]。

吕宾等发明的以炒白术、炒白芍、柴胡、防风、陈皮、煨木香、炒枳壳、制香附、生甘草、乌梅、木瓜、党参、炒扁豆、莲子、薏苡仁为原料的制剂用于治疗 IBS – D 疗效显著[61]。

陈明显等发明的以制苍术、广藿香、石菖蒲、炒黄连、煨木香、合欢皮为原料的制剂可用于治疗 IBS - D，具有降低内脏敏感性、减少结肠黏膜内肥大细胞数目的作用[62]。

罗京艺发明的以陈皮、防风、炒白术、赤芍、炒白芍、木香、柴胡、炒枳实、合欢皮、炙甘草、焦山楂为原料的制剂可用于治疗 IBS - D[63]。

综上所述，目前有大量治疗 IBS 的中药经验方，但仍需进一步开展高质量的临床研究才能研发推广。

参考文献

[1] 中华人民共和国卫生部药政局. 新药（西药）临床前研究指导原则汇编（药学、药理学、毒理学）. 1993：85-91.

[2] 中华人民共和国卫生部药政局. 中药新药研究指南（药学、药理学、毒理学）. 1994：74-76.

[3] Camilleri M, Andresen V. Current and novel therapeutic options for irritable bowel syndrome management. Dig Liver Dis, 2009, 41 (12)：854-862.

[4] Coleman NS, Marciani L, Blackshaw E, et al. Effect of a novel 5-HT$_3$ receptor agonist MKC-733 on upper gastrointestinal motility in humans. Aliment Pharmacol Ther, 2003, 18 (10)：1039-1048.

[5] Fujita T, Yokota S, Sawada M, et al. Effect of MKC-733, a 5-HT receptor partial agonist, on bowel motility and symptoms in subjects with constipation：an exploratory study. J Clin Pharm Ther, 2005, 30 (6)：611-622.

[6] Paterson WG, Ford D, Ganguli SC, et al. A novel, oral 5HT$_3$ partial agonist, DDP733, improves overall response in patients with irritable bowel syndrome and constipation (IBS-C)：a randomized, double-blind, placebo-controlled, parallel-group, dose-ranging study. Gastroenterology, 2008, 134：A546-A547.

[7] Chetty N, Irving HR, Coupar IM. Effects of the novel 5-HT$_3$ agonist MKC-733 on the rat, mouse and guinea pig digestive tract. Pharmacology, 2008, 81 (2)：104-109.

[8] Choung RS, Locke GR 3rd, Francis DD, et al. Novel partial 5HT$_3$ agonist pumosetrag reduces acid reflux events in uninvestigated GERD patients after a standard refluxogenic meal：a randomized, double-blind, placebo-controlled

pharmacodynamic study. Neurogastroenterol Motil, 2014, 26 (1): 13-20.

[9] Diederen K, Mugie SM, Benninga MA. Efficacy and safety of prucalopride in adults and children with chronic constipation. Expert Opin Pharmacother, 2015, 16 (3): 407-416.

[10] Corsetti M, Tack J. New pharmacological treatment options for chronic consti-pation. Expert Opin Pharmacother, 2014, 15 (7): 927-941.

[11] Kessing BF, Smout AJ, Bennink RJ, et al. Prucalopride decreases esophage-al acid exposure and accelerates gastric emptying in healthy subjects. Neuro-gastroenterol Motil, 2014, 26 (8): 1079-1086.

[12] Choi SC, Zou D, Ke MY, et al. Chronic constipation-associated symptoms in Asians and non-Asians, and effects of 12-week prucalopride treatment: A pooled analysis of 4 randomized, placebo-controlled trials. J Dig Dis, 2014 Dec 15.

[13] Tack J, Stanghellini V, Dubois D, et al. Effect of prucalopride on symptoms of chronic constipation. Neurogastroenterol Motil, 2014, 26 (1): 21-27.

[14] Smith JA, Beattie DT, Marquess D, et al. The in vitro pharmacological pro-file of TD-5108, a selective 5-HT (4) receptor agonist with high intrinsic ac-tivity. Naunyn Schmiedebergs Arch Pharmacol, 2008, 378 (1): 125-137.

[15] Beattie DT, Armstrong SR, Shaw JP, et al. The in vivo gastrointestinal activ-ity of TD-5108, a selective 5-HT (4) receptor agonist with high intrinsic ac-tivity. Naunyn Schmiedebergs Arch Pharmacol, 2008, 378 (1): 139-147.

[16] Manini ML, Camilleri M, Goldberg M, et al. Effects of Velusetrag (TD-5108) on gastrointestinal transit and bowel function in health and pharmacoki-netics in health and constipation. Neurogastroenterol Motil, 2010, 22 (1): 42-49.

[17] Camilleri M, Vazquez-Roque MI, Burton D, et al. Pharmacodynamic effects of a novel prokinetic 5-HT receptor agonist, ATI-7505, in humans. Neurogas-troenterol Motil, 2007, 19 (1): 30-38.

[18] Bowersox SS, Lightning LK, Rao S, et al. Metabolism and pharmacokinetics of naronapride (ATI-7505), a serotonin 5-HT (4) receptor agonist for gastroin-testinal motility disorders. Drug Metab Dispos, 2011, 39 (7): 1170-1180.

[19] Houghton LA, Rogers J, Whorwell PJ, et al. Zamifenacin (UK-76, 654) a potent gut M3 selective muscarinic antagonist, reduces colonic motor activity

in patients with irritable bowel syndrome. Aliment Pharmacol Ther, 1997, 11 (3): 561-568.

[20] Delvaux M, Beck A, Jacob J, et al. Effect of asimadoline, a kappa opioid agonist, on pain induced by colonic distension in patients with irritable bowel syndrome. Aliment Pharmacol Ther, 2004, 20 (2): 237-246.

[21] Mangel AW, Bornstein JD, Hamm LR, et al. Clinical trial: asimadoline in the treatment of patients with irritable bowel syndrome. Aliment Pharmacol Ther, 2008, 28 (2): 239-249.

[22] Gonenne J, Camilleri M, Ferber I, et al. Effect of alvimopan and codeine on gastrointestinal transit: a randomized controlled study. Clin Gastroenterol Hepatol, 2005, 3 (8): 784-791.

[23] Yuan CS, Doshan H, Charney MR, et al. Tolerability, gut effects, and pharmacokinetics of methylnaltrexone following repeated intravenous administration in humans. J Clin Pharmacol, 2005, 45 (5): 538-546.

[24] Yuan CS, Foss JF, O'Connor M, et al. Methylnaltrexone for reversal of constipation due to chronic methadone use: a randomized controlled trial. JAMA, 2000, 283 (3): 367-372.

[25] Sweetser S, Camilleri M, Linker Nord SJ, et al. Do corticotropin releasing factor-1 receptors influence colonic transit and bowel function in women with irritable bowel syndrome? Am J Physiol Gastrointest Liver Physiol, 2009, 296 (6): G1299-306.

[26] Hellström PM, Näslund E, Edholm T, et al. GLP-1 suppresses gastrointestinal motility and inhibits the migrating motor complex in healthy subjects and patients with irritable bowel syndrome. Neurogastroenterol Motil, 2008, 20 (6): 649-659.

[27] Hellström PM, Hein J, Bytzer P, et al. Clinical trial: the glucagon-like peptide-1 analogue ROSE-010 for management of acute pain in patients with irritable bowel syndrome: a randomized, placebo-controlled, double-blind study. Aliment Pharmacol Ther, 2009, 29 (2): 198-206.

[28] Camilleri M, Vazquez-Roque M, Iturrino J, et al. Effect of a glucagon-like peptide 1 analog, ROSE-010, on GI motor functions in female patients with constipation-predominant irritable bowel syndrome. Am J Physiol Gastrointest Liver Physiol, 2012, 303 (1): G120-128.

[29] Cremonini F, Camilleri M, McKinzie S, et al. Effect of CCK-1 antagonist, dexloxiglumide, in female patients with irritable bowel syndrome: a pharmacodynamic and pharmacogenomic study. Am J Gastroenterol, 2005, 100 (3): 652-663.

[30] Zakko S, Barton G, Weber E, et al. Randomised clinical trial: the clinical effects of a novel neurokinin receptor antagonist, DNK333, in women with diarrhea predominant irritable bowel syndrome. Aliment Pharmacol Ther, 2011, 33 (12): 1311-1321.

[31] Iwata Y, Ando K, Taniguchi K, et al. Identification of a highly potent and selective CB2 agonist, RQ-00202730, for the treatment of irritable bowel syndrome. Bioorg Med Chem Lett, 2015, 25 (2): 236-240.

[32] Lu WZ, Gwee KA, Moochhalla S, et al. Melatonin improves bowel symptoms in female patients with irritable bowel syndrome: a double-blind placebo-controlled study. Aliment Pharmacol Ther, 2005, 22 (10): 927-934.

[33] Song GH, Leng PH, Gwee KA, et al. Melatonin improves abdominal pain in irritable bowel syndrome patients who have sleep disturbances: a randomised, double blind, placebo controlled study. Gut, 2005, 54 (10): 1402-1407.

[34] Siah KT, Wong RK, Ho KY. Melatonin for the treatment of irritable bowel syndrome. World J Gastroenterol, 2014, 20 (10): 2492-2498.

[35] 田树英, 郑国启, 魏思忱, 等. 痛泻宁颗粒治疗腹泻型肠易激综合征74例. 中国药业, 2013, 22 (2): 78-79.

[36] 宋晓锋, 孙丽霞. 痛泻宁颗粒治疗腹泻型肠易激综合征疗效观察. 医药论坛杂志, 2014, 35 (10): 172-173.

[37] 蒋波涛, 李桂红, 王林, 等. 痛泻宁颗粒治疗肠易激综合征随机对照试验的 Meta 分析. 中药新药与临床药理, 2015, 26 (1): 124-127.

[38] 苏国彬, 刘文华, 陈海滨, 等. 以痛泻要方为基本方治疗肠易激综合征随机对照试验的系统评价. 广州中医药大学学报, 2009, 26 (2): 113-119.

[39] 涂云. 痛泻要方加减治疗腹泻型肠易激综合征随机平行对照研究. 实用中医内科杂志, 2013, 27 (1): 41-42.

[40] 李熠萌, 张亚楠, 蔡淦, 等. 肠吉泰治疗腹泻型肠易激综合征的随机双盲安慰剂平行对照试验. 上海中医药杂志, 2010, 44 (12): 33-36.

[41] 雷云霞, 刘新, 蔡淦, 等. 肠吉泰对腹泻型肠易激综合征患者生活质量

影响的临床研究．新疆医学，2011，41：8-12.

[42] 张正利，王莹，李典典．肠吉泰治疗腹泻型肠易激综合征临床观察．上海中医药大学学报，2012，26（5）：41-44.

[43] 卞兆祥，沈祖尧，梁伟强，等．预防和治疗胃肠功能紊乱的中药组合物、提取物及其应用：中国专利，CN101176777. 2008-05-14.

[44] 叶祖光．一种治疗肠易激综合征的药物组合物：中国专利，CN102228550A. 2011-11-2.

[45] 王德明，陆敏．一种治疗肠易激综合征的中药组合物：中国专利，CN10237990A. 2012-3-21.

[46] 王永炎，许雷，张国华，张文生．一种药物组合物及制剂和其在治疗肠易激综合征中的应用：中国专利，CN102397372A. 2012-4-4.

[47] 彭成，彭延娟，余葱葱．一种治疗肠易激综合征的药物组合物及其制备方法和用途：中国专利，CN102416063A. 2012-4-18.

[48] 田耀州．一种治疗腹泻型肠易激综合征的中药组合物：中国专利，CN102641463A. 2012-8-22.

[49] 于伟凡，任丽平，李先佳，王雁梅．一种治疗腹泻型肠易激综合征的中药：中国专利，CN102895371A. 2013-1-30.

[50] 侯磊磊．用于治疗腹泻型肠易激综合征的中药组合物及其制备方法：中国专利，CN103028071A. 2013-4-10.

[51] 李振华，李郑生．一种治疗功能性腹泻和肠易激综合征的口服液：中国专利，CN103041360A. 2013-4-17.

[52] 丰建君，于忠芳，仲崇华，仲春光．一种治疗肠易激综合征的中药：中国专利，CN103463417A.

[53] 周晓玲．治疗肠易激综合征的中药及其制备方法：中国专利，CN103690869A. 2014-4-2.

[54] 刘洪波，牛国英，杨金锁，等．治疗腹泻型肠易激综合征的中药制剂：中国专利，CN103705891A. 2014-4-9.

[55] 戴秀芳．一种用于治疗肠易激综合征的中药组合物：中国专利，CN103720844A. 2014-4-16.

[56] 姜涛，赵静渝．缓解肠易激综合征的中药制剂及其制备方法：中国专利，CN103784665A. 2014-5-14.

[57] 来维营．一种治疗肠易激综合征的药物及其应用：中国专利，CN103830679A. 2014-6-4.

［58］唐旭东．一种治疗肠易激综合征的中药组合物及其制备方法：中国专利，CN103845702A. 2014-6-11.

［59］谭建．一种治疗肠易激综合征的药物组合物：中国专利，CN103893329A. 2014-7-2.

［60］郭继进，陈学波，张海霞．一种治疗肠易激综合征的药及其制备方法：中国专利，CN103933178A. 2014-7-23.

［61］吕宾，李蒙，胡玥．一种治疗腹泻型肠易激综合征的药物组合物：中国专利，CN103990012A. 2014-8-20.

［62］陈明显，刘赛月，李亚平，等．一种治疗腹泻型肠易激综合征的中药复方组合物及其制备方法和制剂：中国专利，CN103989855A. 2014-8-20.

［63］罗京艺．一种内服治疗肠易激综合征的中药组合物：中国专利，CN104013708A. 2014-9-3.

第八章 中医药治疗肠易激综合征的作用机制研究

第一节 单味药或中药单体治疗肠易激综合征的作用机制研究

（一）调节细胞因子

白芍是治疗 IBS 常用方剂痛泻要方、逍遥散的主要药物，具有平肝止痛、养血调经、敛阴止汗的功效。中药药理学研究表明：白芍具有免疫调节、消炎作用，白芍总苷是其主要有效物质。研究显示白芍总苷可能通过抑制促炎细胞因子 IL－2 的合成，上调消炎细胞因子 IL－5 的表达，从而抑制炎症细胞的黏附，减轻肠道局部炎症，恢复 IBS 大鼠的肠黏膜免疫调节功能[1]。黄连治疗腹泻具有抑菌杀菌的作用，研究显示其提取物小檗碱可通过降低 IBS 大鼠模型的血浆 IL－6 水平降低大鼠内脏敏感性[2]。

（二）调节脑肠肽水平

脑肠肽将肠神经和中枢神经联系在一起，调控胃肠运动、分泌和感觉功能，在 IBS 发病中具有重要作用，常见的脑肠肽有 5－HT、胆囊收缩素（CCK）、P 物质、血管活性肠肽（VIP）、降钙素基因相关肽（CGRP）、生长抑素（SS）等，中药治疗 IBS 可通过调节脑肠肽水平发挥作用。研究显示菝葜提取物可能通过降低 IBS 大鼠模型的血浆 SP、CGRP 水平降低其内脏敏感性[3]；百合总皂苷、知母总皂苷、百合知母总皂苷能通过降低 IBS 大鼠模型血清

CGRP 和 VIP 的含量对 IBS 起到一定的治疗作用[4]；山楂水提物可抑制 IBS 大鼠模型大鼠结肠黏膜 5 - HT 和 5 - HT₃ 受体的过分表达，从而降低肠道敏感性[5]；益母草可通过降低 IBS 大鼠模型结肠 SP 含量起到降低其内脏敏感性的作用[6]，黄连提取物盐酸小檗碱可通过降低 IBS 大鼠模型结肠 5 - HT、CCK 含量起到止痛作用[2,7]。

（三）减少肥大细胞数目

结肠肥大细胞数目增多及活化在 IBS 发病中具有重要的作用，可提高内脏敏感性和结肠通透性，研究显示百合总皂苷、知母总皂苷、百合知母总皂苷、益母草能通过降低 IBS 大鼠模型肥大细胞数目治疗 IBS[4,6]。

（四）其他分子机制

芍药苷是芍药的主要有效成分，常用于镇痛，研究显示芍药苷对 IBS 模型大鼠具有良好的镇痛效果，其镇痛机制可能通过抑制细胞外信号调节蛋白激酶通路[8-9]。

临床中应用单味药或中药单体治疗 IBS 的研究较少，其作用机制研究也比较局限，有待于进一步深入研究。

第二节　中药复方治疗肠易激综合征的作用机制研究

（一）调节脑肠肽水平

如前所述，脑肠肽在 IBS 的发病机制中发挥着重要作用，多数研究从调节脑肠肽水平的角度研究中药复方的作用机制。

临床研究显示：参苓白术散（人参、白术、茯苓、甘草、山药、白扁豆、桔梗、莲子、薏苡仁、砂仁）加减治疗 IBS - D 的疗效显著，其作用机制可能通过降低血清 5 - HT、VIP、P 物质水平实现[10-11]；健脾抑激汤（党参、炒白术、茯苓、白芍、防风、陈皮、藿香、木香、葛根、薏苡仁、芡实、炙甘草）治疗 IBS - D 可降低 IBS - D 患者血浆 VIP、5 - HT 水平；采用调节肝脾的中药复方治疗 IBS - D 患者可降低患者血浆生长抑素和神经肽 Y 水平[12]；健脾化湿颗粒（炙黄芪、益智仁、砂仁、炒白术、炒白芍、防风、陈皮、茯苓、炙甘草、乌药）可降低 IBS - D 患者的血清 5 - HT 水平提高内脏痛阈[13]；疏肝健脾方治疗 IBS - D 患者可降低结肠黏膜 TRPV1 表达，减少 P 物质释放[14]；疏肝理气润肠复方治疗 IBS - C 可降低血浆 VIP、SS 水平[15]；水疗一号方（黄连、苍术、土茯苓、槐花、地榆、赤芍、丹皮、丹参、木香）治疗 IBS - D 有一定疗效，其作用机制可能是通过降低 P 物质水平，促进 NO 的分泌，恢复胃肠道的运动和分泌功能[16]。

实验研究显示：肠吉泰（陈皮、炒防风、炒白术、炒白芍、炙乌梅等）对 IBS - D 肝郁脾虚证模型大鼠具有改善应激状态、调节肠动力、解除内脏高敏感性等治疗作用，其作用机制可能与降低下丘脑促肾上腺皮质激素释放激素及 P 物质的表达有关[17]；腹安汤（柴胡、党参、白芍、佛手、延胡索、川楝子、丹参、炒白术、茯苓、广木香、陈皮等）可抑制 IBS - D 实验大鼠小肠运动，升高血浆 VIP 水平[18]；九香止泻片可通过降低 IBS - D 大鼠模型血浆 VIP、肠黏膜 5 - HT 含量、升高血浆神经肽 Y 起到治疗作用[19]；康泰胶囊缓解内脏高敏感的机制可能与降低 IBS 大鼠模型远端结肠的 5 - HT 含量，升高血清 NO 水平有关[20]；痛泻要方水提物可通过降低 IBS 大鼠模型外周血 5 - HT 含量、抑制结肠黏膜 SP 的表达、降低脑组织促肾上腺皮质激素释放因子的含量起到降低内脏敏感性的作用[21]。中药复方 JCM - 16021 可能通过减少结肠嗜铬细胞增生、降低 5 - HT 含量治疗 PI - IBS[22]。

（二）调节免疫功能和细胞因子

流行病学研究资料显示免疫功能降低可能是 IBS 发病的危险因素。临床研究显示易激灵 2 号方（白术、赤芍、陈皮、防风、葛根、黄芩、黄连、木香、救必应、火炭母、败酱草、益母草、炙甘草）治疗 IBS - D 患者可升高 CD_4^+ 水平，降低 CD_8^+ 水平，提高 CD_4^+/CD_8^+ 比值，调节细胞免疫功能治疗 IBS - D[23]；痛泻宁颗粒（白芍、白术、青皮、薤白）治疗 IBS - D 患者安全有效，可能与降低 IL - 18、IL - 10 水平有关[24]；易激胶囊（白术、白芍、陈皮、防风等）可通过降低血清 IL - 1β 水平、增加 IL - 13 水平改善 IBS - D 患者的临床症状[25]。

实验研究显示：肠安 I 号（黄芪、防风、黄连、白芍等）方高、中、低剂量均可通过增加 IBS - D 大鼠的体重、胸腺、脾脏指数，提高实验大鼠的免疫功能，从而发挥对 IBS 的治疗作用[26]；肠激安方可升高 IBS - D 模型大鼠 CD_4^+ 水平及 CD_4^+/CD_8^+ 比值，降低 CD_8^+ 水平，改善其细胞免疫功能[27]；藿香正气提取物可改善 IBS - D 模型大鼠的胸腺、脾脏指数，抑制外周促炎因子 IL - 1β，提高抑炎因子 IL - 2 水平[28]；黄术灌肠液（大黄、黄芩、黄连、黄芪、白术）可显著降低 IBS - D 大鼠模型 IL - 1β，升高 IL - 10 水平[29]；温肾健脾方治疗 IBS - D 大鼠模型可能通过调控 Th1/Th2 起到消炎和调节免疫作用[30]；IBS - 20 方可能通过抑制脂多糖、干扰素 γ 所致的促炎因子治疗 IBS[31]。

（三）减少肥大细胞数目

大量研究显示 IBS 发病与结肠肥大细胞增殖和活化有关。实验研究显示肠吉泰可通过减少 IBS - D 模型大鼠结肠肥大细胞数目，减少其活化程度改善内脏痛觉敏感状态[32]；黄术灌肠液可通过降低 IBS - D 模型大鼠回盲部肥大细胞数目起到治疗 IBS - D 的作用[33]；痛泻要方具有减少 IBS - D 模型肥大细胞数目的作用[34]；九香止泻片可减少 IBS - D 模型大鼠回盲部及结肠远端的肥大细胞数目[35]。

（四）调控脑 - 肠轴

脑 - 肠轴涉及肠神经系统、中枢神经系统，大量研究已证实脑－肠互动异常在 IBS 发病中具有重要的作用。实验研究显示 IBS 模型大鼠一定时间内粪点数明显增多，玻璃小球排出时间加快，不同脑区核团 c－fos 阳性神经元灰度值明显降低，痛泻要方（白芍、陈皮、白术、防风）高剂量组治疗可减少大鼠粪点数，减慢玻璃小球排出时间，不同脑区核团 c－fos 阳性神经元灰度值明显增高，提示痛泻要方对 IBS 大鼠的脑肠轴功能紊乱具有调控作用[36]。

（五）其他分子机制

临床研究显示理气通便合剂可通过降低 TRPV1、PAR－2 表达发挥缩短排便实时间，改善大便性状的作用[37]。

实验研究显示九香止泻片可通过激活 cAMP－PKA 信号通路调控湿热型 IBS－D 大鼠肠道中水通道蛋白4（AQP4）的表达进而改善腹泻症状[38]。疏肝健脾方对 IBS－D 模型大鼠治疗作用的发挥与其对大鼠结肠黏膜多巴胺通路相关的 Cl^- 及 HCO_3^- 转运的调节作用有关，这一过程主要由结肠黏膜顶膜侧 Cl^- 通道，基底膜侧阴离子交换体及 $Na^+－K^+－2Cl^-$ 共转运体等膜通道蛋白共同介导，对 5－HT 通路相关的跨上皮电活动的作用是通过调节 Cl^- 和 HCO_3^- 的分泌实现的，其调节是通过位于结肠上皮顶膜的囊性纤维化跨膜调控性 Cl^- 通道，以及位于基底膜的 $Na^+－K^+$ 泵、钠钾氯共转运体、钠碳酸氢根共转运体、Cl^-/HCO_3^- 交换器和基底膜 K^+ 通道共同作用的结果[39-40]。痛泻要方治疗 IBS－D 模型大鼠使大便含水量降低可能与上调 AQP3 和 AQP8 表达有关[41-42]。胃肠安丸治疗 IBS－D 大鼠模型具有止泻作用，可能通过增强小肠黏膜消化酶活性，调节腹泻状态下机体糖分解代谢有关[43]。痛泻要方治疗 PI－IBS 大鼠模型可缓解其内脏痛觉过敏，减少大便频次，可能与抑制 PAR－2 受体表达有关[44]。

从目前研究现状来看，中药复方可通过多种途径治疗 IBS，由于受技术条件的限制，中药复方治疗 IBS 的作用机制还不够全面，有待于进一步深入研究中药复方的多靶点作用机制。

第三节　针灸治疗肠易激综合征的作用机制研究

（一）调节脑肠肽水平

临床研究显示：电针可显著降低 IBS – D 患者结肠黏膜 5 – HT、5 – HT$_3$R 表达，进而减弱神经介导的胃肠道运动与分泌，提高内脏痛阈[45]；针刺治疗可显著降低 IBS – D 患者血清 5 – HT 水平[46]；眼针治疗可降低 IBS – D 患者血清 5 – HT 含量[47]。

实验研究显示：电针能够抑制 5 – HT 在 IBS – C 大鼠模型肠道的异常表达，增加 5 – HT$_4$ 受体表达，降低结肠组织中的 CGRP、P 物质的表达[48-49]；取关元、足三里穴位埋线能显著降低 IBS 模型大鼠血清中 NO 和 VIP 的含量[50]；针刺足三里、太冲穴可抑制 IBS – D 大鼠模型结肠 SS、VIP、P 物质的分泌，升高回肠及直肠组织中的神经肽 Y 含量[51]；眼针治疗可显著降低 IBS 大鼠模型血清和结肠组织中的 P 物质和 VIP 含量，上调结肠组织中 5HT 转运体及 5 – HT$_4$ 受体表达，降低神经激肽 1 表达，降低血清和结肠远端组织中的 5 – HT、5 – 羟吲哚乙酸含量[52-56]。

（二）调节细胞因子

临床研究显示针刺治疗 IBS – D 肝郁脾虚证患者，可提高其外周血 IL – 4、IL – 10 含量，而对 IFN – γ、IL – 2 的含量无明显影响，降低了 Th$_1$/Th$_2$ 比值，提示针刺治疗 IBS – D 的临床疗效可能与其能有效促进患者的 Th$_1$/Th$_2$ 平衡密切相关[57]。另有研究显示针刺治疗老年 IBS 患者可显著降低血清中 IL – 18、IL – 23 和 TNF – α 水平[58]。

（三）分子机制

实验研究显示：眼针治疗可上调 IBS – D 大鼠模型结肠组织中的 AQP8 和 AQP3 的表达，进而调控结肠的水液代谢[59-60]；艾灸治疗 IBS 镇痛的机制与降低背根神经节嘌呤 $2X_7$（$P2X_7$）受体表达有关[61]。

针灸治疗 IBS 疗效肯定，但其作用机制尚未完全阐明，其中调节脑－肠轴的作用机制是目前研究的热点，为揭示针灸治疗 IBS 的奥秘，仍需进一步深入研究其作用机制。

参考文献

[1] 石君杰，金方，宋李亚．白芍总苷对肠易激综合征大鼠 Th1/Th2 表达失衡的影响．中国中西医结合消化杂志，2012，20（10）：450-452.

[2] 唐庆林，钟渊福，黄东，等．盐酸小檗碱对肠易激综合征大鼠内脏高敏感的影响．世界华人消化杂志，2014，22（30）：4566-4572.

[3] 李铁男，王兵，刘影，等．菝葜提取物对肠易激综合征大鼠血浆 SP、CGRP 含量的影响．中医药学报，2011，39（4）：26-28.

[4] 陈丹，高英，李卫民．百合、知母总皂苷对大鼠肠易激综合征的治疗作用．中药新药与临床药理，2014，25（5）：567-572.

[5] 吴蕾蕾，何志鹏．山楂水提物对肠易激综合征大鼠结肠黏膜 5-HT 和 5-HT_3R 表达的影响．牡丹江医学院学报，2011，32（4）：6-9.

[6] 钟云海，贺迎春，邱家荣，等．益母草对肠易激综合征内脏感觉过敏大鼠肥大细胞和 P 物质表达的影响．中国医药指南，2009，7（12）：47-48.

[7] Tjong Y, Ip S, Lao L, et al. Analgesic effect of Coptis chinensis rhizomes (Coptidis Rhizoma) extract on rat model of irritable bowel syndrome. J Ethnopharmacol, 2011, 135（3）：754-761.

[8] Zhang XJ, Li Z, Leung WM, et al. The analgesic effect of paeoniflorin on neonatal maternal separation-induced visceral hyperalgesia in rats. J Pain, 2008, 9（6）：497-505.

[9] Zhang XJ, Chen HL, Li Z, et al. Analgesic effect of paeoniflorin in rats with neonatal maternal separation-induced visceral hyperalgesia is mediated through adenosine A（1）receptor by inhibiting the extracellular signal-regulated protein kinase（ERK）pathway. Pharmacol Biochem Behav, 2009, 94（1）：88-97.

[10] 张震坤，王宁宁，李倩雯．参苓白术散加减对肠易激综合征患者脑肠肽的影响．光明中医，2014，29（8）：1633-1635.

［11］谢文堂，李茂清，周三林，等．参苓白术散与艾灸对肠易激综合征患者血清脑肠肽的影响．中国中医药信息杂志，2015，22（3）：36-38.

［12］张建强，康美清．肝脾并调论治腹泻型肠易激综合征及对患者血浆生长抑素、神经肽 Y 水平影响．中国中医药现代远程教育，2012，10（16）：112-113.

［13］赵立波，刘彩双，安永红，等．健脾化湿颗粒对腹泻型肠易激综合征患者血清 5-羟色胺及内皮素表达的影响．河北中医，2014，36（7）：1000-1001.

［14］赵东梅，黄会云，张涛，等．疏肝健脾方对腹泻型肠易激综合征结肠黏膜 TRPV1、SP、CGRP 的影响．江西中医药，2014，（9）：29-32.

［15］徐义勇，艾志福，朱丽娟．疏肝理气润肠法治疗便秘型肠易激综合征的疗效及其调节胃肠激素的研究．时珍国医国药，2014，25（9）：2192-2194.

［16］朱永萍，林寿宁，杨秀静，等．水疗一号对腹泻型肠易激综合征患者血清一氧化氮和 P 物质水平的影响．中国中西医结合消化杂志，2013，21（7）：375-377.

［17］丛军，蔡淦，林江，等．肠吉泰对腹泻型肠易激综合征大鼠 CRH、SPmRNA 表达的影响．上海中医药杂志，2013，47（5）：81-84.

［18］刘杰民，蔺晓源，胡浩，等．腹安汤对腹泻型肠易激综合征大鼠血管活性肠肽和 P 物质的影响．辽宁中医药大学学报，2010，12（9）：105-107.

［19］马薇，龙霖梓，彭芝配，等．九香止泻片对腹泻型肠易激综合征大鼠血浆 VIP、NPY 和肠黏膜 5-HT 的影响．湖南中医药大学学报，2009，29（6）：29-32.

［20］Chen YL, Huang XQ, Xu SJ, et al. Relieving visceral hyperalgesia effect of Kangtai capsule and its potential mechanisms via modulating the 5-HT and NO level in vivo. Phytomedicine, 2013, 20 (3-4)：249-257.

［21］Hu XG, Xu D, Zhao Y, et al. The alleviating pain effect of aqueous extract from tong-xie-yao-fang, on experimental visceral hypersensitivity and its mechanism. Biol Pharm Bull, 2009, 32 (6)：1075-1079.

［22］Qin HY, Xiao HT, Leung FP, et al. JCM-16021, a Chinese Herbal Formula, Attenuated Visceral Hyperalgesia in TNBS-Induced Postinflammatory Irritable Bowel Syndrome through Reducing Colonic EC Cell Hyperplasia and Serotonin Availability in Rats. Evid Based Complement Alternat Med, 2012, 2012: 239638.

[23] 常东，李健，冯春霞，等. 易激灵 2 号方对大肠湿热型肠易激综合征 T 细胞亚群的影响. 中国中西医结合消化杂志，2014，22（4）：182-184.

[24] 殷鹏飞，贺永锋. 痛泻宁颗粒治疗腹泻型肠易激综合征疗效及对血清 IL-18 及 IL-10 的影响. 现代中西医结合杂志，2014，23（22）：2447-2448.

[25] 郑秀丽，聂淑英，马圆圆，等. 易激胶囊对腹泻型肠易激综合征患者白细胞介素 1β、白细胞介素-13 的影响. 河北中医，2013，35（3）：342-344.

[26] 林媚，唐旭东. 肠安Ⅰ号及安慰剂对腹泻型肠易激综合征大鼠免疫功能的影响. 深圳中西医结合杂志，2009，19（6）：333-335.

[27] 唐洪梅，黄樱华，李得堂，等. 肠激安方对腹泻型肠易激综合征模型大鼠 T 淋巴细胞和 5-羟色胺的影响. 广州中医药大学学报，2009，26（2）：164-168.

[28] 李丹，吕妍，唐方. 霍香正气提取物对腹泻型肠易激综合征大鼠免疫功能的调节作用. 中草药，2009，40（3）：440-442.

[29] 胡俊，胡团敏，何文钦，等. 黄术灌肠液对腹泻型肠易激综合征大鼠 IL-1β、IL-10 表达的影响. 世界华人消化杂志，2009，17（21）：2188-2191.

[30] 苏晓兰，魏炜. 温肾健脾方对腹泻型肠易激综合征大鼠 Th1/Th2 表达的影响. 广州中医药大学学报，2012，29（5）：550-554.

[31] Yang Z, Grinchuk V, Ip SP, et al. Anti-Inflammatory Activities of a Chinese Herbal Formula IBS-20 In Vitro and In Vivo. Evid Based Complement Alternat Med, 2012, 2012: 491496.

[32] 丛军，蔡淦，张正利，等. 肠吉泰对腹泻型肠易激综合征大鼠结肠肥大细胞变化和 5-羟色胺表达的影响. 安徽中医学院学报，2010，29（6）：47-50.

[33] 霍涛，胡团敏，黄思付. 黄术灌肠液对腹泻型肠易激综合征大鼠肥大细胞与 P 物质的影响. 世界华人消化杂志，2012，20（3）：219-223.

[34] 黄罡，张涛，潘锋. 基于结肠黏膜肥大细胞及 5-HT 变化探讨痛泻要方颗粒剂干预腹泻型肠易激综合征实验研究. 江西中医学院学报，2012，24（2）：29-32.

［35］马薇，彭芝配，滕久祥，等. 九香止泻片对湿热泄泻型肠易激综合征大鼠肠道组织肥大细胞与五羟色胺表达的影响. 2011，18（4）：36-38.

［36］李冬华，白霞，谢小磊，等. 从脑肠互动的角度研究痛泻要方治疗肠易激综合征的作用机制. 中国实验方剂学杂志，2010，16（12）：118-121.

［37］潘锋，陈建永，詹程，等. 从 TRPV1、PAR-2 表达探讨理气通便合剂治疗便秘型肠易激综合征研究. 中华中医药学刊，2014，32（3）：603-605.

［38］谭洁，滕久祥，彭芝配，等. 九香止泻片对湿热型泄泻肠易激综合征模型大鼠 AQP4、PKA 与 cAMP 表达的影响. 湖南中医药大学学报，2012，32（7）：23-26.

［39］张声生，郭前坤，汪正芳，等. 疏肝健脾方对腹泻型肠易激综合征模型大鼠结肠黏膜多巴胺信号通路离子转运的影响. 2012，20（9）：385-389.

［40］张声生，汪正芳，郭前坤，等. 疏肝健脾方对实验性腹泻型肠易激综合征 5-羟色胺相关的结肠黏膜离子通道转运机制的影响. 中国中西医结合杂志，2012，32（11）：1516-1520.

［41］滕超，许惠娟，刘慧慧，等. 痛泻要方及拆方对腹泻型肠易激综合征模型大鼠结肠组织水通道蛋白 3 表达的影响. 中国中西医结合消化杂志，2011，19（5）：290-294.

［42］许惠娟，刘慧慧，滕超，等. 痛泻要方对腹泻型肠易激综合征模型大鼠结肠水通道蛋白 8 表达影响的机制研究. 中国实验方剂学杂志，2012，18（6）：141-144.

［43］胡瑞，张桐茂，唐方. 胃肠安丸对肠易激综合征大鼠消化酶、水通道蛋白的影响. 中国中药杂志，2010，35（21）：2899-2902.

［44］Hu X, Zhang X, Han B, et al. The inhibitory effect of tongxieyaofang on rats with post infectious irritable bowel syndrome through regulating colonic par-2 receptor. BMC Complement Altern Med, 2013, 13：246.

［45］陈跃华，陈兴奎，尹小君，等. 电针对腹泻型肠易激综合征患者结肠黏膜 5-HT、5-HT$_3$R 表达的影响. 中华中医药学刊，2012，30（6）：1242-1245.

［46］占道伟，孙建华，罗开涛，等. 针刺治疗腹泻型肠易激综合征及其对患者血清 5-羟色胺的影响. 中国针灸，2014，34（2）：135-138.

[47] 邹凌云，王鹏琴．眼针对肠易激综合征患者血清 5-羟色胺水平的影响．上海针灸杂志，2012，31（4）：211-212.

[48] 杨玲，施征，王晓梅，等．电针对便秘型肠易激综合征大鼠结肠组织 5-HT、5-HT$_4$ 受体的调节作用．上海针灸杂志，2014，33（3）：266-269.

[49] 张亚楠，王世军．电针对便秘型肠易激综合征模型大鼠结肠降钙素基因相关肽及 P 物质 mRNA 表达的影响．吉林中医药，2014，（9）：920-923.

[50] 胡雪，尹改珍，田亚黎．穴位埋线对肠易激综合征大鼠血清中一氧化氮及血管活性肠肽的影响．新疆中医药，2012，30（1）：27-29.

[51] 刘美荣，肖瑞飞，左和宁．针刺足三里、太冲穴对腹泻型肠易激综合征模型大鼠 NPY 和 VIP 的影响．江苏中医药，2013，45（6）：69-71.

[52] 王艳杰，王德山，关洪全，等．眼针对肠易激综合征大鼠血清和结肠组织中 P 物质及血管活性肠肽含量的影响．针刺研究，2010，35（1）：8-11.

[53] 王艳杰，刘慧慧，关洪全，等．眼针疗法对腹泻型肠易激综合征模型大鼠结肠神经激肽 1 表达的影响．中医杂志，2011，52（16）：1398-1401.

[54] 宋士一，王德山，王艳杰，等．眼针疗法对肠易激综合征模型大鼠结肠组织 5-羟色胺 4 受体表达的影响．中国中医药信息杂志，2010，17（7）：41-43.

[55] 宋士一，王艳杰，王德山，等．眼针对肠易激综合征模型大鼠结肠组织 5-羟色胺重摄取转运体表达的影响．针刺研究，2011，36（2）：101-104.

[56] 宋士一，王德山，王艳杰，等．眼针对肠易激综合征模型大鼠结肠组织和血清 5-HT、5-HIAA 的影响．上海针灸杂志，2010，29（6）：339-341.

[57] 吴晓亮，王烨林，孙建华，等．针刺治疗腹泻型肠易激综合征肝郁脾虚证临床观察及其对 Th1/Th2 的影响．中国针灸，2013，33（12）：1057-1060.

[58] 张润洪．针灸治疗老年人肠易激综合征的疗效及对血清中 IL-18、IL-23 和 TNF-α 的影响．中国老年学杂志，2013，33（6）：1435-1436.

[59] 滕超．眼针对腹泻型肠易激综合征模型大鼠结肠 AQP8 调节机制的研究．中国中西医结合消化杂志，2014，22（8）：451-457.

[60] 王艳杰，刘慧慧，刘旭东，等．眼针对腹泻型肠易激综合征模型大鼠结肠

肠水通道蛋白 3 表达的影响. 世界华人消化杂志，2011，19（9）：899-904.

[61] Liu S，Shi Q，Zhu Q，et al. P2X$_7$ receptor of rat dorsal root ganglia is involved in the effect of moxibustion on visceral hyperalgesia. Purinergic Signal. 2015，11（2）：161-169.

祖国医学篇

第九章　肠易激综合征的病因病机

第一节　古代医家对肠易激综合征相关病症的认识

一、从古代医家经验中寻找对 IBS 中医理论的认识与思考

中医学古籍并无"IBS"一病，但已有对其相关症状的详细记载，IBS 以"痛""泻""秘"等症状为主要特征，其临床表现契合了古代医家对"泄泻""腹痛""便秘"等病证的表述，其中"大肠泄""痛泄""肠郁""气秘"等疾病的记载更贴合了现代医学对 IBS 的认识。

一般来说，腹痛不明显的 IBS－D 归属于中医学"泄泻"范畴，腹痛不明显的 IBS－C 归属于中医学"便秘"范畴，而对于不定型 IBS 患者腹痛症状往往比较明显，故将其归属于中医学"腹痛"范畴。

泄泻首载于《黄帝内经》，《素问·气交变大论》中有"鹜溏""飧泄""注下"等病名，并对其病因病机等有较全面的论述。《灵枢·邪气脏腑病形》中关于"痛""泻"的症状论述较为详尽。文中指出："大肠病者，腹中切痛而鸣濯濯，冬日重感于寒，即泄，当脐而痛，不能久立。"此外，《难经·五十七难》中则明确提出"大肠泄"一病，文中写到，"泄凡有五，其名不同：有胃泄，有脾泄，有大肠泄，有小肠泄，有大瘕泄，名曰后重。胃泄者，饮食不化，色黄；脾泄者，腹胀满，泄注，食即吐逆；大肠泄者，食已窘迫，大便色白，肠鸣切痛；小肠泄者，溲而便脓血，小腹痛；大瘕泄者，里急后重，数至圊而不能便，茎中痛。此为五泄

之要法也"，而"大肠泄"的相关症状则与现代医学对 IBS－D 的表述有相似之处。张仲景在《金匮要略·呕吐哕下利病脉证治》中以下利分述泄泻与痢疾，而 IBS 的主要症状在该书中论述比较详细，涉及到的证候、方药也相当丰富，对 IBS 的辨证规律研究具有重要的指导意义。陈无择在《三因极一病证方论·泄泻叙论》中提出："喜则散，怒则激，忧则聚，惊则动，脏气隔绝，精神夺散，以致溏泄。"认为不仅外邪可导致泄泻，情志失调也是造成疾病发生的一个重要因素。清代医家对泄泻的论著颇多，李用粹在总结前人经验治疗泄泻的基础上，提出了"肝泄"一病，李用粹认为，"肝泄者，忿怒所伤，厥而面青，必兼胁痛"。

《黄帝内经》亦有关于"腹痛"的详细记载。《素问·举痛论》中指出，"寒气客于肠胃之间，膜原之下，血不得散，小络急引故痛"；"热气留于小肠，肠中痛，瘅热焦渴，则坚干不得出，故痛而闭不通矣。"并提出了感受寒、热邪是导致腹痛的病因之一。隋代《诸病源候论·腹痛诸候》中明确指出："久腹痛者，脏腑虚而有寒，连滞不歇，发作有时，发则肠鸣而腹绞痛，谓之寒中。是冷搏于阴经，令阳气不足，阴气有余也。寒中久痛不瘥，冷入于大肠，则变下利。"

同样，古代文献对"便秘"的记载亦颇多。而 IBS－C 则以"气秘"进行辨证施治。《景岳全书·秘结》云："气秘者，气内滞，而物不行也。"戴思恭在《证治要诀》中指出，"气秘者，因气滞而后重，迫痛，烦闷胀满，大便燥而不通"；"气秘由气不升降，谷气不行，其人多噫"。

《现代中医临床诊断学·疾病》将"肠郁"定义为"情志不舒，气机郁滞，使肠道运化失常，以腹痛、腹泻或便秘为常见表现的郁病类疾病"。该表述从病因、病机、临床表现等方面，更加契合了现代医学对 IBS 的认识。

二、古代医家对肠易激综合征病因病机的认识

（一）病因理论

IBS病因复杂，古代医家对其论述不外乎感受外邪、饮食所伤、情志失调、久病体虚及禀赋不足，其中情志失调尤为显著。

1. 感受外邪 感受风、寒、湿、热等六淫邪气均可引起泄泻、腹痛、便秘等病症的发生，古代文献对此论述颇多。《素问·举痛论》曰："寒气客于小肠，小肠不得成聚，故后泄腹痛矣。""热气留于小肠，肠中痛，瘅热焦渴，则坚干不得出，故痛而闭不通矣。"《素问·至真要大论》曰："暴注下迫，皆属于热。"《素问·阴阳应象大论》曰："湿盛则濡泄""春伤于风，夏生飧泄"。外感六淫邪气既可侵袭肺卫皮毛，由表入里，致脾胃升降失司，亦能夹湿邪为患，直接损伤脾胃，脾胃运化失常，肠道传导失司，引起泄泻、便秘；脏腑气机阻滞，气血运行不畅，经脉痹阻，不通则通，故可引起腹痛。

2. 饮食所伤 误食馊腐不洁之物，使脾胃受伤，或饮食过量，停滞不化，或恣食肥甘厚味，致湿热内蕴，或恣啖生冷，寒气伤中，均能化生寒、湿、热、食滞之邪，使脾运失职，升降失调，清浊不分，而发生泄泻；腑气通降不利而发生腹痛。《素问·太阴阳明论》中指出，"饮食不节，起居不时者，阴受之……阴受之则入五脏……入五脏则月真满闭塞，下为飧泄"。

3. 情志失调 忧郁恼怒，精神紧张，易致肝气郁结，木郁不达，横逆犯脾；忧思伤脾，土虚木乘，均可使脾失健运，气机升降失常，传导失职，遂致本病。《素问·举痛论》中指出："怒则气逆，甚则呕血及飧泄。"陈无择在《三因极一病证方论·泄泻叙论》中提出："喜则散，怒则激，忧则聚，惊则动，脏气隔绝，精神夺散，以致溏泄。"《景岳全书·秘结》云："气秘者，气内滞，而物不行也。"《证治要诀》中亦指出："气秘者，因气滞而后重，迫痛，烦闷胀满，大便燥而不通。"情志失调也是导致肠易激综合

征的重要原因之一。

4. 久病体虚　久病失治，脾胃受损，日久伤肾，脾失温煦，运化失职，水谷不化，积谷为滞，湿滞内生，遂发泄泻。病久肾阳不足，相火失于温煦，脏腑虚寒，腹痛日久不愈。《症因脉治·内伤泄泻》中提及："脾虚泻之因，脾气素虚，或大病后，过用寒冷，或饮食不节，劳伤脾胃，皆成脾虚泄泻之症。"

5. 禀赋不足　先天禀赋不足，素体脾虚，肾阳亏虚，命门火衰。脾虚则气血化源不足，肾气失充，肾气益虚；命门火衰则脾失温煦，而脾气更虚，脾肾阳气亏虚，气化不利，水湿内蕴、下注，而为腹部胀满冷痛，大便冷秘或泄泻不爽。《景岳全书·秘结》云："凡下焦阳虚，则阳气不行，阳气不行，则不能传送，而阴凝于下，此阳虚而阴结也。""肾为胃关，开窍于二阴，所以二便之开闭，皆肾脏之所主，今肾中阳气不足，则命门火衰……阴气盛极之时，即令人洞泄不止也。"上述论述表明禀赋不足也是导致 IBS 的病因之一。

（二）病机理论

中医学理论源远流长，古代医家对 IBS "痛""泻""秘"等相关病证的表述主要从以下几个方面立论。

1. 肝气郁滞　肝为将军之官，主疏泄，可条畅气机与情志。肝木疏土，可助脾胃运化；脾土营木，以利肝木疏泄。一旦肝木有病，疏泄失常，影响脾胃主要表现为两种情况：一为疏泄不及，土失木疏，气壅而滞，则发为腹痛、腹胀；一为疏泄太过，横逆脾胃，致脾胃运化失司，而致泄泻。明代医家吴鹤皋《医方考》云："泻责之脾，痛责之肝；肝责之实，脾责之虚，脾虚肝实，故令痛泻。"清代名医叶天士《临证指南医案》中指出："肝病必犯土，是侮其所胜也，克脾则腹胀，便或溏或不爽。"肝气郁滞贯穿于本病当中，是本病发生发展的重要因素。

2. 脾胃虚弱　脾胃为后天之本，气血生化之源，四肢百骸皆赖以所养。脾胃功能正常与否，是决定机体是否发病的关键。若脾运化水谷精微功能减退，则运化吸收功能失常，以致出现溏泻、腹胀等；若脾运化水湿功能失调，可产生痰、湿、饮等病理产物，从而发生泄泻等病证。若素体脾胃虚弱，或饮食劳倦等损伤脾胃，中焦运化失职，气机壅滞，亦会影响肝之疏泄功能，即"土壅木郁"，则可出现腹痛等相关病证。正如明代著名医家张景岳所言，"凡遇怒气便作泄泻者，必先以怒时夹食，致伤脾胃，故但有所犯，即随触而发，此肝脾两脏病也。盖以肝木克土，脾气受伤而然。使脾气本强，即有肝邪，未必能入，今即易伤，则脾气非强，可知矣。"肝脾两脏在生理上紧密联系，在病理上息息相关，脾虚作为 IBS－D 发病之本，亦可影响肝气之疏泄。

3. 脾肾阳虚　肾为先天之本，脾胃为后天之本，两脏往往相互影响。若命门火衰，火不暖土，日久可致脾失温煦，运化无权，水谷不化，积谷为滞，湿滞内生，可致泄泻等病证，汪昂《医方集解》曾说："久泻皆由命门火衰，不能专责脾胃。"另外，若脾虚化源不足，五脏之精少而肾失所养，亦可致脾肾之阳俱虚，虚寒内生，阻滞气机，不通则痛，故可见腹痛。由此可见，若本病病程较长，脾肾失于温煦，脏腑失于温养，而致病情缠绵难愈或反复发作。

4. 气机紊乱　气是构成和维持人体正常生命活动的物质基础之一，气机则是人体功能活动的高度概括，气机升降出入功能正常，才能保证机体有条不紊地进行新陈代谢以维持机体正常的生理活动[1]。脾胃为气机升降之枢，是人体气机升降的关键。脾宜升则健，胃宜降则和，多种原因可致脾胃气机升降失司，脾不升清，胃不降浊，气机紊乱，从而导致腹胀、腹泻、腹痛等症状的产生。关于气机紊乱而致本病的描述，《素问·阴阳应象大论》中早已有详细记载。"清气在下，则生飧泄，浊气在上，则生䐜胀，此阴阳反作，病之逆从也。"

5. 痰浊瘀血　痰浊瘀血是 IBS－D 继发的病理因素，往往在本病病程较长后发生。脾为太阴湿土之脏，喜温燥而恶寒湿，若其运化水湿功能异常，则可产生湿、痰等病理产物，继而流注肠腑，故可致泄泻不止。而情志伤肝，肝失疏泄，木郁土壅，或饮食劳倦，损伤脾胃，土壅木郁，以致脾胃气机阻滞。"气为血之帅"，气行则血行，气滞则血瘀，故本病初起在气，气滞日久影响血络运行，导致气滞血瘀；若素体阳虚，阳气不足，无力推动血行，血脉运行不畅亦可成瘀。各种病理因素亦可相互影响，故见本病反复发作，缠绵难愈。

纵观古代医家经验，感受外邪、饮食不节、情志失调、禀赋不足等均可导致"痛""泻""秘"等病证的产生，其中情志失调尤为重要，这与现代医学对 IBS 病理机制的探析是一致的。本病虽病因复杂，但古代医家多从肝、脾、肾立论，而肝、脾两脏在证候的演变过程中起主导作用，强调肝郁气滞是本病的诱发因素，脾胃虚弱是致病之本。气滞脾虚继而可生湿、食、痰、瘀诸邪，日久可迁延及肾，导致疾病缠绵难愈[2]。

第二节　现代中医学家对肠易激综合征病因病机的再认识

近些年来，众多中医学者在长期的临证工作中，不断地对本病进行深入研究与探讨，对古代医籍进行挖掘与整理，从新的角度对 IBS 进行辨证施治，皆取得了良好的治疗效果。

王建康[3]从肝风立论，认为本病的致病特点具备内生风邪开泄、善行的特性，故以肝郁生风为基本病机，脾虚湿阻、心神失宁为协同病机，病及肝脾心三脏。王德明[4]认为 IBS – D 的外在表象是肝郁脾虚，但内在本质为心肾不交，这与现代医学以神经—免疫—内分泌网络调控轴为着眼点有异曲同工之妙。国医大师徐景藩教授[5]则指出，脾虚湿盛是本病发病基础，病久不愈可恙及肝肾，湿热瘀血是发病之标。王苏娜[6]则从经络学说入手，认为本病病位在肠腑，心神失调是病理基础，气机紊乱是病理变化过程，为从心论治 IBS 提出了现代医学理论依据。黄绍刚[7]则以五脏相关理论为落脚点，认为本病主病之脏虽在脾，但其他脏腑的疾患也会成为病因或病理产物而戕伐及脾，治疗时应"谨守病机，各司其属"。

刘华[8]则从三焦辨证入手，认为本病病机为三焦湿邪重着黏滞导致肠道气机阻滞，升降失司，寒湿和湿热是导致本病发生的重要病理因素。周福生教授[9]则指出，本病的主要病机为肝郁脾虚、心神不宁和心胃不和，其病在肝，其制在脾，其标在肠，其统在心。王景秀[10]着眼于肺，以"肺主气、主治节、主行水，通调水道、与大肠相表里"理论为依据，论治了IBS从肺论治的可行性。蔡淦教授[11]则认为IBS具有全身表现，不能用单一中医病名进行涵盖，主要从气机失调理论论述本病。而董靖[12]则从体质学说理论入手，将IBS分为气郁质、气虚质、痰湿质、湿热质、阳虚质进行辨证施治，为IBS的中医治疗提供了新的思路。

参考文献

[1] 周学文. 脾胃气机升降理论与临床运用举隅. 中国中医结合脾胃杂志，1997，5（3）：129-130.

[2] 中华中医药学会脾胃病分会. 肠易激综合征中医诊疗共识意见. 中华中医药杂志，2010，25（7）：1062-1065.

[3] 王建康，王继兴. 腹泻型肠易激综合征从肝风论治浅谈. 新中医，2014，46（1）：234-235.

[4] 陆敏，王德明. 王德明以心肾不交论治肠易激综合征经验. 辽宁中医杂志，2011，38（1）：37-38.

[5] 叶柏，陈静. 国医大师徐景藩教授治疗肠易激综合征临床经验. 中华中医药杂志，2013，28（6）：1746-1748.

[6] 王苏娜，王祖红，谢苏娟. 从心论治肠易激综合征的探讨. 中国针灸，2010，30（11）：957-959.

[7] 黄绍刚，林仰锦. 从五脏相关角度探讨肠易激综合征核心病机. 中国中医基础医学杂志，2013，19（3）：243-245.

[8] 刘华. 吴鞠通湿病学说与肠易激综合征. 中国民间疗法，2008，16（7）：7.

[9] 陈晓敏，周福生. 周福生治疗肠易激综合征经验介绍. 新中医，2006，38（6）：66-67.

[10] 王景秀，林平. 肠易激综合征从肺论治浅析. 浙江中医药大学学报，2011，35（1）：9-17.

[11] 雷云霞，刘新．蔡淦治疗腹泻与便秘交替型经验．辽宁中医杂志，2011，38（9）：1742-1743.

[12] 董靖，章涵．从体质论治腹泻型肠易激综合征．中医临床研究，2012，4（13）：50-52.

第十章　肠易激综合征的证候诊断

第一节　证候诊断要点

一、诊断依据

1. 腹痛或腹部不适感疼痛性质多样，程度各异，多见于左下腹，可伴腹胀，进餐后出现，排便后可缓解。

2. 腹泻或腹泻与便秘交替，呈持续或间歇性发作，大便次数增多，量不多，每日3~5次以至数十次以上，大便稀溏，或完谷不化，或粪如水样或呈白色及透明的黏液便，无脓血，部分患者可腹泻与便秘交替发作，常有排便不尽感及窘迫感。排便多发生在凌晨或进餐后，常受精神紧张或情绪变化的影响。

3. 便秘大便每周1~2次，甚则十多日一次，大便量少，粪质干结，或呈羊屎状或细杆状，表面附有黏液，排出艰难，或欲大便而艰涩不畅，便后仍有便意，矢气频多。通常早期自行服用泻药可缓解症状，而后可发展为持续性便秘。

4. 其他症状常兼有腹胀、肠鸣、纳呆、神疲乏力、头眩心悸等症状。

5. 本病常有感受外邪、饮食不节、情志内伤、劳倦过度等因素诱发。

二、辨证要点

1. 辨腹痛的发病原因主要有寒邪内阻、湿热壅滞、饮食积滞、肝郁气滞、瘀血内停、中虚脏寒等。若腹痛拘急，疼痛暴作，痛无间断，坚满急痛，遇冷痛剧，得热痛减者，为寒痛；痛在脐腹，痛处有灼热感，时轻时重，或伴有便秘，得凉痛减者，为热痛；腹痛时轻时重，痛处不定，攻冲作痛，伴胸胁不舒，腹胀，嗳气或矢气则胀痛减轻者，属气滞痛；因饮食不慎，脘腹胀痛，嗳气频作，嗳后稍舒，痛甚欲便，便后痛减者，为伤食痛；暴痛多实，伴腹胀，呕逆，拒按等；久痛多虚，痛势绵绵，喜揉喜按。

2. 辨便秘的性质当分清虚实，实者包括热秘、气秘、冷秘，虚者当辨气虚、血虚、阴虚和阳虚的不同。燥热内结于肠胃者，属热秘；气机郁滞者，属气秘；气血阴阳亏虚者，属虚秘；阴寒积滞者，为冷秘或寒秘。而寒、热、虚、实之间，常又相互兼夹或相互转化。

3. 辨腹泻外感泄泻，多兼表证；食滞泄泻，以腹痛肠鸣、粪便臭如败卵、泻后痛减为主要特征；肝气乘脾之泄泻，每因情志郁怒而诱发，伴胸胁胀闷、嗳气食少；脾虚泄泻，大便时溏时烂，伴神疲肢倦；肾阳虚衰之泄泻，发于五更，大便稀溏，完谷不化，伴形寒肢冷等症状。

三、证候诊断要点

作为功能性肠病，IBS 往往易受情绪、环境等因素影响，且与其他功能性胃肠病之间常存在重叠症状[1]。中医药治疗本病优势明显，其辨证论治的思维为本病个体化治疗提供了良好的契机。故临证时常以患者的主诉与现病史为依据，从多角度、多靶点治疗本病，故明确其辨证分型则尤为关键。

若患者便溏不爽、情志抑郁或愤怒时症状发作或加重，泻后痛减，伴有胸胁或胃脘部胀痛、肠鸣矢气、舌苔白或白腻、脉弦细，可辨证为肝郁脾虚证；

若患者泄泻多发生在清晨、腹部作痛、肠鸣即泻、泻后痛减、伴有形寒肢冷、腰膝酸软、舌淡苔白、脉沉细，可辨证为脾肾阳虚证；

若患者症见大便稀溏，稍进食油腻食物后加重，夹有黏液，伴有神疲肢倦、腹胀纳呆，可辨证为脾胃虚弱证；

若患者泻下急迫，泻而不爽，肛门灼热，烦热不渴，小便短黄，舌苔黄腻，脉濡数或滑数，可辨证为脾胃湿热证；

若患者腹中作痛或肠鸣泄泻，便下黏腻不爽，夹有泡沫，或腹泻与便秘交作，烦闷不欲食，脘腹喜暖，口干，舌红苔腻，可辨证为寒热错杂证；

若患者腹痛便秘，数日一行，大便干结，如羊屎状，外裹黏液，伴少腹结块聚散无常，按之胀痛，形体瘦弱，口渴喜饮，心烦少寐，舌红苔少，脉细数，当辨证为胃阴不足证；

若患者便秘，欲便不畅，便下艰难，伴有少腹胀满窜痛，肠鸣矢气，烦躁易怒，舌红苔薄白，可辨证为肝郁气滞证。

第二节　证候诊断标准

中医证候的演变是多因素共同作用的结果。迄今为止，IBS 的中医证候尚无统一的分类标准。由于地域、气候、饮食习惯、精神、社会等因素的影响，本病的中医辨证分型存在一定差异。然而，众多中医学者在传统辨证的基础上，采用聚类分析、流行病学调查、数据挖掘等现代医学手段对 IBS 的中医辨证分型重新梳理，使 IBS 中医证候诊断日趋规范化，制定出切实可行的、中医特色与现代诊疗技术相结合的、更好地契合临床实践的诊疗指南。现阶段，关于 IBS 的中医证候诊断标准主要有以下几种方案。

一、《肠易激综合征中西医结合诊治方案》（草案）

2003 年中国中西医结合学会消化系统疾病专业委员会制定了"肠易激综合征中西医结合诊治方案"（草案）[2]，将本病分为肝郁气滞证、肝气乘脾证、脾胃虚弱证、寒热错杂证和大肠燥热证，其中肝气乘脾证、脾胃虚弱证常见于 IBS - D，肝郁气滞证、大肠燥热证常见于 IBS - C，而寒热错杂证常见于 IBS - M 范畴，具体诊断标准如下。

1. 肝郁气滞证

主症：①便秘，欲便不畅，便下艰难；②胸胁或少腹胀满窜痛；③烦躁易怒，脉弦。

次症：①肠鸣矢气；②嗳气呃逆，食少纳差；③后重窘迫；④失眠多梦；⑤口苦咽干，或咽部如有物梗阻感。

2. 肝气乘脾证

主症：①腹痛即泻，泻后痛减（常因恼怒或精神紧张而发作或加重）；②少腹拘急；③胸胁胀满窜痛；④脉弦或弦细。

次症：①肠鸣矢气；②便下黏液；③情志抑郁，善太息；④急躁易怒；⑤纳呆腹胀。

3. 脾胃虚弱证

主症：①经常餐后即泻，大便时溏时泻，夹有黏液；②食少纳差；③食后腹胀，脘闷不舒；④舌质淡，舌体胖有齿痕，苔白，脉细弱。

次症：①腹部隐痛喜按；②腹胀肠鸣；③神疲懒言，肢倦乏力；④面色萎黄。

4. 寒热错杂证

主症：①腹泻便秘交替发作；②便下黏冻或夹泡沫；③便前腹痛，解便即缓而停便发作；④舌暗红，苔白腻；⑤脉弦细或弦滑。

次症：①腹胀肠鸣；②口苦；③肛门下坠；④排便不爽。

5. 大肠燥热证

主症：①大便秘积，数日一行；②粪如羊屎，外裹黏液；③少腹结块，按之胀痛；④舌质红，苔黄少津或苔黄燥；⑤脉细数。

次症：①头晕头胀；②形体消瘦；③口干或口臭；④失眠，焦虑。

证型确定：具备主症 2 项加次症 2 项，或主症第 1 项加次症 3 项即可。

二、《肠易激综合征中医诊疗共识意见》

中华中医药学会脾胃病分会以循证医学为立足点，将国内外诊治指南与中医诊疗特色相结合，制定了《肠易激综合征中医诊疗共识意见》[3]。该共识将 IBS 分为脾虚湿阻证、肝郁脾虚证、脾肾阳虚证、脾胃湿热证、肝郁气滞证、肠道燥热证，其中脾虚湿阻证、肝郁脾虚证、脾肾阳虚证、脾胃湿热证常见于 IBS－D，肝郁气滞证、肠道燥热证常见于 IBS－C。其诊断标准如下。

1. 脾虚湿阻证

主症：①大便时溏时泻；②腹痛隐隐。

次症：①劳累或受凉后发作或加重；②神疲纳呆，四肢倦怠；③舌淡，边有齿痕，苔白腻；④脉虚弱。

2. 肝郁脾虚证

主症：①腹痛即泻，泻后痛减，发作常和情绪有关；②急躁易怒，善太息。

次症：①两胁胀满；②纳少泛恶；③脉弦细，舌胖淡，边有齿痕。

3. 脾肾阳虚证

主症：①晨起腹痛即泻；②腹部冷痛，得温痛减；③形寒肢冷。

次症：①腰膝酸软；②不思饮食；③舌淡胖，苔白滑；④脉沉细。

4. 脾胃湿热证

主症：①腹痛泄泻；②泄下急迫或不爽；③肛门灼热。

次症：①胸闷不舒，烦渴引饮；②口干口苦；③舌红，苔黄腻；④脉滑数。

5. 肝郁气滞证

主症：①大便干结；②腹痛腹胀；③每于情志不畅时便秘加重。

次症：①胸闷不舒，喜善太息；②嗳气频作，心情不畅；③脉弦。

6. 肠道燥热证

主症：①大便硬结难下；②舌红，苔黄燥，少津。

次症：①少腹疼痛，按之胀痛；②口干口臭；③脉数。

证型确定：主症必备，加次症两项以上。

三、《肠易激综合征中西医结合诊疗共识意见》

中国中西医结合学会消化系统疾病专业委员会自 2008 年起，对 IBS 中西医结合诊治方案进行反复修改，于 2010 年 8 月达成专家共识意见，制定了《肠易激综合征中西医结合诊疗共识意见》[4]，其中对本病中医证型的探析，则延续了《肠易激综合征中西医结合诊治方案》的分类标准，继以肝郁气滞证、肝气乘脾证、脾胃虚弱证、寒热错杂证、大肠燥热证分述 IBS。

四、其他证候诊断标准

李乾构等[5]在《实用中医消化病学》一书中，以 IBS 证候演变规律为着眼点，从实证（肝肠气滞证、湿热阻滞证、寒湿困脾证）、虚实夹杂证（肝郁脾虚证）、虚证（肠道津亏证、脾气虚弱证、脾肾阳虚证）对 IBS 进行辨证施治；而《中医消化病学诊疗指南》[6]则在借鉴以往本病中医证候诊断标准的基础上，综合采纳全国各地权威中医专家的意见，并充分结合中医临床实际特点，将 IBS 分为肝郁脾虚证、脾胃虚弱证、肝郁气滞证、脾肾阳虚证、脾胃湿热证、肠燥津伤证。

由于受多种因素影响，本病的中医证型存在多样性。以上分类标准涉及中医证型 16 个，其中出现频次最高的为肝郁气滞证，其余依次为肝郁脾虚证、脾胃虚弱证、脾肾阳虚证。现阶段对 IBS 中医证型的探析亦越来越多，无论证型如何演变，肝郁脾虚、脾虚湿盛、脾肾阳虚仍为 IBS 的主流证候，其中肝郁脾虚最为常见。IBS 的中医辨证主要以肝郁气滞为基础，从脾气虚、脾阳虚、脾肾阳虚三个层面进行施治。然而，中医证候的演变是多因素动态作用的结果，临床中所见 IBS 患者可能不会单纯的停留于某单一证型上，两种或多种证型可能会合并出现，脾气虚患者可能会存在湿阻，既可衍生出脾阳虚症状，亦可出现湿热表现；肝郁脾虚患者随着病程的进展可发展为脾阳虚或脾肾阳虚。另一方面，由于患者体质不同，短病程 IBS 患者即可出现脾肾阳虚症状，病程较长 IBS 患者可长时间停留在肝郁脾虚阶段，亦可出现寒热错杂之证。临证时宜于复杂多变的症状中把握辨证关键，治疗应掌握先后缓急，攻补时机。

参考文献

[1] 唐旭东，卞立群，王凤云，张引强．功能性胃肠病症状重叠现象与中医药治疗思路．中医杂志，2010，51（3）：271-273.

[2] 陈治水，张万岱，危北海．肠易激综合征中西医结合诊治方案（草案）．中国中西医结合消化杂志，2005，25：65-67.

[3] 中华中医药学会脾胃病分会．肠易激综合征中医诊疗共识意见．中华中医药杂志，2010，25（7）：1062-1065.

[4] 中国中西医结合学会消化系统疾病专业委员会．肠易激综合征中西医结合诊疗共识意见．中国中西医结合杂志，2011，31（5）：587-590.

[5] 李乾构，周学文，单兆伟．实用中医消化病学．北京：人民卫生出版社，2001：527-547.

[6] 李乾构，周学文，单兆伟．中医消化病学诊疗指南．北京：中国中医药出版社，2006：90-92.

第十一章　肠易激综合征的中医治疗

第一节　治疗原则

根据 IBS 肝郁脾虚的基本病机特点，治疗以疏肝健脾为原则，根据兼夹寒湿、湿热、气滞、肾阳虚、心神不宁证候的不同，分别佐以化湿、理气、补肾阳、养心安神等治法。根据腹痛、泄泻、便秘主症的不同，可参考以下治疗原则。

1. 腹痛者，多以"通"字立法　对于 IBS 以腹痛为主要表现的，应以通为主。《医学真传》曰："夫通则不痛，理也，但通之之法，各有不同，调气以和血，调血以和气，通也，下逆者使之上行，中结者使之旁达，亦通也，虚者，助之使通，寒者，温之使通，无非通之之法也，若必以下泄为通，则妄矣"。又如叶天士所谓"通字需究气血阴阳"。属实寒者应温散通之，气滞者理气通之，湿阻者应以运脾化湿为主，诸如此类，应根据辨证虚实寒热，在气在血确立相应的"通"法。

2. 泄泻者，应以健脾化湿为基础治法　对于 IBS 以泄泻为主要表现的，以健脾化湿为主。以腹泻为主症的 IBS 常伴随肝气不舒，《景岳全书泄泻》云"凡遇怒气便作泄泻者，必先以怒时夹食，致伤脾胃，故但有所犯，即随触而发，此肝脾二脏病，盖以肝木克土，脾气受伤使然"，如此发为肝郁脾虚证，宜抑肝扶脾；若因肾阳虚衰致泻者，宜温肾健脾，中气下陷者，宜升提；久泻且寒热错杂者可寒温并用。久泻不可分利太过，以防劫其阴液，若病情处于虚寒热兼夹或互相转换时，当随证而施治。

3. 便秘者，应以通下为法　对于 IBS 以便秘为主要表现的，应以通下为主，虚实病因不同，治疗方法也不同。实秘以邪滞肠胃，壅塞不通所致，故以祛邪为主。热秘用泻热之法，冷秘用温散之法，气秘用行气导滞之法，气虚秘用益气通便之法，血虚秘用养血通便之法，阴虚秘用滋阴通便之法，阳虚秘用温阳通便之法。

第二节　辨证治疗

总结临床实践经验，探索专病中医证候分布规律，是确定中医证候的有效途径，参照《肠易激综合征中医诊疗共识意见》[1]、《肠易激综合征中西医结合诊疗共识意见》[2]、《中药新药临床指导原则》[3]及各层次中医学教材，目前主要将 IBS 分为脾虚湿阻证、肝郁脾虚证、脾肾阳虚证、脾胃湿热证、肝郁气滞证、肠道燥热证六个证候。上述证候可单独出现，也可相兼出现，临床应在辨别单一证候的基础上辨别相兼证候。

1. 脾虚湿阻证

主症：大便时溏时泻，腹痛隐隐。

次症：劳累或受凉后发作或加重，神疲纳呆，四肢倦怠，舌淡，边有齿痕，苔白腻，脉虚弱。

治法：健脾益气，化湿消滞。

主方：

（1）参苓白术散加减（《太平惠民和剂局方》）。

药物：莲子肉、薏苡仁、砂仁、桔梗、白扁豆、茯苓、人参、甘草、白术、山药等。

古代医家方论：《太平惠民和剂局方》中指出参苓白术散的主症为："脾胃虚弱，饮食不进，多困少力，中满痞噎，心悸气喘，呕吐泄泻及伤寒咳噫"。吴昆《医方考》将参苓白术散的方药组成进行分析："脾胃虚弱，不思饮食者，此方主之。脾胃者，土也。土为万物之母，诸脏腑百骸受气于脾胃而后能强。若脾胃一亏，则众体皆无以受气，日见羸弱矣。故治杂证者，宜以脾胃为主。然脾胃喜甘而恶苦，喜香而恶秽，喜燥而恶湿，喜利而恶滞。是方也，人参、扁豆、甘草，味之甘者也；白术、茯苓、山药、莲肉、薏苡仁，甘而微燥者也；砂仁辛香而燥，可以开胃醒脾；桔梗甘而微苦，甘则性缓，故为诸药之舟楫，苦则喜降，则能通天气于地道矣。"可知参苓白术散可用于治疗 IBS 证属脾气虚弱，湿气较胜者。

（2）四君子汤加味（《太平惠民和剂局方》）。

药物：人参、甘草、茯苓、白术。

古代医家方论：《太平惠民和剂局方》指出四君子汤的主症为："荣卫气虚，脏腑怯弱，心腹胀满，全不思食，肠鸣泄泻，呕哕吐逆，大宜服之。"《普济方》"小儿脾胃虚弱，哕逆不止，心神烦闷，吐泻，气虚烦渴"。其中，"肠鸣泄泻""泻"均符合 IBS 的临床表现。根据方药分析可知四君子汤可用于治疗 IBS 证属脾气虚弱，湿气不著者。

（3）六君子汤（《医门八法》）。

药物：人参、白术、茯苓、甘草、陈皮、半夏等。

古代医家方论：《医方集解·补养之剂》："此手足太阴、足阳明药也。人参甘温，大补元气为君。白术苦温，燥脾补气为臣。茯苓甘淡，渗湿泻热为佐。甘草甘平，和中益土为使也。气足脾运，饮食倍进，则余脏受荫，而色泽身强矣。再加陈皮以理气散逆，半夏以燥湿除痰，名曰六君，以其皆中和之品，故曰君子也"。《世医得效方》："脾胃虚弱，面黄体瘦，或久患疟痢，不思乳食，或呕吐泄泻，饮食不化，或时患饮食停滞，或母有前症，致儿为患"。可知六君子汤可用于治疗 IBS 证属脾虚湿阻，脾虚偏胜者。

（4）补中益气汤加减（《脾胃论》）。

药物：黄芪、甘草、人参、当归、陈皮、升麻、柴胡、白术等。

古代医家方论：《内外伤辨》："夫脾胃虚者，因饮食劳倦，心火亢甚，而乘其土位，其次肺气受邪，须用黄芪最多，人参、甘草次之。脾胃一虚，肺气先绝，故用黄芪以益皮毛而闭腠理，不令自汗，损伤元气；上喘气短，人参以补之；心火乘脾，须炙甘草之甘以泻火热，而补脾胃中元气；白术苦甘温，除胃中热，利腰脐间血；胃中清气在下，必加升麻、柴胡以引之，引黄芪、人参、甘草甘温之气味上升，能补卫气之散解，而实其表也，又缓带脉之缩急，二味苦平，味之薄者，阴中之阳，引清气上升；气乱于胸中，为清浊相干，用去白陈皮以理之，又能助阳气上升，以散滞气，助诸辛甘为用"。《医方集解》："此足太阴、阳明药也。肺者气之本，黄芪补肺固表为君；脾者肺之本，人参、甘草补脾益气和中，泻火为臣；白术燥湿强脾，当归和血养阴为佐；升麻以升阳明清气，柴胡以升少阳清气，阳升则万物生，清升则浊阴降，加陈皮者，以通利其气；生姜辛温，大枣甘温，用以和营卫，开腠理，致津液，诸虚不足，先建其中"。根据各医家论述可知补中益气汤可用于 IBS 证属脾虚气陷，浊阴不降者。

随症加减：腹痛甚者，加延胡索、五灵脂、蒲黄；腹胀者，加木香、枳壳、厚朴；痛欲大便者加炒防风；腹胀、大便不爽者加槟榔、大腹皮；虚寒肠鸣腹胀甚者加小茴香、荜拨、吴茱萸；大便黏液多者加红藤、白头翁；白黏液多者加苍术、炮姜；久泻不止者加诃子、五倍子、五味子、肉豆蔻、石榴皮、赤石脂、禹余粮；便秘者加肉苁蓉、郁李仁、火麻仁；气虚者加黄芪；肛门下坠者加升麻、柴胡、生黄芪；肛门下坠里急后重者加木香、槟榔；肛门滞重排便不尽者加枳实；纳呆者加焦山楂、鸡内金、炒麦芽。

2. 肝郁脾虚证

主症：腹痛即泻，泻后痛减，发作常和情绪有关，急躁易怒，善叹息。

次症：两胁胀满，纳少泛恶，舌淡胖，边有齿痕，脉弦细。

治法：抑肝扶脾。

主方：

（1）痛泻要方（《丹溪心法·卷二》）。

药物：白术、白芍、防风、陈皮等。

古代医家方论：《医方考》指出"痛泻"的病机："泻责之脾，痛责之肝，肝责之实，脾责之虚，脾虚肝实，故令痛泻"。而"痛泻"正是 IBS－D 的主要症状。汪昂《医方集解·和解之剂》将痛泻要方的方药进行详细分析："此足太阴、厥阴药也。白术苦燥湿，甘补脾，温和中；芍药寒泻肝火，酸敛逆气，缓中止痛；防风辛能散肝，香能舒脾，风能胜湿，为理脾引经要药；陈皮辛能利气，炒香尤能燥湿醒脾，使气行则痛止。数者皆以泻木而益土也"。通过以上方解及病机分析，可知痛泻要方可用于 IBS 证属肝气郁结，脾虚较甚者。

（2）四逆散加减（《伤寒论》）。

药物：枳实、柴胡、白芍、甘草等。

古代医家方论：《伤寒论》指出四逆散的主症："少阴病，四逆，其人或咳，或悸，或小便不利，或腹中痛，或泄利下重者，四逆散主之"。其中"腹中痛""泻利下重"与 IBS 的主症有吻合之处。《张氏医通》："柴胡为来路之引经，亦藉以为去路之向导；用枳实者，扫除中道，以修整正气复回之路也。夫阴为阳扰，阳被阴埋，舍和别无良法，故又需芍药以和其营，甘草以和其胃，胃气和而真阳敷布，假证愈而厥逆自除。"根据方解及病机分析可知四逆散可用于 IBS 证属肝郁气滞，阴阳之气不相顺接者。

（3）柴胡疏肝散加减（《证治准绳》）。

药物：柴胡、芍药、枳壳、香附、川芎、陈皮、甘草等。

古代医家方论：《证治准绳·杂病》："右胁痛，推气散。左胁痛，枳芎散，或柴胡疏肝散。"《景岳全书·杂症谟》："若外邪未解而兼气逆胁痛者宜柴胡疏肝散主之。"柴胡疏肝散方药是在四逆散的基础上加当归、川芎、陈皮而成，根据方药组成及病证分析，可知柴胡疏肝散可用于 IBS 证属肝郁胁痛，脾虚不著者。

（4）逍遥散加减（《太平惠民和剂局方》）。

药物：当归、茯苓、芍药、白术、柴胡、生姜、薄荷、甘草等。

古代医家方论：《太平惠民和剂局方》指出逍遥散的主症："治血虚劳倦，五心烦热，肢体疼痛，头目昏重，心悸颊赤，口燥咽干，发热盗嗜卧，及血热相搏，月水不调，脐腹胀痛，寒热如疟。又疗室女血弱阴虚，荣卫不潮热，肌体羸瘦，渐成骨蒸。"

《医宗金鉴》:"方用白术、茯苓者,助土德以升木也;当归、芍药者,益荣血以养肝也;薄荷解热,甘草和中。独柴胡一味,一以为厥阴之报使,一以升发诸阳。经云:木郁则达之。随其曲直之性,故名曰逍遥。"根据方解及病证分析,可知逍遥散用于治疗 IBS 证属肝气郁滞,脾虚不著者。

随症加减:腹痛甚者加木香、乌药;泄泻甚者可加赤石脂、诃子,嗳气频作者可加白豆蔻、沉香;烦躁易怒者可加龙胆草、山栀、丹皮清泄肝火;夜寐不安者可加合欢皮、夜交藤、灵磁石安神定志。

3. 脾肾阳虚证

主症:晨起腹痛即泻;腹部冷痛,得温痛减;形寒肢冷。

次症:腰膝酸软;不思饮食;舌淡胖,苔白滑;脉沉细。

治法:温补脾肾。

主方:

(1) 附子理中汤《太平惠民和剂局方》加减。

药物:干姜、人参、白术、甘草、附子等。

古代医家方论:《太平惠民和剂局方》主治:"脘腹疼痛,下利清谷,恶心呕吐,畏寒肢冷,或霍乱吐利转筋等"。《寿世保元》主治:"泄泻,肚腹疼痛,四肢厥冷";《口齿类要》主治:"疮疡,脾胃虚寒,或误行攻伐,手足厥冷,饮食不入,或肠鸣腹痛,呕逆吐泻"。根据医家方论分析及方药组成可知附子理中汤可用于治疗 IBS 证属脾肾阳虚,脾阳虚较著者。

(2) 四神丸(《内科摘要》)加减。

药物:补骨脂、吴茱萸、肉豆蔻、五味子等。

古代医家方论:《内科摘要》:"治脾胃虚弱,大便不实,饮食不思"。《医方集解·祛寒之剂》:"此足少阴药也,破故纸辛苦大温,能补相火以通君火,火旺乃能生土,故以为君;肉蔻辛温,能行气消食、暖胃固肠;五味咸能补肾,酸能涩精;吴萸辛热,除湿燥脾,能入少阴、厥阴气分而补火;生姜暖胃,大枣补土,所以防水。盖久泻皆由肾命火衰,不能专责脾胃,故大补下焦元阳,使火旺土强，则能制水而不复妄行也。"根据方解及病证分析可知四神丸可用于治疗 IBS 证属脾肾阳虚，肾阳虚较著者。

随症加减：若久泻不止，脱肛者，为中气下陷所致，可加用黄芪、党参、升麻、白术或者合用补中益气汤（黄芪、党参、白术、甘草、陈皮、当归、柴胡、升麻）以益气升阳；久泻不止，无邪气内留者可用诃子肉、赤石脂、罂粟壳等收敛涩滞之品；若泻下滑脱不禁，或虚坐努责者，改用真人养脏汤（人参、白术、白芍、当归、肉豆蔻、肉桂、木香、诃子、罂粟壳、甘草），脾虚肾寒不著，久泻不止，寒热错杂者，改用乌梅丸（乌梅、人参、蜀椒、附子、干姜、桂枝、细辛、黄连、黄柏、当归）。

4. 脾胃湿热证

主症：腹痛泻泄；泄下急迫或不爽；肛门灼热。

次症：胸闷不舒，烦渴引饮；口干口苦；舌红，苔黄腻；脉滑数。

治法：清热利湿。

主方：

（1）葛根芩连汤（《伤寒论》）加减。

药物：葛根、黄芩、黄连、甘草等。

古代医家方论：《伤寒论》："太阳病，桂枝证，医反下之，利遂不止。脉促者，表未解也；喘而汗出者，葛根黄芩黄连汤主之"。《伤寒贯珠集》："葛根解肌于表，芩、连清热于里，甘草则合表里并合之耳，盖风邪初中，病为在表，一入于里，则变为热矣。故治表者，必以葛根之辛凉，治里者，必以芩、连之苦寒也"。故葛根芩连汤可用于治疗 IBS 证属脾胃湿热兼有表寒者。

（2）半夏泻心汤（《伤寒论》）加减。

药物：半夏、黄芩、干姜、人参、黄连、大枣、甘草等。

古代医家方论：《伤寒论》："但满而不痛者，此为痞，柴胡不中与之，宜半夏泻心汤"。《医方考》："伤寒下之早，胸满而不痛者为痞，此方主之。泻心者，泻心下之邪也，姜夏之辛，所以泻痞热；已下之后，脾气必虚，人参、甘草、大枣所以补脾之虚"。可知半夏泻心汤可用于治疗 IBS 证属脾虚湿阻，寒热错杂者。

随症加减：若有发热、头痛、脉浮者可加用薄荷、银花、连翘等疏散肌表风热；若夹食滞者，可加用神曲、山楂、麦芽消食导滞；若湿邪偏盛者，加藿香、砂仁、厚朴、茯苓、泽泻、滑石等健脾祛湿。

5. 肝郁气滞证

主症：大便干结；腹痛腹胀；每于情志不畅时便秘加重。

次症：胸闷不舒，喜善太息；嗳气频作，心情不畅；脉弦。

治法：疏肝理气，行气导滞。

主方：六磨汤（《世医得效方》）加减。

药物：木香、乌药、沉香、枳实、槟榔、大黄等。

古代医家方论：《世医得效方》："治气泄腹急，大便秘涩。"《医略六书》："气亏挟滞，气化不绝，故胸腹痞满，小便癃闭焉。六磨汤虽用人参一味，实为散气之峻剂。盖槟、沉、香、枳、乌药得人参助之，其力愈峻，服后大便必有积沫，下后气即舒化而宽。近世医人见其气滞，不敢用参，但纯用诸般破气药磨服，殊失本方养正行滞之旨。"可知六磨汤可用于治疗 IBS - C 证属肝郁气滞有热者。

随症加减：如肝气不和，伴有脾虚者，可加用逍遥散，如腹部胀痛甚，可加用厚朴、柴胡、莱菔子以助理气，若便秘腹痛，气郁化火者，可加用黄芩、栀子、龙胆草清肝泻火；若气逆呕吐者，可加用半夏、陈皮、代赭石；若情志郁结者，可加用合欢皮、柴胡、白芍疏肝解郁；若跌扑损伤、腹部术后，气滞血瘀，便秘不通者，可加用红花、桃仁、赤芍等活血化瘀。

6. 肠道燥热证

主症：大便硬结难下；舌红，苔黄燥少津。

次症：少腹疼痛，按之胀痛；口干口臭；脉数。上述证候确定：主症必备，加次症两项以上即可诊断。

治法：泻热通便，润肠通便。

主方：麻子仁丸（《伤寒论》）加减。

药物：火麻仁、杏仁、白芍、大黄、厚朴、枳实等。

古代医家论述：《伤寒论》："趺阳脉浮而涩，浮则胃气强，涩则小便数，浮涩相搏，大便则硬，其脾为约，麻子仁丸主之。"《绛雪园古方选注》："麻仁者，明指脾约为脾土过燥，胃液日亡，故以麻杏润脾燥，白芍安脾阴，而后以枳朴大黄承气法胜之，则下不亡阴。"故麻子仁丸可用于治疗 IBS 证属胃肠燥热，脾约便秘者。

随症加减：若津伤明显，则加用生地黄、麦冬、玄参以滋阴生津；若肺热气逆，咳喘便秘者，可加用瓜蒌仁、紫苏子、黄芩清肺降气以通便；若郁怒伤肝，易怒目赤者，可加用更衣丸（朱砂、芦荟）以清肝通便；若兼痔疮，便血，则加用槐花、地榆以清肠止血；若热势较重，痞满燥实者，可加用大承气汤急下存阴。

第三节　专方治疗

辨证论治是中医传统诊治疾病的具体体现，专病专方是现代中医辨病论治的体现，也是中医现代化的应用思路之一。研究专病专方，有利于推广和重复疗效高的方药。总结目前相关研究，治疗 IBS 的专方主要包括以下几类。

一、经典方剂

从文献报道来看，痛泻要方常被作为治疗 IBS－D 肝郁脾虚证的代表方应用。痛泻要方出自《丹溪心法》，由白术、白芍、陈皮、防风四味药组成，主治"痛泄"。《医方考》解释为："泻责之脾，痛责之肝，肝责之实，脾责之虚。脾虚肝实，故令痛泻"。《医方集解》："此足太阴、厥阴药也，白术苦燥湿，甘补脾，温和中；芍药寒泻肝火，酸敛逆气，缓中止痛；防风辛能散肝，香能舒脾，风能胜湿，为理脾引经要药；陈皮辛能利气，炒香尤能燥湿醒脾，合气行则痛止。数者皆以泻木而益土也"。

多个研究采用痛泻要方加味治疗 IBS－D 都取得了良好的效果。有研究显示以痛泻要方加味（白术、白芍、陈皮、防风、诃子、木香、甘草）加减治疗 IBS - D 临床疗效优于洛哌丁胺[4]；痛泻要方加减或痛泻要方加味（白术、白芍、青皮、防风、茯苓、泽泻、川芎）治疗 IBS - D 在改善患者临床症状方面优于匹维溴铵[5-6]；痛泻要方加减与地衣芽孢杆菌联合匹维溴铵比较临床疗效无明显差异，但复发率明显低于西药组[7]；痛泻要方加味（白术、白芍、陈皮、防风、木香、桔梗、枳壳、升麻、乌梅、茯苓）治疗 IBS - D 临床疗效优于蒙脱石散联合双歧杆菌乳杆菌三联杆菌活菌片[8]；痛泻要方联合四君子汤加味（白术、白芍、陈皮、防风、党参、茯苓、甘草、柴胡、枳壳、香附、木香）治疗 IBS - D 优于蒙脱石散[9]；痛泻要方加味（陈皮、白术、白芍、防风、五味子、车前子、苍术、升麻、山药、甘草）联合西药匹维溴铵、思密达和乳酸菌素片治疗 IBS - D 优于单纯西药治疗[10]。由此可见，痛泻要方可作为辨病治疗 IBS - D 的专方，临床应用可适当配伍其他药物以取得更理想的效果。

二、自拟经验方

在辨证论治的基础上不断总结经验，形成辨病论治的经验方，在 IBS 的治疗中应用也比较广泛。研究报道应用肠安Ⅰ号方（生黄芪、炒白术、白芍、防风、陈皮、炮姜炭等）治疗 IBS - D 能明显降低 IBS 严重程度积分，提高临床症状明显减轻应答率，优于安慰剂[11]；应用肠宁方（防风、炒白芍、炒白术、炒薏苡仁、陈皮、黄连、生黄芪、枳壳、柴胡、茯苓、炙甘草）或抑激方（炒白术、防风、炒白芍、陈皮、太子参、薏苡仁、葛根、莲子、茯苓、柴胡、芡实、炙甘草）治疗 IBS - D 在改善临床症状方面优于蒙脱石散[12-13]；应用缓肝理脾汤（人参、桂枝、炒白芍、茯苓、炒白术、陈皮、山药、炒扁豆、炙甘草、煨姜、大枣）治疗 IBS - D 临床疗效优于曲美布汀片[14]；应用健脾安神汤（炒白术、党参、茯苓、白扁豆、合欢皮、酸枣仁、郁金、柴胡、枳壳、白芍、乌药、木香、炙甘草）联合曲美布汀治疗各种类型 IBS 临床疗效优于单一曲美布汀治疗[15]；应用健脾调肝温肾方（党参、炒白术、白扁豆、茯苓、白芍、陈皮、防风、山药、炮姜、肉桂）加减治疗 IBS – D 与匹维溴铵比较总有效率无显著性差异，对直肠的敏感性无显著性差异，但在改善黏液便方面中药组优于西药组，并且停药 4 周后复发率中药组明显低于西药组[16]；应用健脾疏肝方（炒白术、生白芍、防风、炒陈皮、柴胡、木香、枳壳、香附、甘草）治疗 IBS – D 临床疗效优于四联活菌片[17]；应用疏补温肾固肠方（柴胡、柴苏梗、枳壳、太子参、炒白术、茯苓、巴戟天、淫羊藿、仙茅、诃子、金樱子、木香）加减治疗 IBS – D 在改善临床症状、提高生活质量方面优于匹维溴铵合曲美布汀[18]；应用疏肝健脾调心方（柴胡、枳壳、陈皮、炙甘草、山药、青皮、防风、白芍、茯苓、香附、炒白术、大枣、薏苡仁、扁豆、淮小麦）治疗 IBS – D 总有效率与匹维溴铵无显著性差异，但停药 4 周后复发率中药组明显低于西药组[19]；应用温肾健脾方（补骨脂、肉豆蔻、五味子、吴茱萸、党参、茯苓、炒白术、陈皮、山药、白芍、炙甘草、炮姜）加减治疗 IBS – D 临床疗效优于枯草杆菌肠球菌二联活菌肠溶胶囊[20]。由上述方药可知，健脾、疏肝、温肾是治疗 IBS – D 的主要治疗思路，疗效肯定。

研究报道应用益气养阴汤（党参、炒白术、炒山药、当归、生地黄、石斛、玄参、大黄、白芍、酸枣仁、甘草）加减治疗 IBS – C 临床疗效优于谷维素、维生素 B_1 和乳果糖[21]；润肠方（大黄、黄芪、火麻仁、黄精、肉苁蓉、虎杖、当归、枳壳）等联合谷维素、匹维溴铵治疗 IBS – C 临床疗效优于单纯使用谷维素合匹维溴铵治疗[22]；滋阴润肠方（生地黄、桃仁、杏仁、当归、白芍、生白术、酒大黄、生首乌、枳实、麦冬、玄参、甘草）加减治疗 IBS – C 在改善临床症状方面优于聚乙二醇[23]；应用四仁润肠方（决明子、杏仁、桃仁、柏子仁、厚朴、生白术、知母、当归、北沙参、玉竹、槟榔、枳壳、生首乌、桔梗）加减联合大黄粉敷脐治疗 IBS – C 临床疗效优于聚乙二醇[24]；应用祛湿导滞汤（柴胡、藿香、厚朴、苍术、杏仁、茯苓、炒白芍、枳实、广木香、槟榔、莱菔子、豆蔻粉、生甘草）加减治疗 IBS – C 临床疗效优于曲美布汀[25]；应用通便汤（柴胡、枳壳、木香、槟榔、当归、川芎、生白术、全瓜蒌、茯苓）加减治疗 IBS - C 临床疗效优于莫沙必利[26]。由上述方药可知，润肠、益气、养阴、行气是治疗 IBS - C 的主要治法。

另有报道应用固肠通滞方（党参、炒白术、陈皮、木瓜、补骨脂、肉豆蔻、乌梅、枳实、槟榔、炙甘草）治疗腹泻便秘交替型 IBS 在改善临床症状方面优于洛哌丁胺[27]。应用肠康方（熟地黄、菟丝子、黄连、防风、白芍、金荞麦、蝉蜕）加减治疗各型 IBS 临床疗效优于曲美布汀[28]。

第四节　中成药治疗

中成药具有使用方便，价格低廉的特点，可在一定程度上弥补中药汤剂的不足之处，辨证使用中成药治疗 IBS 也能取得满意的效果。

1. IBS - D 脾虚湿阻证

（1）参苓白术颗粒：每次 6~9 g，每日 2 次。

研究显示参苓白术颗粒联合曲美布汀治疗 IBS 能明显减轻患者腹痛、腹胀症状，改善大便性状、频率，减少黏液便，缓解肛门直肠症状，临床总有效率为 91.1%，明显优于单独使用曲美布汀[29]。

（2）补脾益肠丸：每次 6 g，每日 3 次。

研究显示补脾益肠丸联合双歧杆菌三联活菌治疗 IBS - D 能明显减轻腹痛、腹胀、腹泻、排便不尽感症状，临床总有效率可达 93.3%，明显优于单一药物[30]。

（3）人参健脾丸：每次 6 g，每日 2 次。

研究显示采用人参健脾丸加减治疗 IBS - D 各证候可明显改善患者腹痛、腹泻、腹泻等症状[31]。

（4）枫蓼肠胃康胶囊：每次 2 粒，每日 3 次。

研究显示枫蓼肠胃康胶囊联合曲美布汀治疗 IBS - D 总有效率可达 80.9%，在改善临床症状方面明显优于单一曲美布汀治疗[32]。

2. IBS-D 脾肾阳虚证

（1）固本益肠片：每次 8 片，每日 3 次。

研究显示固本益肠片治疗 IBS-D 可改善患者腹痛、腹胀、排便急迫程度、排便频率，联合酪酸梭菌使用效果更佳[33]。

（2）四神丸：每次 9 g，每日 1~2 次。

研究显示四神丸加味治疗 IBS-D 脾肾阳虚证可改善患者腹痛、腹泻症状，优于双歧杆菌三联活菌胶囊联合复方地芬诺酯片[34]。

3. IBS-D 脾胃湿热证

（1）葛根芩连微丸：每次 6 g，每日 2 次。

研究显示葛根芩连微丸治疗 IBS-D 总有效率为 92.7%，在改善腹痛、腹胀、腹泻方面优于硝苯吡啶片[35]。

（2）香连丸：每次 6 g，每日 2 次。

4. IBS-D 肝郁脾虚证

（1）逍遥丸：每次 9 g，每日 2~3 次。

研究显示逍遥丸治疗 IBS 肝郁脾虚证患者临床疗效明显优于空白对照组[36]；配合心理疗法治疗 IBS 可明显改善患者临床症状，治疗后 2 个月复发率明显低于硝苯地平片[37]；在改善肝郁脾虚证患者腹痛、腹胀、排便不尽感、大便次数等临床症状和生活质量方面优于氟西汀[38]。

（2）痛泻宁颗粒：每次 5 g，每日 3 次。

研究显示痛泻宁颗粒治疗 IBS-D 临床疗效明显优于安慰剂，且治疗后腹泻症状不宜复发[39]；起效快，临床疗效优于匹维溴铵合复方地芬诺酯片[40]；与双歧杆菌三联活菌胶囊联用治疗感染后 IBS 疗效确切，优于单一双歧杆菌三联活菌胶囊治疗[41]。

5. IBS-D 寒热错杂证

乌梅丸：每次 6 g，每日 2~3 次

研究显示乌梅丸加减治疗 IBS-D 寒热错杂证可显著改善患者临床症状，在改善患者腹泻、排便急迫感、腹痛、腹胀及乏力方面优于洛哌丁胺[42]。

6. IBS－C 阴虚肠燥证

麻仁润肠丸：每次 6~9 g，每日 2 次。

研究显示加味麻仁润肠丸治疗 IBS－C，在改善临床症状方面优于西沙必利联合二甲硅油[43]。

7. IBS－C 肝郁气滞证

（1）四磨汤口服液：每次 10~20 ml，每日 3 次。

研究显示四磨汤口服液治疗 IBS－C 在改善腹痛、腹胀方面与莫沙必利片无显著性差异[44]；另有研究显示四磨汤口服液治疗 IBS－C 肝郁气滞证患者在改善腹痛、腹胀、便秘等综合症状方面优于莫沙必利[45]。

（2）达立通颗粒：每次 6 g，每日 3 次。

研究显示达立通颗粒治疗 IBS－C 在改善患者腹痛、腹胀及排便性状等症状和提高生活质量方面优于聚乙二醇[46-47]。

（3）枳术宽中胶囊：每次 3 粒，每日 3 次

研究显示枳术宽中胶囊可改善 IBS 患者临床症状，联合曲美布汀疗效更佳[48]；枳术宽中胶囊治疗 IBS－C 在改善临床症状方面优于枯草杆菌肠球菌二联活菌肠溶胶囊，二者联合使用均优于单一药物[49]。

8. IBS－C 饮食积滞证

六味安消胶囊：每次 4 粒，每天 3 次。

研究显示六味安消胶囊可改善 IBS－C 患者临床症状，临床疗效与曲美布汀无显著性差异，二者联合可进一步改善患者便秘和腹胀症状，六味安消胶囊联用双歧三联活性胶囊改善腹痛、腹胀症状优于单一药物[50-52]。

9. IBS 心肾不交证

乌灵胶囊：每次 3 粒，每日 3 次。

研究显示乌灵胶囊可改善 IBS 患者腹痛、腹胀、大便性状、抑郁等临床症状，总有效率明显优于安慰剂，与曲美布汀联用在改善临床症状方面优于谷维素合小檗碱[53-54]。

第五节 非药物治疗

中医治疗 IBS，除了药物治疗之外，在针灸、穴位埋线、穴位贴敷等方面也积累了丰富的经验，现介绍如下。

一、针灸治疗

针灸治疗 IBS 的文献报道较多，总结其取穴规律，常用的主穴有：天枢、足三里、中脘、上巨虚、三阴交、大肠俞、关元、脾俞等，局部取穴以腹部穴位及相关脏腑背俞穴为主，循经取穴以足太阳膀胱经、足阳明胃经和足厥阴肝经经穴为主；特定穴以募穴使用频次最多，其次为下合穴、背俞穴、原穴，常用的募穴有天枢、中脘、关元、期门、章门，常用的下合穴有足三里、上巨虚、下巨虚、阳陵泉，常用的背俞穴有大肠俞、脾俞、肾俞、肝俞，常用的原穴有太冲、气海、神门、合谷；配穴多以八纲、脏腑辨证取穴，脾胃虚弱者多加用胃俞、脾俞，肝脾不调者多配以太冲、肝俞、期门，脾肾阳虚者多配肾俞、太溪、命门、神阙，胃肠湿热者多配阴陵泉、曲池、合谷，肝郁气滞者多配肝俞、行间、太冲；也有报道根据主症或伴随症状配穴，以腹泻为主者多加脾俞、阴陵泉，以便秘为主者多加支沟、丰隆，失眠或伴有抑郁、焦虑等多配以神门、内关、太冲、四神聪、印堂等，伴腹痛者多配合谷、行间、公孙[55-58]。

1. IBS-D 的针灸治疗 研究显示针刺天枢、足三里、上巨虚、三阴交、太冲、百会、印堂治疗 IBS-D 肝郁脾虚证患者，在改善临床症状和提高生活质量方面优于匹维溴铵治疗，并且治疗 3 个月后针刺组症状复发率低于西医组[59]。针刺天枢、足三里、上巨虚、三阴交加减治疗 IBS-D 患者，在改善临床症状方面优于匹维溴铵[60]。另有研究显示：针刺百会、中脘、天枢、足三里、阴陵泉、下巨虚、太冲配合隔姜灸天枢、关元穴治疗 IBS-D 在改善临床症状方面优于匹维溴铵和单一针刺治疗组[61]。温针灸治疗 IBS

－D疗效突出，针刺天枢、关元、足三里、上巨虚、下巨虚，并用艾灸关元、天枢针柄治疗IBS－D临床总有效率显著高于氟哌噻吨美利曲辛片合地衣芽孢杆菌治疗组，温针灸治疗组患者在治疗后1个月、3个月的腹痛、腹胀、腹泻症状评分显著低于治疗前，且明显低于西药对照组[62]。

2. IBS－C 的针灸治疗 研究显示针刺内庭、支沟、曲池、大肠俞、中脘、上巨虚、足三里等治疗 IBS－C 可改善临床症状，且可增加肠道有益菌，降低有害菌，联合双歧杆菌制剂可进一步提高临床疗效，优于双歧杆菌制剂合通便灵治疗[63]。针刺天枢、上巨虚、太冲、足三里治疗IBS－C 临床疗效优于聚乙二醇电解质散治疗组[64]。电刺激足三里联合酪酸梭菌肠球菌三联活菌片及聚乙二醇电解质散治疗 IBS－C 较单独西药治疗可显著提高临床疗效[65]；电针刺激天枢及足三里治疗 IBS－C 临床疗效优于聚乙二醇电解质散联合枯草杆菌二联活菌胶囊治疗，不仅可改善患者的临床症状，加快结肠传输，还可以改善患者的心理状态，提高生活质量[66]。采用雷火灸天枢、大肠俞、上巨虚、足三里治疗 IBS－C 患者临床有效率优于莫沙必利治疗，可明显改善患者的便秘、腹痛、心烦易怒、嗳气、呃逆、失眠多梦、口苦咽干等症状[67]。

二、穴位埋线

穴位埋线是将不同型号的羊肠线，根据需要有选择地埋入穴位，通过羊肠线对穴位的持续刺激作用，达到治疗疾病的一种外治方法，操作简单、疗效持久。文献报道采用穴位埋线法治疗 IBS 也取得了满意的效果，穴位选择与针灸治疗类似。

研究显示辨证穴位埋线治疗 IBS－D，主穴取足三里、天枢、三阴交，脾胃虚弱证配脾俞、章门，肾阳虚证配肾俞、命门，肝郁证配肝俞、行间治疗，在改善临床症状方面优于匹维溴铵治疗[68]。在天枢、大肠俞、上巨虚、足三里、脾俞、胃俞等穴位埋线治疗 IBS－D 脾胃虚弱证在改善临床症状方面优于匹维溴铵治疗，且治疗 3 个月后复发率明显低于西药组[69]。

研究显示辨证穴位埋线治疗 IBS－C，主穴选大肠俞，热秘配合谷、曲池，气滞配阳陵泉、行间，阳虚配气海、关元治疗，在改善临床症状方面优于聚乙二醇电解质散治疗[68]。在足三里、上巨虚、下巨虚、天枢等穴位埋线联合枳术颗粒治疗 IBS－C 在改善临床症状方面优于莫沙必利[70]。另有研究显示：在大肠俞、肺俞、肝俞、天枢、足三里、上巨虚、关元、中脘等穴位埋线配合按摩治疗 IBS－C 在改善临床症状方面优于莫沙必利[71]。在大肠俞、肺俞、天枢、足三里、上巨虚、关元、中脘等穴位埋线治疗 IBS－C 在改善腹胀、腹痛、排便困难、排便不尽等症状方面优于多潘立酮[72]。

三、穴位贴敷

穴位贴敷疗法，是以中医经络学说为理论依据，把药物研成细末，用水、醋、酒、蛋清、蜂蜜、植物油、清凉油、药液甚至唾液调成糊状，或用呈凝固状的油脂（如凡士林等）、黄醋、米饭、枣泥制成软膏、丸剂或饼剂，或将中药汤剂熬成膏，或将药末散于膏药上，再直接贴敷穴位、患处（阿是穴），用来治疗疾病的一种无创性穴位疗法，是传统针灸疗法和药物疗法的有机结合，其实质是一种融经络、穴位、药物为一体的复合性治疗方法。

研究显示采用升降散（柴胡、生黄芪、炒白术、补骨脂、五倍子、乌梅肉、木香、黄连、肉桂、米壳、冰片）精研为细末，加凡士林调成糊状，贴敷于神阙、中脘、肝俞、脾俞、胃俞、大肠俞，联合曲美布汀治疗 IBS－D 在改善临床症状方面明显优于单一曲美布汀治疗[73]。采用安肠散（炒苍术、炒白术、黄连、藿香、木香、郁金、防风、白芍、柴胡、合欢皮、石菖蒲、夜交藤）精研为细末，用生姜汁调成糊状，贴敷于中脘、肝俞、脾俞、胃俞、足三里、上巨虚穴治疗 IBS－D，在改善临床症状方面显著优于氟哌噻吨美利曲辛片[74]。采用黄芪、白术、茯苓、五味子等研磨成粉，以甘油拌成糊状，贴敷神阙、天枢、脾俞、关元穴等，并配合直流电热疗联合复合乳酸菌胶囊、蒙脱石散及复方谷氨酰胺治疗

IBS－D 在改善临床症状方面优于单独西药治疗[75]。另有研究显示：采用白芥子、肉桂、延胡索、制附子各 1 份，甘遂、细辛各 0.5 份共研细末，用鲜姜汁调成稠膏状，贴敷于天枢、大肠俞、上巨虚、三阴交、关元、中脘、足三里治疗 IBS－D 脾胃虚弱证在改善临床症状方面优于匹维溴铵[76]。采用腹泻贴（白芥子、细辛、白芍、延胡索）精研为细末，用老姜汁调成糊状贴敷于中脘、天枢、关元、足三里、脾俞、胃俞治疗 IBS－D，在改善临床症状、降低血浆胃动素、血管活性肠肽水平方面显著优于安慰剂[77]。

除上述方法之外，IBS 的非药物疗法还包括按摩推拿、耳穴贴压、穴位注射、结肠灌洗、直肠点滴、拔罐、腹部烫疗、超声波、热磁疗、脊柱治疗、小针刀、水疗、蒸汽疗法、红外线、高压氧、肾囊封闭等[78]。这些方法疗效肯定，充分体现了中医"内外合治""内病外治"的整体观念。

参考文献

[1] 中华中医药学会脾胃病分会. 肠易激综合征中医诊疗共识意见. 中华中医药杂志, 2010, 25 (7): 1062-1065.

[2] 中国中西医结合学会消化系统疾病专业委员会. 肠易激综合征中西医结合诊疗共识意见. 中国中西医结合杂志, 2011, 31 (5): 587-590.

[3] 郑筱萸. 中药新药临床研究指导原则. 北京: 中国医药科技出版社, 2002: 139-140.

[4] 王复龙, 杨崇河, 刘稳, 等. 痛泻要方加味治疗腹泻型肠易激综合征疗效分析. 实用中医药杂志, 2013, 29 (10): 795-796.

[5] 华朝阳. 痛泻要方加减治疗考前腹泻型肠易激综合征随机平行对照研究. 实用中医内科杂志, 2013 (2): 10-11.

[6] 刘莉, 刘金辉, 高辉. 加味痛泻要方治疗腹泻型肠易激综合征的随机对照观察. 中医药信息, 2011, 28 (3): 106-107.

[7] 涂云. 痛泻要方加减治疗腹泻型肠易激综合征随机平行对照研究. 实用中医内科杂志, 2013, 27 (1): 41-42.

[8] 李爱丽. 加味痛泻要方治疗腹泻型肠易激综合征 108 例临床观察. 湖南中医杂志, 2014, 30 (6): 9-10.

[9] 王永清．痛泻要方合四君子汤加味治疗肠易激综合征腹泻临床研究．北京中医药，2014，33（6）：458-459．

[10] 谢有良，焦志刚．痛泻要方加味治疗腹泻型肠易激综合征 65 例临床分析．中国中医基础医学杂志，2012，18（11）：1286-1287．

[11] 卞立群．肠安Ⅰ号治疗 IBS-D 的临床疗效评价暨临床疗效评价指标的比较研究．北京：中国中医科学院，2011：18-43．

[12] 陈爱霞，张磊，韩立燕，等．肠宁方治疗腹泻型肠易激综合征的疗效观察．四川中医，2010，28（9）：62-63．

[13] 刘志冬．抑激方治疗腹泻型肠易激综合征的疗效观察．实用中西医结合临床，2014，14（7）：50-51．

[14] 王兵．缓肝理脾汤治疗腹泻型肠易激综合征临床观察．中国中医急症，2014，23（10）：1943-1944．

[15] 刁海霞，吴晓丽，胡瑞芝．健脾安神汤治疗肠易激综合征对照观察．实用中医内科杂志，2012，26（12）：27-28．

[16] 高文艳，王长洪，林一帆，等．健脾调肝温肾方治疗腹泻型肠易激综合征的临床研究．中国中西医结合杂志，2010，30（1）：13-17．

[17] 王品发，孙丽群．健脾舒肝方治疗腹泻型肠易激综合征的临床观察．湖北中医杂志，2010，32（9）：46-47．

[18] 张琼，陈定玉．疏补温肾固肠方治疗腹泻型肠易激综合征的疗效观察．中国药房，2014，25（35）：3338-3340．

[19] 付月箫，张振强．疏肝健脾调心方治疗腹泻型肠易激综合征临床观察．新中医，2012，44（8）：34-36．

[20] 高颖．温肾健脾方治疗腹泻型肠易激综合征疗效观察．天津中医药，2013，30（5）：272-273．

[21] 余秋焕．益气养阴汤治疗老年便秘型肠易激综合征 62 例．光明中医，2014，29（11）：2327-2328．

[22] 庄映如，芮玩珠．润肠方治疗便秘型肠易激综合征 65 例疗效观察．新中医，2011，43（5）：56-57．

[23] 刘云彦．滋阴润肠方治疗便秘型肠易激综合征 31 例．陕西中医，2013，34（10）：1323-1324．

[24] 黄晓映，曾耀明，余维微．四仁润肠方联合大黄敷脐治疗便秘型肠易激综合征 51 例．中医研究，2013，26（3）：26-28．

[25] 郑岳花．祛湿导滞汤治疗便秘型肠易激综合征 35 例观察．浙江中医杂

志，2012，47（12）：882.

［26］张静华．"通便汤"治疗便秘型肠易激综合征45例临床观察．江苏中医药，2012，44（2）：30-31.

［27］王文娟，吕明强．固肠通滞方治疗腹泻便秘交替型肠易激综合征临床观察．湖北中医杂志，2010，32（10）：42-43.

［28］曹晓龙，陆敏．肠康方治疗肠易激综合征临床研究．南京中医药大学学报，2014，30（3）：232-234.

［29］陈亚君．参苓白术颗粒联合曲美布汀治疗肠易激综合征临床观察．实用中医药杂志，2011，27（5）：318-319.

［30］李建华，蔡北源．补脾益肠丸联合培菲康治疗腹泻型肠易激综合征疗效观察．新中医，2012，44（7）：38-40.

［31］李晶．用人参健脾丸（加减）治疗腹泻型肠易激综合征的体会．求医问药（下半月），2012，10（3）：487.

［32］李丹，顾志坚．枫蓼肠胃康胶囊联合曲美布汀与单剂曲美布汀治疗腹泻型肠易激综合征疗效比较．湖北中医杂志，2013，35（1）：17-18.

［33］王宏志，何仁胜，刘俊．固本益肠片联合酪酸梭菌治疗腹泻型肠易激综合征临床疗效观察．中国医院药学杂志，2013，33（11）：897-899.

［34］刘弼，陈萍，肖鹏，等．四神丸加味治疗腹泻型肠易激综合征临床观察．辽宁中医杂志，2014，41（3）：503-505.

［35］刘清，林亚，徐丽涛．葛根芩连微丸与硝苯吡啶治疗肠易激综合征临床研究．实用中西医结合临床，2003，3（2）：9.

［36］肖斌，魏丹蕾，卢景熙，等．逍遥丸治疗儿童肠易激综合征随机对照研究．辽宁中医药大学学报，2012，14（4）：93-95.

［37］孙冰，刘国惠，贺军．逍遥丸配合心理行为治疗肠易激综合征对照研究．中国中西医结合杂志，1998，18（8）：494-495.

［38］陈海标，王旭，黄燕玲，等．逍遥丸治疗肠易激综合征的临床疗效及生存质量的作用评价．中国医药指南，2010，8（33）：48-50.

［39］王刚，李廷谦，王蕾，等．痛泻宁颗粒治疗腹泻型肠易激综合征（肝气乘脾证）的随机双盲安慰剂对照试验．中国循证医学杂志，2006，6（2）：84-89.

［40］宋晓锋，孙丽霞．痛泻宁颗粒治疗腹泻型肠易激综合征疗效观察．医药论坛杂志，2014，35（10）：172-173.

［41］廖华．痛泻宁颗粒联合培菲康治疗感染后肠易激综合征74例疗效观察．

长江大学学报（自然版），2014，11（18）：26-28.

[42] 倪树文，孙金蝉．乌梅丸治疗寒热错杂腹泻型肠易激综合征的临床研究．中医药通报，2014，13（2）：53-55.

[43] 李富增．加味麻仁润肠丸治疗肠易激综合征便秘型40例．实用中医内科杂志，2004，18（4）：353-354.

[44] 曹曙光，王建嶂，蔡振寨，等．四磨汤治疗便秘型肠易激综合征患者肠道气体的临床观察．中国中西医结合杂志，2010，30（1）：94-96.

[45] 鲍慧敏．四磨汤口服液治疗肝郁气滞便秘型肠易激综合征的疗效分析．现代诊断与治疗，2013，24（19）：4341.

[46] 朱叶珊，蔡春江，雷森娜，等．达立通颗粒改善便秘型肠易激综合征患者结肠症状的临床观察．河北中医，2013，35（12）：1862-1863.

[47] 雷森娜，蔡春江，朱叶珊，等．达立通治疗便秘型肠易激综合征及对生活质量的影响．陕西中医，2013，34（8）：1001-1002.

[48] 沈建冲，郭淦华，叶淑云．枳术宽中胶囊为主治疗肠易激综合征疗效．浙江中医杂志，2012，47（2）：99.

[49] 苏军凯，王爱民，张荔群，等．枳术宽中胶囊与益生菌联合治疗便秘型肠易激综合征．现代中西医结合杂志，2011，20（11）：1326-1327.

[50] 孙宏文．六味安消胶囊治疗便秘型肠易激综合征35例．中国中西医结合消化杂志，2006，14（6）：414-415.

[51] 俞峻．马来酸曲美布汀联合六味安消胶囊治疗便秘型肠易激综合征．中国临床医生，2010，38（1）：55-56.

[52] 金韩，黄重发．六味安消胶囊联合双歧三联活性胶囊治疗便秘型肠易激综合征疗效观察．医学研究生学报，2011，24（6）：671-672.

[53] 魏琦奇，商国忠．乌灵胶囊治疗肠易激综合征的疗效观察．中国医药指南，2012，10（20）：288-289.

[54] 陈益友，项乃羽，胡金加．乌灵胶囊联合马来酸曲美布汀治疗肠易激综合征62例疗效研究．中国实用内科杂志，2009，29（增刊2）：119-120.

[55] 韩光研，孙建华．针灸治疗肠易激综合征取穴规律初探．辽宁中医药大学学报，2011，13（5）：213-215.

[56] 郑华斌，陈媛，陈骥，等．运用数据挖掘研究现代针灸治疗肠易激综合征的用穴规律．时珍国医国药，2013，24（3）：701-702.

[57] 邱学梅，陈少宗．针灸治疗肠易激综合征的取穴组方规律与经验分析．

针灸临床杂志，2013，29（5）：48-50.

［58］邱雪雯，王威．针灸治疗肠易激综合征常用取穴规律探讨．辽宁中医药大学学报，2014，16（11）：131-133.

［59］李浩，裴丽霞，周俊灵．针刺与西药治疗腹泻型肠易激综合征疗效对照观察．中国针灸，2012，32（8）：679-682.

［60］吴元建，高洁．针灸治疗腹泻型肠易激综合征30例．中医外治杂志，2013，22（5）：38-39.

［61］孔素平，王文琴，肖宁，等．针刺配合隔姜灸治疗腹泻型肠易激综合征临床研究．上海针灸杂志，2014，33（10）：895-898.

［62］武建华．温针灸治疗腹泻型肠易激综合征疗效观察．中国中医药信息杂志，2014，21（11）：98-99.

［63］龙泽荣，于存海，于洋，等．针刺加微生态制剂治疗便秘型肠易激综合征临床观察．中国针灸，2006，26（6）：403-405.

［64］窦宝峰，王威，徐日．针刺治疗便秘型肠易激综合征对照研究．实用中医内科杂志，2012，26（12）：80-81.

［65］潘晨，杨杰，张永宏．足三里电刺激辅助治疗便秘型肠易激综合征的疗效观察．临床荟萃，2012，27（17）：1545-1547.

［66］彭随风，杨家耀，石拓，等．电针治疗便秘型肠易激综合征患者的临床观察．中国中西医结合消化杂志，2013，21（8）：426-428.

［67］罗莎，陈春华．雷火灸治疗便秘型肠易激综合征疗效观察．广西中医药，2011，34（5）：20-21.

［68］郑卫方，吴胜智，卢中华，等．穴位埋线法治疗肠易激综合征56例临床观察．浙江实用医学，2009，14（3）：204-205.

［69］洪珍梅，王樟连，陈晓军．穴位埋线治疗腹泻型肠易激综合征疗效观察．中国针灸，2011，31（4）：311-313.

［70］郝海蓉，任顺平，刘竺华，等．穴位埋线配合枳术颗粒治疗便秘型肠易激综合征疗效观察．山西中医，2013，29（4）：30-31.

［71］梁谊深，罗莎．指针配合穴位埋线治疗便秘型肠易激综合征疗效观察．上海针灸杂志，2010，29（3）：168-169.

［72］金国栋．穴位埋线治疗便秘型肠易激综合征疗效观察．中国中西医结合消化杂志，2014，22（5）：5-7.

［73］梁碧琪，陆玉霞，孙令军，等．升降散穴位贴敷治疗腹泻型IBS临床观察与护理．辽宁中医药大学学报，2013，15（2）：175-176.

[74] 董靖, 章涵. 安肠散穴位贴敷治疗腹泻型肠易激综合征临床研究. 新中医, 2011, 43 (8): 106-107.

[75] 高玉梅. 中药穴位贴敷辅助治疗腹泻型肠易激综合征 46 例. 陕西中医, 2012, 33 (6): 731-732.

[76] 雷森娜, 朱叶珊, 石志敏. 中药膏穴位贴敷治疗腹泻型肠易激综合征疗效观察. 四川中医, 2013, 31 (1): 135-137.

[77] 王庆波, 赵俐黎, 陈利, 等. 外敷腹泻贴治疗腹泻型肠易激综合征 42 例. 中医研究, 2014, 27 (11): 17-19.

[78] 李琳, 张声生. 近十年肠易激综合征外治法研究概况. 四川中医, 2013, 31 (1): 137-142.

第十二章　肠易激综合征的诊治经验

第一节　名医验案

1. 张海峰（1915—1988）　1915 年 4 月出生于江西南昌，祖籍江苏丹徒，出身于中医世家，为国家名老中医。张老幼承家学，熟读经典，随父侍诊，后又转益名师，并兼及西医，遂学业大进，临证处方，屡起沉疴。曾任江西中医学院教授、主任中医师，中华全国中医学会理事，全国六届人大代表等职，从事中医教学、临床、科研工作 50 多年。先生治学严谨，又能融会新知，提倡中西医结合，擅长中医内科急慢疑难病的治疗，对中医阴阳五行学说、脏腑学说的研究造诣颇深，尤其对中医脾胃学说的研究卓有成就。

验案一

病史及症状：刘某，男，35 岁。患者泄泻 5 年。腹中疼痛，泄泻肠鸣，痛则欲便，便则痛减，大便后夹有白色黏液脓便，伴四肢倦怠，消瘦无力，嗜睡，急躁易怒，舌质淡红、苔薄白腻，脉细弦。

诊断：泄泻，肝木克脾，湿浊内蕴证。

治法：抑木扶土，清化湿浊。

方药：炒白芍 10 g、焦白术 10 g、白茯苓 15 g、广陈皮 9 g、防风 9 g、广木香 9 g（后下）、西砂仁 9 g（后下）、六月霜 30 g。连用月余，腹痛除，腹泻止，白色黏液脓便消失，精神好转。后改用参苓白术散善其后，随访 5 年未见复发。

验案二

病史及症状：张某，男，47 岁。患者大便数日一行，便如羊屎已有四月余，腹中胀满不舒，腰部如有系物箍紧之感，左少腹更是胀满难受，饮食口味不佳，每因食后更觉饱胀而不敢进食。四肢无力，容貌外观壮实，舌苔白而厚腻，中心更甚，脉陈涩，重按尚有力。肠道钡餐未见明显异常。

诊断：便秘，肠道气滞证。

治法：温通行气。

方药：川厚朴 24 g、枳实 9 g、大黄 9 g（泡开水冲服）、炒莱菔子 15 g、炮干姜 6 g。水煎服，每日一剂。

上方服用 3 剂，大便见通畅，但并未见腹泻，腹胀见轻，但时轻时重，舌脉如前。上方增大黄为 12 g，去炮干姜，加台乌药 15 g、广木香 9 g。服 3 剂后，大便得泻数次，腹中舒畅，苔腻全化，精神及饮食均正常，恢复工作，随访半年未发。

治疗经验：张老非常重视"阴阳五行学说"在临床上的应用，治疗泄泻，腹痛、肠鸣多从肝脾入手。慢性泄泻往往既可见脾虚之象，又可见湿热食滞蕴结肠间之征，多为虚实错杂。肝木克脾，其临床特点是泻前或泻时必有腹痛。治疗用白芍抑肝缓痛；防风疏风升清；白术、茯苓培土渗湿；木香、砂仁、陈皮调中助运；六月霜苦寒，清肠胃、止痢开膈，消食运脾，方中以此清化湿浊。合而观之，本方由痛泻要方加味而来，是抑肝扶脾，标本兼顾之良方。气虚者加党参、黄芪，纳差加白蔻仁，大便后夹有黏液脓血便加铁苋、地锦草、黄连。治疗期间忌食生冷油腻之品。便秘属热证居多，热伤津液，肠腑燥结，辨证选用三承气汤；属寒结者宜温下，如温脾汤、半硫丸；属气虚者应用补气升提法，以补中益气汤加减[1-2]。

2. 施奠邦（1924—2005） 生于 1924 年 9 月，上海崇明县人，出身于中医世家，为我国著名的中医学家、原中国中医研究院院长、中国中医科学院名誉院长。施老幼承家学，1942 年随父行医，从事中医内、外、喉科等医疗工作。1952 年考入北京大学医学院医疗系学习，1957 年毕业后分配到中国中医研究院西苑医院消化内科研究室，从事肝炎、肝硬化腹水以及其他消化系疾病的研究工作。曾组织编写或主编了《中国医学百科全书·中医学》综合本分卷、《中医症状鉴别诊断学》《中医证候鉴别诊断学》《中医外科学》《中医儿科学》《中国医学百科全书》中医学及民族医学共 18 个分卷。

验案一

病史及症状：刘某某，男，56 岁，主诉腹痛、腹泻 3 年，加重 3 个月。每因精神紧张、着凉而诱发，大便 3~7 次/日，伴有脘痞纳呆，倦怠乏力，舌淡红，苔白，脉弦，多次大便常规检查阴性，结肠镜未见炎性病理改变，X 线钡灌肠检查阴性。

诊断：泄泻，肝郁脾虚、湿邪留滞证。

治法：抑肝扶脾，行气化湿。

方药：炒党参 10 g、黄芪 10 g、炒白术 10 g、炮姜 6 g、炒白芍 10 g、陈皮 6 g、防风 10 g、羌活 6 g、柴胡 6 g、苍术 12 g、姜半夏 6 g、炒神曲 10 g、茯苓 20 g、薏苡仁 10 g、炙甘草 9 g、五味子 6 g。水煎服，日一剂。

连服 1 周后复诊，大便日 2~3 次，原方加吴茱萸 6 g，服半月再诊，腹痛症消，大便日 1~2 次，继服原方半月，大便日 1 次，偶有 2 次。

验案二

病史及症状：邵某，女，28 岁。自诉腹痛，大便溏泻 2 年，加重 3 个月。反复服用黄连素、诺氟沙星、思密达等中西药物，疗效不稳定。大便时溏时泻，完谷不化，稍进油腻食物大便次数增多，饮食少思，恶食生冷，脘腹胀闷不舒，面色萎黄，全身畏寒，舌淡苔白，脉沉细，大便每日 3~5 次，便中常夹杂消化食物或黏液。钡剂灌肠 X 线造影、纤维结肠镜检查及多次大便常规、腹部 B超等检查均无异常。

诊断：泄泻，脾胃虚弱，湿滞胃肠证。

治法：健脾益胃，化湿止泻。

方药：炒党参 10 g、黄芪 10 g、炒白术 10 g、茯苓 10 g、炙甘草 6 g、炒白芍 10 g、陈皮 6 g、法半夏 6 g、防风 6 g、柴胡 10 g、泽泻 10 g、黄连 3 g、肉桂 3 g、薏苡仁 30 g。水煎服，日一剂。

连服 1 周后腹痛不显，大便每日 2 次，胀闷较重加佛手 6 g，麸炒枳壳 6 g，服 1 周后再诊，腹痛消失，胀闷不显，大便转为黄色软便，继续服用上方月余，不适症状完全消失，随访 1 年未复发。

验案三

病史及症状：杨某某，男，68 岁。自诉便溏 10 余年，腹中胀闷，大便每日 3～5 次，便解无力，时有肛门坠胀，便中常见未消化食物。常于黎明之前，腹部作痛，肠鸣即泻，泻后则安，四肢发凉，腰膝酸软，疲乏无力，面色萎白，畏寒恶风，舌淡苔白，脉沉细。钡剂灌肠 X 线造影、纤维结肠镜检查及多次大便常规、腹部 B 超等检查均无异常。

诊断：泄泻，脾肾阳虚证。

治法：温肾健脾，固涩止泻。

方药：炒党参 10 g、炒白术 10 g、茯苓 10 g、炙甘草 6 g、黄芪 10 g、炒白芍 10 g、陈皮 6 g、姜半夏 6 g、防风 6 g、羌活 6 g、独活 6 g、柴胡 10 g、泽泻 10 g、附子 6 g、肉桂 6 g、益智仁 10 g、山药 20 g、五味子 6 g。水煎服，日一剂。

连服 1 周后复诊，腹痛减轻，大便每日 2～3 次，但仍便溏且便解无力，肛门坠胀。上方加升麻 6 g，服半月再诊，腹痛消失，大便为黄色软便。继续服用上方 30 余剂，症状基本消失，大便日 1 次，偶有 2 次。随访 1 年，偶有复发，但自行调理即可好转。

治疗经验：施老认为本病与肝、脾、肾有关，基本病机为肝脾不和，久病则脾肾阳虚，多属虚实夹杂。施老临床施治常用李东垣之升阳益胃汤（黄芪、人参、白术、甘草、陈皮、茯苓、黄连、半夏、泽泻、防风、羌活、独活、柴胡、白芍、生姜、红枣）加减，其中有六君子汤健脾以助运化水湿，用痛泻要方以抑肝扶脾，行气化湿，又用防风、羌活、独活，辛能散肝郁、香能疏脾气、胜湿止泻，柴胡、生姜、红枣疏肝健脾，故本方有抑肝扶脾、行气化湿，还有升阳益气、健脾祛湿之作用，较痛泻要方更为周到。若腹痛重，再加肉桂、吴茱萸，若泄泻重，应以炮姜易生姜[3-4]。

3. 张镜人（1923—2009）　　生于 1923 年，出身于中医世家，全国首届国医大师，上海市第一人民医院主任医师。历任上海市第一人民医院中医科主任、上海医科大学教授、上海市卫生局副局长。曾创调气活血法治疗慢性萎缩性胃炎，病理证实疗效显著，打破了慢性萎缩性胃炎腺体萎缩不可逆转的观念，为防治胃癌开拓了新的途径。

验案一

病史及症状：费某，男，27 岁。主诉腹痛、腹泻两年余，两年来，腹痛、腹泻反复发作，每日 6 ~ 7 次，稀便白色黏冻，但无脓血，西药治疗有所好转，但仍时有反复，近半月来大便溏薄，伴有黏冻，腹部隐痛。舌苔薄黄腻，脉弦细。肠道钡餐提示升结肠局限性痉挛，肠镜无明显异常。

诊断：泄泻，肝强脾弱，湿热阻滞证。

治法：健脾调肝，化湿清热而和肠胃。

方药：生白术 9 g、清炙草 3 g、杭白芍 9 g、防风炭 9 g、陈皮 5 g、蚂蚁草 15 g、秦皮 9 g、条芩炭 9 g、香扁豆 9 g、炒山楂 9 g、炒神曲 9 g、大腹皮 9 g、广木香 5 g、香谷芽 12 g、炮姜炭 5 g、徐长卿 15 g。水煎服，日一剂。

服用 20 剂后复诊，大便次数减少，便形渐结，黏液亦少，腹痛已缓，脉弦，苔薄腻。继续抑肝扶脾，益气健脾，上方去秦皮、徐长卿，加太子参 9 g，香砂六君子丸 9 g。上方服用 2 个月余，病情稳定，气钡双重灌肠提示各段结肠良好。

验案二

病史及症状：李某，男，40 岁。主诉大便溏泻，腹部阵痛，大便溏泻已久，每多腹痛阵作，泻后痛减，偶有黏冻便，日行 2 ~ 3 次，形瘦，纳呆。舌苔薄腻，脉弦细。大便培养阴性，钡灌肠无异常。

诊断：泄泻，木旺侮土，胃肠不和。

治法：抑肝扶脾，健脾助运以和肠胃。

方药：炒白术 9 g、炒白芍 9 g、防风炭 9 g、炒陈皮 6 g、炙甘草 3 g、蚂蚁草 30 g、炮姜炭 6 g、条芩炭 9 g、炒山药 9 g、煨木香 9 g、台乌药 9 g、炒山楂 9 g、炒神曲 9 g、香谷芽 12 g。水煎服，日一剂。

上方治疗半月余，大便次减，日行 1～2 次，便形较结，腹痛基本缓解，注意情志调摄，节制饮食，治疗 2 个月后，泻止痛缓，胃纳渐增。

治疗经验：肠鸣腹痛，大便泄泻，泻伴腹痛，或泻后痛缓，辨证当责之肝脾不调，肝失条达，横逆乘脾，则气机失调；脾失健运，清气不升，故痛泻并作，正如吴昆在《医方考》中指出："泻责之脾，痛责之肝，肝责之实，脾责之虚，脾虚肝实，故令痛泻"。张教授多宗古法从调和肝脾角度治疗 IBS - D，常用痛泻要方加味，用防风炒炭，取其"风能胜湿"之意，炒炭存性，益增止泻之功。善用蚂蚁草、秦皮清肠泄热，炮姜合黄芩寒热并调[5]。

4. 李振华（1924—）　生于 1924 年，河南省洛宁县人，出身于中医世家，国家名老中医、中医教育家，国医大师。李老幼承家训，23 岁悬壶豫西乡里，为父老乡亲察病疗疾，德医双馨。曾任河南中医学院院长、七届全国人大代表、中华中医药学会常务理事，享受国务院特殊津贴，1990 年被人事部、卫生部和中医药管理局确定为首批全国名老中医药专家，2009 年被人力资源和社会保障部、卫生部评选为全国首届国医大师。李老在中青年时期善治内科杂病，急性、热性传染病；晚年专心于脾胃病的治疗和专题研究，为当今卓有建树的脾胃病大家。

验案一

病史及症状：患者男，81 岁，主诉：大便时溏时泻 10 年余。患者 10 余年前夏因饮冷水导致大便溏泻，伴腹痛、腹胀、不思饮食，曾服用多种抗生素，虽病情好转，但每遇受凉、劳累或进食油腻、寒凉、不易消化的食物即腹泻，反复不愈，逐渐加重。曾于当地某医院行肠镜检查未见明显器质性病变。现症：大便溏泻，2～4 次/天，有时夹有未消化食物，腹部隐痛，腹胀纳差，神疲乏力，面色萎黄，形体消瘦，舌质淡、体胖大、边见齿痕，苔薄白，脉濡缓。

诊断：泄泻，脾胃气虚证。

治法：温中健脾，理气和胃，化湿止泻。

方药：党参 12 g、白术 10 g、茯苓 20 g、泽泻 10 g、薏苡仁 30 g、桂枝 5 g、肉豆蔻 10 g、诃子肉 10 g、枳壳 10 g、甘草 3 g、生姜 3 片。水煎服，每日一剂。

服药 15 剂，患者大便次数减少，每日 1～3 次，腹部隐痛明显减轻，仍腹胀纳差，舌质淡，体胖大，边见齿痕，苔薄白，脉濡缓。上方去肉豆蔻、枳壳，加陈皮 10 g、焦山楂 12 g、神曲 12 g。服药 15 g，患者大便已能成形，质软，每日 1～2 次，腹痛消失，纳食增加，进食较多或不易消化食物后略有腹胀，但较治疗前明显减轻，精神好转，仍乏力，舌质淡，体胖大，苔薄白，脉濡缓。上方加黄芪 30 g。服药 30 余剂，诸症消失，患者精神、饮食、大便均正常，面色转红润，故停药。随访 3 个月，未复发，体重增加 4 kg。

验案二

病史及症状：患者，男，57 岁。主诉：大便时溏时泻 15 年余，加重 1 年。患者 15 年余前因饮食不节导致泄泻，长期服用多种抗生素，但病情时轻时重，且反复发作，每因受凉、饮酒、饮食不慎、劳累症状加重，曾服用中药及行灌肠治疗，然泄泻终未痊愈；1 年前秋因饮食生冷导致病情加重，迁延不愈，于当地检查肠镜未见明显异常。现症：黎明之时肠鸣腹痛，痛则腹泻，大便每日 3～5 次，甚时泻下完谷不化，食少腹胀，畏寒肢冷，肛门有下坠感，身倦乏力，不耐劳作，舌质淡、体胖大、边有齿痕，苔薄白，脉沉细无力。查体：面色萎黄，形体消瘦，左下腹压痛明显，肠鸣音亢进，下肢轻度浮肿。

诊断：泄泻，脾肾阳虚、中气下陷证。

治法：温补脾肾，益气升阳。

方药：方用补中益气汤合附子理中汤加减，处方：党参 12 g、白术 10 g、茯苓 20 g、桂枝 5 g、炒白芍 10 g、黄芪 15 g、柴胡 6 g、升麻 6 g、薏苡仁 30 g、诃子肉 12 g、砂仁 8 g、陈皮 10 g、泽泻 10 g、煨姜 5 g、制附子 10 g、炙甘草 6 g、生姜 3 片。水煎服，每日一剂。

服药 15 剂，患者下肢浮肿消失，腹胀、畏寒肢冷均减轻，进食有所增加，体力较治疗前好转，黎明之时大便，大便次数减少，每日 2～3 次、仍溏薄，肠鸣腹痛、肛门下坠感均减轻，左下腹胀痛，舌质淡、体胖大、边有齿痕，苔薄白，脉沉细。上方加赤石脂 15 g。服药 15 剂，患者大便有时成形、质软，有时溏薄，每日 1 次，多于黎明时排便，便中未再见未消化食物，肛门已无下坠感，饮食增加，腹胀大减，仍时感左下腹疼痛，舌质淡、体胖大，苔薄白，脉沉细。上方去柴胡、升麻、赤石脂，加煨肉豆蔻 10 g、五味子 10 g、补骨脂 10 g、吴茱萸 5 g，以增温补脾肾之效。服药 30 余剂，诸症消失，患者精神、饮食均好，大便正常，面色红润，体重增加 3 kg。嘱患者继续服用香砂六君子丸、四神丸 1 个月，以巩固疗效。

治疗经验：李老认为，久泻的病机关键在于脾虚湿盛。临床要详查病因，分析症状，辨清脾胃气虚证和脾肾阳虚证的不同病机，如定时泄泻（五更泻）是脾肾阳虚的特有症状。对于用药方面，尚应注意：脾虚常致肝郁，治疗应佐以疏肝理气之品，使气行湿行、气行血行，但理气不可过于香燥，以免耗气伤津；补虚不可纯用甘温，以免令人中满，应佐以和胃导滞之品，助其纳运；清热不可过用苦寒，以免苦寒伤脾，应中病即止；久泻虽属虚证，但往往虚中挟实，即因虚致实，因此不可过早或单用收敛固涩之品，以免恋邪留寇，病情确需使用益气健脾、升阳固涩之药物时，亦要注意适当配合理气消导之品，使其补而不滞[6]。

5. 周仲瑛（1928—）　生于 1928 年 6 月，江苏如东人，国医大师。自幼随父——著名中医专家周筱斋学习医术，1948 年 1 月从事中医临床工作，1956 年分配至江苏省中医院工作，1983 年任南京中医学院院长，现为南京中医药大学主任医师、教授、博士生导师，全国老中医药专家学术经验继承工作指导老师，第一批国家级非物质文化遗产传统医药项目"中医诊法"代表性传承人、江苏省名中医。曾主持编写《中医内科学》等多部教材，创建内科学总论，确立以脏腑为辨证核心、内科疾病系统分类的基础，首倡"脏腑病机证素辨治"新论；首倡出血热"病理中心在气营""三毒"等新理论，并形成"瘀热"病机学说。擅长内科疑难杂症及肿瘤疾病的中医治疗。

验案一

病史及症状：张某，女，66岁。慢性腹泻5年，大便少则每日3~4次，多则7~8次，进食生冷油腻易于诱发或加重，经肠镜等检查未见明显异常，多方治疗效果不显。刻诊：腹泻便溏，无脓血，每日4、5次，腹胀肠鸣，兼见下肢浮肿，口干欲饮，饮不解渴，偶有鼻衄，舌紫红有裂纹、苔总部黄腐腻，脉细弦。

诊断：泄泻，脾虚阴伤，肝气乘悔证。

治法：补脾阴、健脾运，佐以疏肝。

方药：山药12g、苍耳草12g、炒白芍12g、炙甘草3g、炙鸡内金6g、乌梅6g、石斛6g、木瓜6g、玫瑰花5g、太子参10g、南沙参10g、白扁豆10g。水煎服，每日一剂。

服上药半月，大便基本转为正常，日一次，但腹中仍有鸣响。腹胀、口干减轻，苔中腐腻已化，舌质干红好转，脉仍细弦。肝强脾弱，仍当酸甘养阴，两调肝脾，原方加生麦芽10，继服14剂，竟收全功。

验案二

病史及症状：刘某，女，59岁。腹泻年余，反复发作，每因进食生冷诱发，大便溏薄，每日2~3次，便前腹痛、肠鸣、矢气较多，食欲不振，腹部畏寒，舌苔薄黄腻，脉弦。

诊断：泄泻，证属脾虚不健，肠腑湿热，肝木乘克。

治法：健脾理中，燥湿清肠，寒热并投。

方药：党参10g、炒白芍10g、焦山楂10g、焦神曲10g、炒延胡索10g、焦白术10g、炮姜炭3g、黄连3g、炙甘草3g、吴茱萸1.5g、败酱草12g、诃子5g、玫瑰花5g。水煎服，日一剂。

服药 14 剂，大便逐渐成形，每日一次，但因气候炎热进食生冷，致使大便又溏，每日 2 次，腹痛。肠鸣不著，腹部怕冷，舌红、苔右半黄腻，脉弦滑。此属脾寒肠热，肝邪乘悔，治拟理中清肠，抑木扶土，予原方去炒延胡索、诃子、玫瑰花，加炒黄芩 5 g、肉桂（后下）2 g、石榴皮 10 g。继服 7 剂，大便转常，诸症消失，随访至今未复发。

验案三

病史及症状：吴某，女，41 岁。慢性腹泻病史多年，每因情志因素或饮食不当而诱发或加重，此次发作持续已近 4 个月，经数家医院检查未能明确诊断。刻下肠鸣便溏，腹痛即泻，泻下物呈不消化状，腹部怕冷，矢气较多，寐差失眠，口干苦，舌质偏暗、苔薄白腻，脉细弦。

诊断：泄泻，肝脾不和证。

治法：抑肝扶脾。

方药：焦白术 10 g、炒白芍 12 g、甘草 3 g、黄连 3 g、花椒壳 3 g、玫瑰花 3 g、陈皮 5 g、防风 5 g、炒枳壳 5 g、肉桂（后下）1.5 g、吴茱萸 1.5 g、乌梅 6 g、苍耳草根 15 g。水煎服，每日一剂，并嘱其调畅情志，切忌恼怒。

服上方 20 剂，腹泻基本控制，大便每日 1－2 次，尚能成形，腹胀、肠鸣趋向缓解，腹痛不著，夜寐略有改善，腹部仍有冷感，舌脉如前。原方去苍耳草根，加山药 10 g、改肉桂 3 g，续服 14 剂，大便转常，余症基本消失。

治疗经验：周老认为脾虚与湿盛是本病的两个主要病机特点。认为大便溏泻，进食生冷油腻加重，食后腹胀，口干唇燥，五心烦热属脾阴虚的表现，强调治疗补脾阴，健脾运，禁用香燥温药，常用太子参、山药、白扁豆、石斛等；若患者脾虚生湿，或外邪内侵，引动内湿，多为虚中夹实，当辨寒湿与湿热，肠腑湿热常用败酱草、红藤、黄柏、凤尾草、茯苓等，寒湿常用苍术、厚朴、肉桂等；若泄泻与情志因素有关，多从肝脾不调论治，以痛泻要方、四逆散化裁治疗，此类患者周老重视言语开导，畅其情志[7]。

6. 李寿山（1922—）　　生于 1922 年，山东省平度市人，出身中医世家，全国名老中医。1936 年开始随父学习中医，后进入大连市中医医院工作。历任大连市第一医院中医科主任、中苏友谊医院中医科主任、大连市中医医院院长、大连市中医研究所所长。在临床经验方面，擅长内科、妇科、疑难病证，学验俱丰。在消化系统疾病方面，创萎缩性胃炎从"痞"论治，消化性溃疡从"痈"论治，溃疡性结肠炎从"痢"论治，自拟治肝八法治疗病毒性肝炎和肝硬变等。

验案一

病史及症状：王某，男性，56 岁。腹泻、腹痛反复发作 4 年。每因饮食不慎而发作，食后即泻，大便中含有不消化物，伴腹胀、肠鸣、乏力、纳少，查粪常规及肠镜未见异常。现症见大便时溏时泻，食后即泻，完谷不化，倦怠神疲，面色萎黄，舌淡苔白滑，脉濡缓。

诊断：泄泻，脾虚湿困证。

治法：健运脾胃、温中燥湿。

方药：党参 15 g、炒白术 15 g、酒制大黄炭 1 g、乌梅 7.5 g、炙甘草 5 g、炮附子 10 g、佛手 15 g、砂仁 5 g（后下）、炒神曲 15 g。水煎服，日一剂。

服药 7 剂，腹痛、肠鸣大减，大便每日 2～3 次。再进 7 剂，诸症消失。继用参苓白术散加焦楂炭末服用 1 个月。停药观察，随访半年未见复发。

验案二

病史及症状：刘某，女性，40 岁。主诉腹泻、腹痛反复发作 4 年，加重半个月。患者 4 年前因情志不畅而发腹泻，每日排黄色稀便 3～6 次，偶有黏液便，无脓血便、黑便及鲜血便。腹部呈阵发性绞痛，泻后痛减，时有腹胀、心烦等症状，间断应用止泻、镇痛及消炎药物治疗以缓解症状。半月前因与家人发生口角而症状加重，自服小檗碱、左氧氟沙星等药物无效。现症见大便泄泻，时有腹痛，肠鸣，矢气多，泻后痛减，每因抑郁恼怒而发作或加重，心烦易怒，口苦，嗳气，纳少，舌质红，苔薄黄腻，脉弦细。查体：腹软无压痛，肠鸣音略活跃。实验室检查血常规、粪常规、粪培养、结肠镜、钡灌肠造影未见异常。

诊断：泄泻，肝郁脾虚证。

治法：健脾疏运。

方药：柴胡 7.5 g、炒白芍 15 g、白术 15 g、炒枳壳 6 g、酒制大黄炭 1.5 g、广木香 3 g、乌梅 7.5 g、木瓜 10 g、橘核 15 g、炙甘草 6 g。水煎服，日一剂。

服药 5 剂，痛除泻止。再进 7 剂，诸症消失。继用逍遥散加橘叶、香附等 20 剂调和肝脾。随访半年未见复发。

验案三

病史及症状：谢某，女性，72 岁。便秘反复发作 3 年，周期性便秘与正常大便交替发作，腹部呈阵发性绞痛，排便后可缓解，伴腹胀、恶心、消化不良等，间断应用酚酞、开塞露等药物，查肠镜未见异常，诊断为 IBS。现症见大便黏滞不爽，欲便不能，腹胀，小腹绞痛，肛门坠痛，恶心未吐，乏力，舌淡苔薄，脉虚。

诊断：便秘，脾虚气陷证

治法：益气健脾、升阳通秘。

方药：黄芪 20 g、炒白术 15 g、党参 10 g、柴胡 10 g、升麻 10 g、枳实 20 g、当归 15 g、火麻仁 15 g、生白芍 10 g、炙甘草 10 g。水煎服，日一剂。

服用 7 剂后，腹痛好转，乏力减轻，大便有时排出不畅，方中去炒白术，黄芪加为 30，加生白术 40。再进 10 剂，诸症消失。继用补中益气丸及服用蜂蜜以巩固疗效。嘱患者宜生活规律。养成每日排便 1 次的习惯，忌辛辣刺激性食物，进食新鲜的蔬菜与水果。随访半年未见复发。

治疗经验：李老认为本病的病机关键为脾气虚弱。脾胃为一身气机升降的枢纽，七情失和可导致肝气郁结，肝气横逆犯脾，肝脾不和，脾气虚弱，脾失健运，水湿不化，湿邪阻滞肠道，肠道传导失常而致泄泻；脾虚气亏，无力推动肠道，大肠传导失常可致便秘。

故李老多从脾论治 IBS。脾虚湿困，健运之法，当以温药和之，常用党参、白术、附子等；脾虚气滞，治当调和肝脾，常用柴胡、白芍、白术等；脾虚气陷所致便秘，老年人习惯性便秘多见，治当以补为通，升清降浊，常用补中益气汤加润肠通便之品[8]。

7. 徐景藩（1927—2015） 生于 1927 年 12 月，江苏省吴江市人，出身中医世家，国医大师。13 岁从师学医，1946 年 6 月从师中医临床工作。现为江苏省中医院主任医师，南京中医药大学教授，首届国医大师称号获得者。历任江苏省中医院院长、专家委员会成员，江苏省中医药研究所所长。1992 年享受国务院特殊津贴，1996 年获全国白求恩奖章，2009 年获全国"国医大师"终身荣誉。从事中医临床教学 40 余年，擅长脾胃病的诊疗工作。对食管病主张调升降、宣通、润养，创"藕粉糊剂方"卧位服药法。创"连脂清肠汤"内服和"菖榆煎"保留灌肠法。创"残胃饮"治疗残胃炎症。

验案一

病史及症状：李某，男，35 岁，十二指肠溃疡术后，头晕神疲，食少腹泻，腹鸣漉漉，肛门作坠。

诊断：泄泻，脾虚气陷证。

治法：健脾升阳。

方药：潞党参 15 g、炙黄芪 15 g、土炒白术 10 g、炙升麻 5 g、炮姜炭 3 g、禹余粮 15 g、炒当归 10 g、炒白芍 12 g、炙甘草 3 g。水煎服，每日一剂。

1 周后大便成形，每日 1 次，腹胀减轻，久立仍感少腹作胀，纳谷不香，原方加煨木香 5 g、广陈皮 5 g，药后诸证悉除。嗣后服用健脾丸，每次 5 g，每日 2 次，调理而愈。

验案二

病史及症状：殷某，男，76 岁。腹鸣隐痛，大便溏泻次数多，持续 6 个月，加重 1 周就诊。6 个月来因饮食不洁而出现腹痛下利，经常服用诺氟沙星等未见明显好转，仍大便溏泻，每日少则 2～3 次，多则 8～9 次，带有白色黏冻，伴腹鸣漉漉，脐周隐痛，无里急后重，多次查大便常规均为"黏液"，未见红白细胞，3 次培养均为阴性。肠镜检查未见明显异常。1 周来诸症加重，纳差，乏力，消瘦明显。查体：面色萎黄，舌苔薄白，脉细弦。腹软脐周轻压痛。

诊断：泄泻（IBS – D），脾肾两虚证。

治法：温肾健脾。

方药：炮姜炭 5 g、焦白术 10 g、炒山药 15 g、白茯苓 15 g、炙甘草 3 g、煨诃子 10 g、益智仁 10 g、薏苡仁 30 g、败酱草 15 g、焦楂曲各 15 g、黄连 3 g、车前子 15 g。水煎服，每日一剂。

二诊：服药 7 剂，药后大便次数减少，上下午各 1 次，肠鸣气利，苔脉同前。原方改焦诃子 15 g、山药 20 g，加藿香 10 g。

三诊：服药 7 剂，药后大便 1 日 2 次，夹白色黏液如痰，矢气已少，状如痰泻，稍有咳嗽，舌淡苔薄白，脉弦。少腹中下均有压痛。

陈皮 6 g、法半夏 6 g、黄芩炭 10 g、枇杷叶 10 g、鱼腥草 15 g、炒山药 20 g、焦白术 10 g、藿香 15 g、益智仁 10 g、煨诃子 15 g、建曲 15 g、黄连 3 g、仙鹤草 15 g、薏苡仁 30 g、冬瓜子 30 g。

四诊：服药 14 剂，气利有好转，大便日 1 ~ 2 次，粪中尚有白色黏液，较前减少，舌脉同前。上方加补骨脂 10 g、炙升麻 10 g、桔梗 6 g。

上方进 14 剂，气利症状基本消失，大便每日 1 次，未见黏液，随访 1 年，症状平稳未发。

治疗经验：徐老认为脾虚湿盛为 IBS 发病之本，病久不愈可恙及肝肾，湿热瘀血是发病之标。治疗时应注意：（1）健脾需分气虚、阴虚、阳虚不同：脾气虚治当健脾化湿，常用香砂六君子汤加减；脾阴虚治当健脾养胃，常用参苓白术散加减，常用山药、白扁豆、薏苡仁、白芍、黄精等；脾阳虚治当温中健脾，常用附子理中汤加减。（2）调理肝脾有偏虚偏实之异：土虚木侮偏于虚证，治当健脾为主，佐以疏肝；木横克土偏于实证，治当疏肝为主，佐以健脾。（3）温阳补肾常用于病久高龄患者。（4）收涩止泻可与化湿药物同用。临床病机复杂，复合证型较多，湿热瘀血等兼夹证常见，治疗湿热证常用香连丸和葛根芩连汤；治疗瘀血证多用丹参饮、四物汤加减，临床常数方合用，治疗疑难杂证[9-10]。

8. 危北海（1931—） 生于 1931 年 6 月，江西南城县人，国家级名老中医。1955 年毕业于中国人民解放军第三军医大学，1959 年参加北京第一届西医离职学习中医班。曾担任北京中医医院副院长、北京市中医研究所所长、中国中西医结合学会消化疾病专业委员会主任委员等。主要从事病毒性肝炎和消化系统疾病的中西医结合治疗以及中医脾胃学说的理论研究工作。

验案一

病史及症状：牛某，男，24 岁。主诉腹泻间断发作 7 年，患者 7 年来腹泻时作，为不成形便，无脓血，每日 2~3 次，每因情志不畅而病情加重，纳谷不香。曾查肠镜等检查，未见明显异常。现症：便溏，每日 2~3 次，时有便带黏液，便前腹痛，便后痛止，食欲不振，睡眠欠安。舌质红，苔白厚，脉弦。

诊断：泄泻（IBS-D），肝脾不调，湿热蕴结证。

治法：调和肝脾，清热化湿止泻。

方药：茵陈 15 g、郁金 20 g、醋柴胡 10 g、延胡索 15 g、苍术 15 g、白术 15 g、茯苓 30 g、香附 20 g、地榆 15 g、生薏苡仁 30 g、鸡内金 20 g、黄柏 12 g、乌药 7 g、川楝子 7 g、甘草 8 g、谷芽 15 g、麦芽 15 g、神曲 30 g、赤芍 15 g、白芍 15 g，苦参 15 g。水煎服，每日一剂。

服用 2 周后，大便每日 1 次，尚不成形，便前无腹痛，食欲增，舌略红，苔白，脉弦。宗原方再服 1 周，诸症均除。

验案二

病史及症状：王某，女，36 岁。主诉大便秘结难下已 1 年有余。患者一年来因家事不和，抑郁不快，逐渐感到大便燥结难下，排便费力，排便为干球状，排便后则感缓解，3~4 天排便一次，平时食欲尚可，但有腹胀不适，有时打嗝，睡眠欠佳，多梦早醒，舌苔白厚，舌质红，脉弦细。曾查肠镜未发现器质性疾病。

诊断：便秘（IBS‐C），肝胃不和，胃阴亏损证。

治法：柔肝和胃，滋阴润肠。

方药：茵陈 30 g、炒栀子 30 g、北沙参 30 g、瓜蒌仁 30 g、生地 30 g、麦冬 15 g、石斛 15 g、玄参 30 g、火麻仁 30 g、郁李仁 30 g、知母 30 g、郁金 20 g、钩藤 30 g（后下）、酸枣仁 30 g、莲子心 15 g、石菖蒲 20 g。水煎服，每日一剂。

验案三

病史及症状：刘某，女，12 岁。脐周疼痛 1 个月，伴食少嗳气，腹痛甚者腹泻，月经不规则，痛经，有血块，查体未见明显阳性体征。舌质红，苔白厚，脉弦细。

诊断：腹痛，肝胃不和，冲任失调证。

治法：健脾和胃，佐以调经。

方药：太子参 12 g、苍术 9 g、白术 9 g、茯苓 20 g、香附 12 g、葛根 15 g、吴茱萸 3 g、黄连 6 g、苦参 4 g、黄柏 6 g、五倍子 3 g、石榴皮 3 g、白芍 6 g、补骨脂 9 g、防风 6 g、鸡内金 9 g、焦三仙 9 g、甘草 3 g。水煎服，每日一剂。

上方服 10 剂后，腹痛及痛经均好转，大便每日 1 次，为成形便，舌略红、苔白，脉弦细。继以上方减石榴皮，加红花 4 g 以增行气活血之效，服 7 剂后症状消除。

治疗经验：危教授认为 IBS 病机主要是外受寒湿，脾胃虚弱或忧思抑郁，气机不畅，运化失常，久郁不解，伤及于肝，肝气不舒，横逆克土，形成脾虚肝郁，肝脾不和，胃失和降，胃气上逆，引起大肠传导失司，或泄泻，或便秘。治疗方面，危老主张以腹泻为主要临床表现者，宜健脾和胃，理气止痛，燥湿止泻；以腹痛或便秘为主要表现者，宜消导化滞，滋润通便；对于腹泻与便秘交替者，宜上述两种方法兼顾，灵活掌握；合并神经精神症状者，如失眠、抑郁、焦虑等，治以柔肝解郁、清肝安神或镇肝宁心等，常用药物有钩藤、代赭石、磁石、生龙骨、生牡蛎、石菖蒲、珍珠母、酸枣仁、莲子心、远志、首乌藤、合欢皮等[9]。

9. 劳绍贤（1937—）　　生于 1937 年 6 月，出身于中医世家，全国名老中医，1962 年毕业于广州中医学院，师从国医大师邓铁涛教授，现为广州中医药大学教授、博士生导师、主任医师。从事临床、教学、科研近 50 年，融古贯今，积累了丰富的经验，提出：中医临床需从证、病、症三者结合，辨证为本，辨病为枢，治症为标；治脾胃病需调五脏，疗五脏疾同样需要调理脾胃；处方用药不拘泥于一法。对消化系统疾病的治疗有着极高的造诣，多层次总结了消化性溃疡、慢性胃炎、慢性结肠炎、胃癌前病变等胃肠疾病的诊疗规律。

验案一

病史及症状：患者，男，43 岁。主诉腹胀腹痛反复 5 年余，现症口苦，口干少饮，胃纳欠佳，大便时烂时硬，有黏液，舌红，苔黄腻，脉弦。

诊断：腹痛，脾胃湿热证。

治法：泻热祛湿生津。

方药：藿香 10 g、川厚朴 15 g、法半夏 15 g、茯苓 30 g、木香 10 g（后下）、天台乌药 10 g、大腹皮 15 g、枳壳 15 g、救必应 30 g、黄连 6 g、芦根 15 g、麦芽 30 g。水煎服，日一剂。

上方服 7 剂后，腹胀明显缓解，无腹痛，口干减，纳可，肠鸣，大便成形，有少许黏液，舌红，舌根黄腻浊苔，脉弦缓。药守上方黄连增为 8 g，继续服 7 剂，肠鸣消失，大便软，每日 1～2 次，无黏液，无明显腹胀，仍略感口干，偶有头痛，脉弦缓，舌红，根黄腻。药守上方去麦芽，加白芷 10 g，服用 7 剂后，无腹胀、腹痛，偶有肠鸣，大便软，每日 2 次，无黏液，脉弦，舌红，苔薄黄腻。药守上方去木香、天台乌药、大腹皮、枳壳，加防风 15 g、白术 15 g。继服 7 剂病愈。

治疗经验：劳教授认为脾胃湿热证的病因在于"内外相合，天人相应"，岭南地区地处亚热带，比邻大海，多见脾胃湿热证。老教授认为脾胃湿热证的辨证要点在舌苔，一定有黄腻苔，湿重则苔多，苔厚，热重则苔黄、舌红。在清热化湿过程中强调分解湿热，尤重祛湿，湿开则热透，湿去热孤则易消解。热不重时，祛湿常综合芳香化湿、苦温燥湿、淡渗利湿，多用温燥之品，不可妄投寒凉以闭其湿；若热重于湿，则以清热为主，化湿为辅，寒凉清热与燥湿、利湿结合，使热清湿去，但清热之品不可久用、多用，待热势不盛时仍转以化湿为主。治疗 IBS 脾胃湿热证常用自拟清浊安中汤：藿香、厚朴、半夏、茯苓、木香、苏梗、陈皮、延胡索、郁金、救必应。[12]

10. 李乾构（1937—） 生于 1937 年，江西吉安县人，国家级名老中医。1964 年毕业于广州中医学院，分配到北京中医医院工作，曾拜中医肝病专家关幼波为师。曾任北京中医医院院长，全国人大代表，北京中医药学会副会长，中华中医药学会脾胃病分会主任委员。从事消化病的医疗、教学、科研工作 30 余年，1993 年主编了我国第一部中医胃肠病专著《中医胃肠病学》，2003 年主编了《实用中医消化病学》《中医脾胃病学说应用研究》，擅治脾胃病、肝病及内科疑难杂症。

验案一

病史及症状：王某，女，64 岁。主诉腹痛、腹泻反复发作 1 年余，大便稀溏，每日 3～4 次，无黏液脓血，无里急后重，便前腹痛，便后缓解。纳可，乏力，面色萎黄，舌质暗，苔白腻，脉沉细弦。结肠镜检查未见器质性病变。

诊断：泄泻（IBS－D），脾虚湿滞证

治法：健脾化湿，理气止痛。

方药：党参 10 g、丹参 10 g、苍术 10 g、白术 10 g、茯苓 15 g、炒薏苡仁 20 g、炒山药 10 g、厚朴 10 g、枳壳 10 g、陈皮 10 g、半夏 10 g、诃子肉 20 g、焦三仙各 60 g、炙甘草 5 g。水煎服，日一剂。嘱忌食生冷油腻食品，调畅情志，适寒温，慎起居。

上方服 7 剂后，患者腹泻次数减少，每日排便 1～2 次，为软便，腹痛及乏力减轻。舌质暗，苔白腻，脉沉细。原方加炒莲肉 10 g、石榴皮 15 g，继服 7 剂后，大便每日 1 次，为成形便，腹痛偶作，余症不明显，舌质暗，苔薄白，脉弱。予参苓白术丸继服 1 个月以巩固疗效。

验案二

病史及症状：张某，女，49 岁。主诉便秘腹泻交替出现 10 年，加重 1 个月。平时排便困难时服通便药，但需逐渐加大通便药量才能奏效，腹泻时服止泻药治疗。近 1 个月大便困难，不服用通便药后肛门重坠，欲便不得，勉强排出，为球状干便，便后腹胀不适感略减轻，纳差，乏力，舌淡、苔白厚干，脉弦滑。

诊断：便秘（IBS－C），脾虚肠燥，气机阻滞证。

治法：健脾益气，润肠通便。

方药：玄参 30 g、麦冬 15 g、生地黄 30 g、炒莱菔子 30 g、太子参 10 g、火麻仁 30 g、郁李仁 20 g、生白术 30 g、茯苓 10 g、瓜蒌仁 30 g、生黄芪 30 g、炙甘草 3 g。水煎服，日一剂。嘱患者每日定时排便，适当多饮水，多吃粗纤维食物，每晚餐后自我顺时针按摩腹部 200 次。

上方服 7 剂后，大便每日 1 次，但仍排便不畅，余无不适。舌淡、苔白干，脉弦滑。上方加槟榔 10 g、生白芍 30 g，继服 7 剂后，大便每日 1 次，能自行排便，腹无所苦。舌淡、苔薄白，脉细滑。嘱患者将硫酸钠 50 g 溶入 500 g 蜂蜜混匀，每日清晨用 1～2 汤匙用开水调匀后服，以巩固疗效。随访 1 个月，已能正常排便，每日 1 次。

治疗经验：李教授认为 IBS 病位在肠，与脾、胃、肝、肾关系密切。本病多迁延日久，属于虚实夹杂证，治宜标本兼顾，在健脾补气的基础上根据病情佐以疏肝理气、化湿止泻、温肾助阳、活血化瘀、理气通腑、养阴清热治疗。治疗泄泻，提倡治泻须健脾，化湿兼治标，以四君子汤为基础，常用焦三仙健脾消食、涩肠止泻，石榴皮收涩止泻，炒连肉健脾化湿止泻。治疗便秘，脾虚便秘者重用生白术 30～60 g 或生黄芪 30～50 g，血虚肠燥用大剂量生白芍、当归、火麻仁，肾阴虚者重用何首乌、生地黄，肾阳虚者重用肉苁蓉，肺失宣降者加用杏仁、瓜蒌仁，大肠实热者用大黄、虎杖，久病夹瘀者用桃仁、大黄，肝郁气滞者重用郁金、枳实[13]。

11. 蔡淦（1938—）　　生于 1938 年 8 月，中医内科学专家，

国家级名老中医，全国老中医药专家学术经验继承工作指导老师。1962 年毕业于上海中医学院，现为上海中医药大学主任医师、教授、博士生导师，从事中医内科的医、教、研工作近 40 年，曾师从沪上名家童少伯、程门雪、张伯臾、黄文东、张龑梅等，深得真传。同时结合自己数十年来的临床经验和科研研究，在诊治胃肠疾病方面颇有成效，擅长治疗胃炎、溃疡病、慢性腹泻、胃肠肿瘤术后调理等，尤其致力于中医治疗慢性萎缩性胃炎伴有胃癌前病变和 IBS 的临床和研究。

验案一

病史及症状：陈某，女，21 岁。初诊自诉泄泻与便秘交替发作一年半，每遇精神紧张则发作，近日加剧。大便每日 3～4 次，呈糊状。腹胀、烦躁、夜寐不安。舌质红、苔薄白，脉弦。

诊断：IBS－U，肝脾不和证。

治法：抑木扶土，调和肝脾。

方药：炒白术 10 g、白芍 10 g、防风 10 g、陈皮 6 g、延胡索 15 g、广郁金 10 g、柴胡 10 g、枳实 15 g、柏子仁 15 g、合欢皮 15 g、夜交藤 30 g、木香 6 g、桃仁 10 g、杏仁 10 g。水煎服，日一剂。

上方服 7 剂后，腹胀已除，大便量少，成形，每日 1 次，无腹泻。纳可，苔薄舌红，脉弦。上方加连翘 12g，继服 21 剂而愈，随访未复发。

验案二

病史及症状：刘某，男，32 岁。自诉腹泻反复发作近 4 年，情绪紧张或食生冷油腻后易发，近 2 个月来腹泻加重，大便每日 2～3 次，不成形，甚则水样便，便前腹胀痛，泻后痛除，苔薄腻、舌胖质黯，脉小弦。肠镜示：结直肠未见明显异常；肝肾功能正常；血、尿、粪常规均正常。

诊断：泄泻，肝郁脾虚，兼有阳气不足证。

治法：疏肝健脾，酌以温阳。

方药：炒白术 9 g、白芍 9 g、炒防风 9 g、陈皮 6 g、木香 6 g、黄连 3 g、吴茱萸 2 g、煨葛根 15 g、炮姜 6 g、焦山楂 15 g、焦神曲 15 g、补骨脂 15 g、党参 9 g、半夏 9 g。水煎服，日一剂。

服药 7 剂后大便基本成形，但晨起口气秽浊，苔腻，脉小弦，考虑湿邪未祛守方加石菖蒲 9 g、佩兰 9 g。继服 14 剂后患者大便每日 1 次，成形，无不适。嘱患者平时注意节饮食，慎起居，畅情志。

治疗经验：蔡老认为本病以肝郁脾虚为基本病机，治疗以调和肝脾为主要治法，常用痛泻要方加味治疗。腹痛较甚者，重用白芍，合用甘草，酸甘并用，缓急止痛；胁腹胀满较甚者，加柴胡、枳壳疏肝理气止痛，甚者再加青皮、木香疏肝醒脾，理气散结；腹泻较甚，且伴有腹坠胀肠鸣者，为脾之清阳不升，湿浊滞留肠道，加葛根配合防风以升发脾胃清阳之气而止泻；大便黏液多加泽泻、茯苓以健脾化湿；腹泻日久，腹中冷痛等脾阳虚者，加肉豆蔻、补骨脂、诃子以收敛固肠；若以便秘症状为主者，系肝郁日久，化火伤津，肠道津少，失于濡润，蔡老认为，治疗不可盲目攻下，可在痛泻要方基础上加南北沙参、麦冬、生地黄、生首乌以配合白芍养阴清热，必要时加桃仁、杏仁、火麻仁润肠通便；若脾肾阳虚，阴寒凝滞者，加肉苁蓉、当归、川牛膝以温补脾肾，养血润肠；若患者伴有紧张、焦虑、抑郁、恐惧、强迫性等症状，应给予合理的精神、心理疏导[14-15]。

12. 马贵同（1938—）　　生于 1938 年，江苏海安人，上海市名中医、博士生导师，上海中医药大学附属龙华医院终身教授。1965 年毕业于上海中医学院，师承全国著名老中医、中医脾胃病学家、原上海中医学院院长黄文东先生。现任中华中医药学会脾胃病分会顾问，上海市中医药学会顾问、脾胃病分会荣誉主任委员，上海中医药大学脾胃病研究所顾问。自 20 世纪 80 年代中期始，专攻中医胃肠病诊治，博览古代典籍，汲取各家所长，并逐步建立起独特的辨证论治体系和处方用药特色，尤其在慢性萎缩性胃炎和溃疡性结肠炎的诊治方面有独到的见解和独特经验。

验案一

病史及症状：余某，男，31 岁。既往有慢性腹泻病史年余，结肠镜检查未见肠道器质性病变，西医诊断为 IBS。每遇工作繁忙或精神紧张时易发作，腹泻多发生于晨起及餐后。便前少腹拘挛疼痛，便意急迫，排便后腹痛缓解。每日排便 3~4 次，先实后溏，甚者如水样。舌红、苔薄白，脉弦细。

诊断：泄泻，肝气乘脾证。

治法：抑肝扶脾。

方药：白术 15 g、白芍 15 g、防风 15 g、陈皮 9 g、柴胡 9 g、延胡索 15 g、炙乌梅 9 g、益智仁 12 g、五味子 15 g、葛根 15 g、党参 10 g、怀山药 15 g、生甘草 6 g。水煎服，日一剂。

上方服 7 剂后，腹痛基本消失，大便每日 1~3 次，仍溏。舌红、苔薄，脉弦细。原方去延胡索，改白芍为 30 g、炙甘草 15 g，加大枣 9 g、淮小麦 30 g。服用 14 剂后，无腹痛，大便每日 1~2 次，糊状，夜寐欠安。苔薄白，脉弦细。宗前法加减出入，随访数月，病情稳定。

验案二

病史及症状：王某，男，56 岁。近两年反复腹泻，每于晨起而作，日行三、四次，或便次更多，尤以外出时为甚，大便稀溏，甚如水样，无脓血，便前肠鸣，或腹痛间作，胃纳欠佳，多食作胀。舌淡红、苔花剥，根部薄腻，脉弦细。曾查肠镜未见明显异常。

诊断：泄泻，脾虚肝旺证。

治法：健脾化湿，柔肝抑肝。

方药：炙黄芪 15 g、太子参 30 g、炒白术 15 g、茯苓 15 g、熟薏苡仁 15 g、白扁豆 15 g、怀山药 30 g、白芍 15 g、防风 12 g、陈皮 10 g、半夏 10 g、炒枳壳 15 g、炙乌梅 9 g、益智仁 12 g、生甘草 6 g。水煎服，日一剂。

上方服 7 剂后，大便次数减少，日行二次，便溏好转，肠鸣腹痛减轻，胃纳仍不佳。舌淡红、苔花剥，脉弦细。上方加焦山楂 12 g、焦神曲 12 g。继服 14 剂后，大便日行一次，成形，肠鸣腹痛消失，胃纳转佳。舌淡红苔花剥，脉弦细。守原法，上方加石斛 30 g。连服 1 个月后，患者病情稳定，大便基本保持正常。

治疗经验：IBS 腹痛、腹胀、腹泻等反复发作，或由饮食不节，耗伤脾胃，或由情志失调，肝气郁结横逆犯脾，或感受外邪，脾胃受困，均可致脾失运化，胃失和降而发生泄泻。泄泻耗气伤阴，终致脾胃虚损，此乃因泻致虚；脾胃虚弱，不耐受邪，泄泻常因饮食生冷油腻、情志不调而诱发，此乃因虚成泻，泻与虚互为因果，愈演愈烈。马教授主张抓住脾胃虚弱这一关键环节，立健脾温中之法以治根本，临床用四君子汤、附子理中汤化裁。无湿不成泻，脾胃为泻之本，湿乃泻之标，宜标本同治，健脾除湿并行。对于泻下清稀或白色黏液较多而无热象者，常加苍术、白芷、防风、砂仁、薏苡仁等化湿之品；而对于湿热下趋，大便黏滞不爽，马老主张在健脾温中的基础上选加白头翁、广木香、红藤、生地榆、银花炭等；若湿阻气机，腹胀，大便黏滞不畅，则加大腹皮、枳壳。对于泄泻日久，大便每日 4 次以上，质稀便溏者，马老往往于方中加固涩之品，以治滑脱，轻则用煨诃子、煨肉果、赤石脂之类，重则选用罂粟壳。对于腹痛，马老除应用醋延胡索、木香等一般理气止痛之外，多重用芍药甘草汤缓急止痛；若腹痛、腹泻发作与精神因素有关，多从调和肝脾治疗，疏肝、健脾各有侧重，常以痛泻要方加减[16-17]。

13. 周学文（1938—） 生于 1938 年 1 月，辽宁省辽阳市人。中医内科学专家，全国名老中医。1959 年考入辽宁中医学院，现为辽宁中医药大学教授、主任医师、博士生导师。长期从事中医教研工作 40 余年，历任辽宁中医药大学附属医院中医内科及诊断教研室主任、脾胃科主任。对中医内科有多年的钻研及经验积累，尤其擅长消化系统疾病的治疗。在消化系统疾病的治疗中逐渐建立了较为完整的治疗体系，首次系统的提出将中医外科"消、托、补"法应用于内科溃疡病的治疗。首次运用"肝脾并调、寒热并用"的治则，治疗胆汁反流性胃炎。并对慢性萎缩性胃炎、胃癌癌前病变有多年的深入研究。

验案一

病史及症状：腹泻、腹泻便秘交替、腹痛、腹胀、排便不爽，便前腹痛明显，便后痛减，晨起或餐后即泻。

脾虚型：晨起或餐后即泻，大便时溏时泻，夹有黏液，腹部隐痛，进食脂肪、凉食或精神紧张、受凉，腹泻加重，倦怠乏力，面黄无华，脘闷纳差，舌淡或舌体胖大边有齿痕，苔白，脉细弱缓。

湿热型：腹泻、腹痛、泻而不爽，肛门灼热，脘腹胀满，口干、口臭、口苦，舌苔黄腻，脉濡数或滑数。

诊断：IBS，脾虚湿盛或湿热内蕴证。

治法：健脾和胃，调畅气机，清利湿热。

方药：石榴皮、白术、陈皮、防风、木香等。

加减：脾虚湿盛加苍术、厚朴；湿热盛加黄连、马齿苋；纳呆腹胀加白豆蔻、砂仁、三仙；腹痛明显加酒白芍；便秘加生地黄、麦冬、麻仁。

治疗经验：周教授认为 IBS 的发生与情志不和、饮食不当、劳倦、寒湿等因素有关，病变部位主要在脾、胃、大小肠、肝肾等，基本病机为脏腑气机失调。通过临床观察发现 IBS‑D 以脾虚型和湿热型较多见，脾虚失运，湿浊留滞，日久化热，脏腑气机受阻，导致疾病迁延不愈。治当健脾和胃，调畅气机，清利湿热，标本兼顾[18]。

14. 单兆伟（1940—） 生于 1940 年，1965 年毕业于南京中医学院，现为南京中医药大学教授、博士生导师，江苏省中医院主任医师，全国中医内科学会脾胃专业委员会副主任，江苏省脾胃病研究会主任，江苏省中西医结合消化专业委员会常务副主任，南京中医药学会副理事长，《中国中西医结合脾胃杂志》副主编、《新消化病杂志》编委、《南京医学》常务编委、南京中医药大学学位委员会委员。长期从事中医脾胃病理论、临床和实验的研究工作，曾拜师于全国著名脾胃病专家张泽生教授、徐景藩教授门下。尤其在幽门螺杆菌感染性胃病、慢性萎缩性胃炎及其癌前期病变、炎症性肠病、功能性消化不良、胃肠动力障碍等方面有一定研究。提出了气虚血瘀是慢性萎缩性胃炎和幽门螺杆菌感染性胃病共同的病理基础，治疗采用扶正祛邪、益气活血法，以宏观辨证与微观辨证，辨证与辨病，中医基础理论与现代科技相结合，取得显著疗效。

验案一

病史及症状：朱某某，男，33 岁。反复便溏 3 年，多次做大便常规及大便培养检查未发现异常。刻下症见大便每日 2～3 次，夹有黏液血丝，腹胀肠鸣，肛门作坠，纳谷不香，神疲乏力，舌红、苔黄腻，脉细。

诊断：泄泻，脾胃气虚，湿热内蕴证。

治法：益气健脾清化。

方药：太子参 10 g、炒白术 10 g、炒山药 15 g、云茯苓 12 g、炒薏苡仁 15 g、煨木香 5 g、川黄连 2 g、煨葛根 10 g、仙鹤草 15 g、焦楂曲各 12 g。水煎服，每日一剂。

连服上方 7 剂，症状减轻，大便日行 1 次，无脓血，舌红、苔黄腻，脉细。湿热未清，原方去白术，加炒苍术 10 g 加强清化之力。因外地患者交通不便，故再服 14 剂后复诊，苔黄腻已化，口干微苦，肛门作坠，有时肠鸣，治宗前法出入：太子参 10 g、炒山药 15 g、炒薏苡仁 15 g、煨木香 5 g、川黄连 2 g、百合 15 g、仙鹤草 15 g、焦楂曲各 12 g、煨葛根 10 g、荷叶 10 g。上方连服 14 剂后，诸症好转，大便日行 1 次，基本成形，无黏液血丝，肛门坠胀明显减轻，舌红苔薄，脉细。原方去荷叶，再予 7 剂巩固疗效。

验案二

病史及症状：王某，男，43 岁，主因腹泻 6 年就诊。腹泻稀溏便，日行 4～5 次，初以健脾止泻法尚能见效，短期内复发后叠进健脾、清利、渗湿、补肾等法，取效甚少。腹泻时轻时重，曾行 B 超、肠镜、粪培养检查等均未见异常，逐渐消瘦，腹时隐痛，伴有肠鸣，面黄肢乏，心情抑郁，焦虑恐慌，胸胁苦满，性欲减退，苔薄白、舌质淡，面细弦。

诊断：泄泻，肝郁脾虚证。

治法：疏肝健脾。

方药：炒防风 5 g、炒白术 10 g、炒白芍 15 g、陈皮 5 g、醋柴胡 5 g、合欢皮 10 g、山药 15 g、炒薏苡仁 15 g、茯苓 12 g、仙鹤草 15 g、生甘草 5 g。水煎服，每日一剂。

二诊：服药后前 3 天便次有所减少，先干后溏，4 天后又复原状。细辨之乃肝虚不能疏泄，加之脾虚运化不健，故久泻不愈。调整治则，敛补肝气、健脾助运而止泻。处方：生黄芪 10 g、潞党参 10 g、淮山药 15 g、炒白术 10 g、炒白芍 15 g、茯苓 12 g、乌药 5 g、炙升麻 5 g、醋柴胡 5 g、菟丝子 15 g、沙苑子 15 g、枳壳 10 g、荷叶 10 g、生甘草 5 g。

三诊：药后症状明显改善，便次明显减少，便质初硬后溏，肠鸣亦减少大半，腹痛已除。上方加减，连服 3 个月，诸症皆除。

验案三

病史及症状：林某，女，45 岁，主因腹泻 7 年就诊。饮食生冷、油腻食物则腹痛、腹泻，查肠镜未见明显异常。刻下症见：腹泻，日行 7~8 次，无脓血，伴腹痛，肛门重坠，大便有不净感，舌淡、苔白，脉细弱。

诊断：泄泻，脾胃虚弱，气虚下陷证。

治法：益气健脾佐以升提。

方药：太子参 10 g、炒白术 10 g、炒薏苡仁 15 g、炒山药 15 g、煨木香 5 g、川黄连 2 g、石榴皮 10 g、鸡内金 6 g、炙升麻 5 g、柴胡 5 g、煨葛根 10 g。

二诊：大便溏，日行 4~5 次，无脓血，肛门坠感。上方去炙升麻、柴胡，加茯苓 12 g、车前子 15 g。

三诊：大便日行 1 次成形，无腹痛，无脓血，继服上方 7 剂，巩固疗效。

治疗经验：单老认为，IBS－D 病机以脾虚为本，湿热为标，主张治疗以益气健脾，清化湿热为基本治法，善用参苓白术散合香连丸加减治疗。配合使用升清、涩肠、安神之法，升清止泻善用荷叶、葛根；若久泻不愈，常用石榴皮涩肠止泻，而且对多种致病菌有抑制作用，为治疗久泻、久痢之要药；若患者存在心理障碍或精神异常表现，常合用合欢皮、百合、夜交藤，合欢皮功能解郁，调节情志，百合、夜交藤既养心安神，又有镇静作用[19-20]。

15. 王长洪（1944—） 生于 1944 年 5 月，沈阳军区总医院中医科主任医师、博士生导师，已故中医学家董建华院士临床经验和学术思想的主要继承人之一。从事中医临床、保健、教学和科研工作 40 年，在中西医结合治疗消化系统疾病方面造诣颇深。历时 20 年系统整理研究了董建华的通降理论、胃热学说、气机理论，董建华学术思想和临床经验研究获辽宁省科学技术进步二等奖。他进行了大样本的胃镜望诊与中医证型及舌诊关系的研究，提出胃溃疡、糜烂性胃炎以热证多见，而十二指肠溃疡以虚寒多见，黄苔作为胃热辨证的主证。率先在国内开展清法治疗糜烂性胃炎的临床、胃镜、病理、幽门螺杆菌观察，取得显著疗效。采用温中健脾、清热燥湿、化瘀通络法治疗溃疡性结肠炎数百例，疗效确实，并从肠黏膜屏障、胃肠动力、细菌学、免疫学等多个层面探讨中药的作用机制。

验案一

病史及症状：孙某，女，31 岁。患者情绪不和或受凉则腹痛，腹泻已历 1 年，大便溏，日 3 ~ 5 次，泻后痛减，无黏液及脓血便，无里急后重。舌淡红、苔薄白，脉弦细。肠镜检查无异常。

诊断：泄泻，肝郁脾虚证。

治法：疏肝健脾。

方药：党参 15 g、炒白术 20 g、苍术 10 g、肉桂 10 g、干姜 10 g、陈皮 10 g、白芍 10 g、防风 15 g、柴胡 10 g、郁金 10 g、延胡索 10 g、补骨脂 10 g、五味子 10 g、木香 10 g、大枣 10 g、炙甘草 3 g。水煎服，日一剂。

服用 14 剂，腹泻消失，大便成形，偶有腹痛。继续加减服药 1 个月，每天大便 1 ~ 2 次，成形，腹痛消失。

验案二

病史及症状：王某，男，41 岁。饮食生冷或受凉后引发腹泻，肠鸣，重时每日 4 ~ 6 次，无脓血，脘腹怕冷，腰膝酸软，舌质红、苔薄白，脉弦。肠镜未见异常。

诊断：泄泻，脾肾阳虚证。

治法：温肾固本。

方药：淡附片 6 g、干姜 10 g、肉桂 10 g、白术 15 g、茯苓 20 g、苍术 10 g、防风 10 g、白芍 10 g、陈皮 10 g、五味子 15 g、炙甘草 3 g。水煎服，日一剂。

服药 7 剂后，大便次数减少，仍便溏，加党参 10 g，淡附片改为 12 g，白术改为 30 g，苍术改为 20 g。继服 7 剂，大便渐成形，无腹痛。上方巩固治疗 2 个月余，多年顽疾痊愈。

验案三

病史及症状：张某，男，40 岁。饮食生冷即腹泻，大便不成形，偶有腹痛，腹部喜温喜按，形体偏瘦，舌淡、苔白腻，脉弦。肠镜检查未见异常。

诊断：泄泻，脾虚湿盛证。

治法：健脾化湿止泻。

方药：党参 30 g、炒白术 20 g、苍术 10 g、肉桂 10 g、山药 20 g、白扁豆 20 g、焦山楂 10 g、炒神曲 10 g、炒麦芽 10 g、砂仁 10 g、茯苓 20 g、炮姜 10 g、炙甘草 10 g。水煎服，日一剂。

服药 7 剂后，腹泻明显减轻，原方加葛根续服 2 周后，大便成形，腹痛消失。继以原方加减治疗月余，巩固疗效。

治疗经验：王教授认为，IBS 的病位在肠，关乎肝、脾、肾三脏，肝疏泄太过、肾温煦不及都与 IBS 发病有关，但脾是关键。认为脾胃虚弱是其致病之本，肝脾不调是病机关键，治疗以健脾贯穿整个病程。主张健脾少用补气药，以免阻碍气机，加重胀痛；多用运脾药，如白术、苍术等。王教授认为 IBS 初期，以肝郁脾虚为主，治疗主要在于疏肝健脾；后期则以脾肾阳虚为主，治疗主要在于健脾温肾，但每个阶段都不是单纯应用一法，常抑肝、健脾、温肾合用[21-22]。

第二节　治法与用药经验

IBS 的中医及中西医诊疗共识意见将 IBS – D 分为脾虚湿阻证

（脾胃虚弱证）、肝郁脾虚证（肝气乘脾证）、脾肾阳虚证、脾胃湿热证，将 IBS－C 分为肝郁气滞证、肠道燥热证、寒热夹杂证，主要治法包括健脾益气、健脾化湿、疏肝理气、温补脾肾、清热利湿、泻热通便、润肠通便、平调寒热等[23-24]。在临床实践中，不同医家治疗 IBS 在立法与用药方面又各有侧重。

从专家经验数据挖掘分析结果看[25]：IBS－D、交替型 IBS 以脾虚、肝郁证候要素最多见，IBS－C 以气滞、阴虚证候要素最多见；治法以健脾、疏肝、祛湿、温阳、行气、补肾等最常用，其中健脾和疏肝法使用比例达 50% 以上；常用药物有：白芍、炒白术、炙甘草、陈皮、茯苓、柴胡、防风、党参、木香、枳壳、黄连、山药、半夏、薏苡仁、砂仁等；基于关联规则的药物配伍规律如下表所示。

表 12－1　基于关联规则的药物配伍规律

药物配伍	支持度	药物配伍	支持度
白芍、炒白术	0.47	陈皮、茯苓	0.35
炒白术、陈皮	0.42	白芍、炒白术、陈皮	0.35
白芍、陈皮	0.40	白芍、茯苓	0.34
炒白术、炙甘草	0.39	炒白术、防风	0.31
炒白术、茯苓	0.39	白芍、炒白术、炙甘草	0.31
茯苓、炙甘草	0.37	白芍、防风	0.30
白芍、炙甘草	0.37	白芍、柴胡	0.30
陈皮、炙甘草	0.36		

IBS 用药频次分布显示：以具有疏肝、健脾、行气、祛湿功效的药物最常用。白芍与炒白术、炒白术与陈皮、白芍与陈皮、炒白术与炙甘草、炒白术与茯苓、白芍与炙甘草、白芍与防风最常配伍使用。

疏肝药以白芍、柴胡最常用。白芍，味苦、酸、甘，性微寒，归肝、脾经，具有养血调经，平肝止痛，敛阴止汗的功效，现代药理研究显示白芍具有解痉、镇痛作用；柴胡，味苦、辛，性微寒，归肝、胆经，具有疏散退热，疏肝解郁，升阳举陷的功效，现代药理研究显示柴胡具有消炎和提高免疫功能的作用。应用这两种药物既可针对 IBS 肝郁的病机特点，又符合 IBS 内脏高敏感、低度炎症和免疫功能低下的病理生理机制。

健脾药以白术、茯苓、党参最常用。白术，味苦、甘，性温，归脾、胃经，具有补气健脾，燥湿利水，止汗，安胎的功效，健脾止泻宜炒焦用，健脾通便宜生用，现代药理研究显示生白术能使兔离体肠管自发活动紧张性升高，收缩幅度加大，能显著抑制肠管痉挛；茯苓，味甘、淡，性平，归心、脾、肾经，具有利水渗湿，健脾和中，宁心安神的功效，现代药理研究显示茯苓具有利尿作用；党参，味甘，性平，归脾、肺经，具有益气，生津，养血的功效，现代药理研究显示党参对肠活动有抑制和兴奋两种作用。应用这些药物可针对 IBS 脾虚挟湿的病机特点，且对肠活动具有双向调整作用。

行气药以木香、枳壳最常用。木香，味辛、苦，性温，归脾、胃、大肠、胆、三焦经，具有行气止痛的功效，现代药理研究显示木香可增强肠蠕动，也可抑制肠的紧张性及节律性收缩；枳壳，味苦、辛、微酸，性凉，归肺、脾、大肠经，具有行气宽中，化痰消积的功效，现代药理研究显示枳壳对胃肠运动具有兴奋和抑制双重作用。应用这些药物可针对 IBS 气滞的病机特点，又对胃肠运动具有调整作用。

祛湿药以黄连、半夏、薏苡仁最常用。黄连，味苦，性寒，归心、肝、胃、大肠经，具有清热燥湿，泻火解毒的功效，现代药理研究显示黄连具有抗菌的作用；半夏，味辛，性温，归脾、胃、肺经，具有燥湿化痰，降逆止呕，消痞散结的功效，现代药理研究显示半夏具有抗菌作用；薏苡仁，味甘、淡，性微寒，归脾、胃、肺经，具有利水渗湿，健脾，除痹，清热排脓的功效，现代药理研究显示薏苡仁具有消炎作用。应用这些药物即可针对 IBS 寒湿或湿热的病机特点，又可调节肠道菌群。

药物配伍主要依据健脾疏肝、疏肝理气、补气行气、健脾祛湿、柔肝平肝等治法使用。在加减用药方面，众多医家重视对情志因素的调节，常在辨证的基础上使用合欢皮、合欢花、酸枣仁、柏子仁、夜交藤、龙骨、牡蛎、珍珠母等具有解郁、安神作用的药物；另外治疗 IBS－D，常在辨证治本的基础上合用涩肠止泻治标之法，常用药物有赤石脂、诃子、乌梅炭、炮姜炭等。

参考文献

[1] 张小萍，张经生．张海峰学术思想与经验．江西中医药，1997，28（2）：1-5.

[2] 张小萍，张经生．中国现代百名中医临床家张海峰．北京：中国中医药出版社，2008：108-109.

[3] 马玉萍，苏进义，丁乾，等．施奠邦治疗肠易激综合征临床经验．世界中医药，2006，1（1）：51.

[4] 马玉萍，苏进义，丁乾，等．施奠邦应用升阳益胃汤治疗肠易激综合征验案举隅．四川中医，2011，29（1）：3-4.

[5] 张镜人．中国现代百名中医临床家——张镜人．北京：中国中医药出版社，2001：212-215.

[6] 李郑生．国医大师李振华教授治疗久泻经验．中医研究，2012，25（11）：50-52.

[7] 李振彬．周仲瑛教授治疗肠易激综合征的经验．新中医，1997，29（8）：6-7.

[8] 李薇，于家军．李寿山主任医师治疗肠易激综合征经验．中国中医急症，2011，20（4）：574，589.

[9] 陆为民，徐丹华，周晓波，等．徐景藩教授论治腹泻型肠易激综合征的经验．江苏中医药，2012，44（11）：1-3.

[10] 叶柏，陈静．国医大师徐景藩教授治疗肠易激综合征临床经验．中华中医药杂志，2013，28（06）：1746-1748.

[11] 危北海．中国现代百名中医临床家——危北海．北京：中国中医药出版社，2008：76-80.

[12] 彭林．劳绍贤教授治疗脾胃湿热证肠易激综合征经验．中医研究，2013，26（8）：34-37.

[13] 李乾构．中国现代百名中医临床家——李乾构．北京：中国中医药出版

社, 2006: 101-106.

[14] 高志远, 张正利. 蔡淦治疗腹泻型肠易激综合征经验. 辽宁中医杂志, 2008, 35 (10): 1474-1475.

[15] 雷云霞, 刘新. 蔡淦治疗腹泻便秘交替型肠易激经验. 辽宁中医杂志, 2011, 38 (9): 1742-1743.

[16] 张晓峰. 马贵同治疗肠道易激综合征的经验. 辽宁中医杂志, 2001, 28 (1): 18.

[17] 马贵同工作室. 马贵同学术经验撷英. 上海: 上海中医药大学出版社, 2010: 65-67.

[18] 周学文, 柏树钢, 李刚, 等. 复方石榴皮煎剂治疗肠易激综合征临床研究——附30例临床分析. 中国中西医结合脾胃杂志, 1994, 2 (4): 58.

[19] 张小琴. 单兆伟教授治疗泄泻型肠易激综合征经验拾萃. 江西中医药, 2006, 37 (280): 9-10.

[20] 李秀源, 姚秀慧. 单兆伟教授运用加减参苓白术散治疗慢性泄泻的经验浅析. 光明中医, 2008, 23 (11): 1682-1683.

[21] 高文艳. 王长洪治疗腹泻型肠易激综合征经验. 辽宁中医杂志, 2010, 37 (7): 1208-1210.

[22] 赵金婷, 吕冠华. 王长洪教授应用疏肝健脾温肾法治疗腹泻型肠易激综合征临床经验. 辽宁中医药大学学报, 2011, 13 (6): 164-166.

[23] 中华中医药学会脾胃病分会. 肠易激综合征中医诊疗共识意见. 中华中医药杂志, 2010, 25 (7): 1062-1065.

[24] 中国中西医结合学会消化系统疾病专业委员会. 肠易激综合征中西医结合诊疗共识意见. 中国中西医结合杂志, 2011, 31 (5): 587-590.

[25] 张北华, 高蕊, 李振华, 等. 中医药治疗肠易激综合征的专家经验挖掘分析. 中国中西医结合杂志, 2013, 33 (6): 757-760.

第十三章　肠易激综合征的预防

第一节　加强肠易激综合征相关知识的宣传教育

IBS 发病与多种因素有关，如遗传和环境、胃肠疾病史、食物过敏或食物不耐受、滥用抗生素、精神心理异常等，避免可控的危险因素发生可在一定程度上预防 IBS 的发病。通过宣传 IBS 相关知识，可以让更多的人群了解 IBS，并进一步远离可能导致 IBS 的危险因素。通过宣传教育还可以让具有精神心理障碍的 IBS 患者正确认识自己的病情，减少精神心理压力，从而缓解临床症状提高生活质量。心理行为干预可改善 IBS 患者的生活质量[1]，对于存在精神心理问题的 IBS 患者要重点进行心理疏导。

IBS 的宣传教育方式应该多样化，既要考虑宣教的可行性，又要考虑被宣教人群希望接受的形式。国外研究显示 IBS 患者最希望能够从医疗专业人员那里得到健康宣教信息，其次是各种媒体形式的宣教材料，依次是杂志、电视和网络[2]。因此对大众人群的宣传教育应该以医师建议为主，其他多种宣教材料为辅的综合形式。

在宣教内容方面，应包括 IBS 的临床表现、危害、危险因素等，应重点介绍 IBS 的危险因素，让人们了解到每一个因素与 IBS 发病的关系，并从预防的角度给予指导性建议，特别是饮食因素、药物因素、精神心理因素等几个可控的危险因素。

第二节　日常调护及注意事项

一、肠易激综合征患者的饮食指导

调查显示60%以上的IBS患者进食后症状加重，28%的患者进食后15 min内出现，93%的患者3 h内出现[3]。食物不耐受和食物过敏可诱发或加重IBS症状，是IBS发病的一个重要影响因素[4]。

为避免饮食因素诱发或加重症状，可从以下几个方面做起。

1. 避免不耐受食物　食物耐受不良是指特定食物或食物成分产生的不良反应，包括免疫机制的过敏反应、酶缺乏、药理作用以及其他一些未定义的作用，但不包括细菌、霉菌、病毒、化学毒物、刺激性食物的毒性反应和主观厌恶某种食物的心理反应。食物耐受不良与很多临床慢性疾病相关，其在IBS患者中的高发率应引起足够的重视。许多学者采用经验性方法，通过剔除某些常见食物，可改善患者症状，而再次摄入这些食物又可激发症状出现，从而鉴别引起IBS症状的食物。

文献报道约50%的人群存在食物耐受不良，这部分人群体内相应食物的变应原特异性IgG抗体水平升高。根据患者的饮食经验寻找不耐受的食物，或者通过酶联免疫吸附实验法找到产生IgG抗体的特应性食物，从饮食中减少或剔除其摄入，而抗体阴性的食物则正常食用，通过这种方法剔除不耐受的食物可减少IBS症状。通常情况下，能引起胃肠道症状的食物主要为奶制品、咖啡等常见食品。

2. 避免致敏食物　食物过敏是指免疫系统针对某种食物产生的不正常的免疫反应，不包括食物不良反应。有学者提出IgE和IgG参与的免疫介导食物超敏反应是部分IBS患者的基础致病机制，其中IgE介导的食物变态反应一般发生于摄入坚果、贝壳、虾、蟹、鱼等食物后。

IgG介导的食物变态反应在IBS中亦有重要作用，在个体患者中，IgG_4 或 IgE 可能是主要的反应性抗体，检测其中一种或两种可能有助于食物过敏的诊断。

3. 建议纤维素饮食 无证据表明纤维素含量较高或较低的食物能诱发 IBS，与安慰剂相比，高纤维饮食对 IBS 并无更高的疗效，然而，高纤维饮食可减少食物在肠道内的转运时间并增加排便量，对 IBS－C 患者可能有效，并可缓解复发性腹痛。因此，一般建议便秘患者增加纤维素的摄入。

对于 IBS 的便秘症状，可溶性纤维和不可溶性纤维的疗效亦不同。不可溶性纤维的疗效并不优于安慰剂，治疗意义不大，在一些患者中甚至会加重临床表现。有研究显示在 IBS 患者饮食中添加可溶性膳食纤维，可减少患者腹胀、腹部紧张和痉挛性症状的发作频率。多种食品中富含可溶性纤维，燕麦、大麦、黑麦中含量很高。除豆类外，蔬菜也可视为可溶性纤维的重要来源。果实类食品中含更多可溶性纤维的有杏、香蕉、樱桃、小柑橘、无花果、葡萄柚、李子、西梅脯和蜜橘等。系统评价研究显示可溶性纤维（车前草、车前子、聚卡波非钙）在减少 IBS 总体症状和便秘方面优于安慰剂，不可溶性纤维（玉米、麦麸）与安慰剂无明显差异，但可溶性纤维和不可溶性纤维均不能减轻腹痛[5]。

4. 低 FODMAPs 饮食 研究已证实可发酵低聚糖、双糖、单糖和多元醇（FODMAPs）可诱发 IBS 的症状[6]，低 FODMAPs 饮食可明显减少 IBS 患者的功能性胃肠症状，可参照下表选择食物[7-8]。

表 13－1 FODMAPs 食物

	高 FODMAPs 食物		低 FODMAPs 食物
果聚糖	含小麦粉的食物、洋葱、大葱、大蒜、大麦、卷心菜、西兰花、开心果	水果	橘子、草莓、哈密瓜、柠檬、酸橙

续表

高 FODMAPs 食物		低 FODMAPs 食物	
半乳聚糖	豆奶、黄豆、豌豆、扁豆、大量咖啡	蔬菜	豌豆、芹菜、胡萝卜、西红柿、菠菜、生菜、青辣椒、青豆、豆芽、白萝卜、黄瓜
乳糖	奶酪、牛奶、奶油、酸奶、黄油、冰激凌	奶制品	硬奶酪、脱脂奶酪、无乳糖不加糖酸奶、无乳糖牛奶
多元醇	木糖醇、山梨醇等人造甜味剂、苹果、梅子、梨、樱桃、桃子、菜花、蘑菇	肉类	未加工肉类、花生酱、蛋、少量杏仁和核桃仁、豆腐
		谷类	大米、无麸质面包、燕麦、玉米、荞麦、土豆

5. 避免摄入产气食物　肠内气体来源于吞咽的气体，以及肠内糖、蛋白发酵和菌群产生的气体。如摄入土豆、洋葱、豆制品等可使肠道内气体增加。

某些患者会因为某种食物症状加重，另外一些患者则对此种食物无不良反应，因此 IBS 患者的饮食应因人而异，根据患者主要症状的不同进行合理的饮食指导。

（1）以腹痛和腹泻为主要表现。已知有些食物可以刺激多数人的胃肠道蠕动，如果腹痛和腹泻的患者吃了太多这种食物就会加重症状，饮食中应避免过多进食此类食物。可以诱发腹痛和腹泻的食物包括：①过于油腻的食物；②油炸食品；③咖啡及含咖啡因的食物；④酒精。

摄入某些不容易被胃肠道吸收的糖类也可以诱发腹痛或腹泻，如山梨醇常被用来作为食物和口香糖的甜味剂；果糖在蜂蜜和很多水果中存在，也被用来做甜味剂[9]。

（2）以胀气为主要表现。多种食物是产气的，比如豆类及其制品、花菜、甘蓝、葡萄干、洋葱和面包圈等，食用过多可以加重胀气症状，尤其是那些症状可能是因为气体潴留引起的 IBS 患者。

（3）以便秘为主要表现。普遍认为，膳食纤维可以增加粪便体积和水分，促进肠道蠕动，通常对 IBS－C 患者首先推荐富含纤维的膳食，或者在膳食中添加膳食纤维成分。在添加膳食纤维过程中，有些患者最初可能会引起症状加重，通常能够引起症状的是不可溶性纤维（多见于谷类和全麦食品中）。可溶性纤维一般不会引起症状，一般存在于水果和蔬菜中。在添加膳食纤维的时候，最好从少量逐渐添加，这个逐渐添加的过程最好有几个星期的时间，以免突然添加过多引起不适。如果出现胀气，试着减少膳食纤维的添加，以及不要食用产气食物[10]。

由于每个 IBS 患者的情况都不一样，并没有一个对于所有人都适用的食谱。患者需要建立一个饮食和症状关系的日记，记录每天的饮食和症状变化，不能仅通过一天的症状来决定膳食计划，最少需要 2~3 周的时间。以方便患者和医师共同努力制订最适合患者的健康食谱。制订膳食计划应以最简单的调整为原则，不应限制过多的食物种类，这样会导致生活质量的下降甚至营养不良。一般来说，避免 IBS 加重的饮食和平时所倡导的健康均衡饮食不但没有矛盾，还有很多相同的地方，必要的时候应请营养专家参与，以保证患者的营养需求。

二、肠易激综合征患者的体育锻炼

体育锻炼可以改善 IBS 患者的临床症状，特别是 IBS－C 患者[11]，另有研究显示增加体力活动也可改善胃肠道症状[12]。体育锻炼及体力活动可以帮助胃肠道蠕动规律化，转移患者对压力和腹痛症状的关注程度，通过提高患者自信心增加应对压力刺激的能力。

体育锻炼的方式应因人而异，对于平时运动较少的患者，应遵循循序渐进的原则。要选择自己感兴趣并且能坚持的锻炼方式，在转移自己注意力的同时使自己身心都能放松下来，应避免剧烈活动，以微微出汗为佳。有研究表明瑜伽训练对 IBS 患者尤其是 IBS – D患者有益，甚至优于常规的药物治疗[13]。目前的研究建议体育锻炼应达到中等程度的运动，每天能够持续 30 min，每周坚持 5 天，健康散步也是被推荐的锻炼方式，时间应该在 40 min 以上。锻炼至少持续 12 周。

参考文献

［1］王玉霞，许春进，杨帆，等 . 心理行为干预改善肠易激综合征患者的生活质量 . 中国临床康复，2005，9（20）：70-71.

［2］Halpert AD, Thomas AC, Hu Y, et al. A survey on patient educational needs in irritable bowel syndrome and attitudes toward participation in clinical research. J Clin Gastroenterol, 2006, 40（1）：37-43.

［3］Simrén M, Månsson A, Langkilde AM, et al. Food-related gastrointestinal symptoms in the irritable bowel syndrome. Digestion, 2001, 63（2）：108-115.

［4］Eswaran S, Tack J, Chey WD. Food：the forgotten factor in the irritable bowel syndrome. Gastroenterol Clin North Am, 2011, 40（1）：141-162.

［5］Bijkerk CJ, Muris JW, Knottnerus JA, et al. Systematic review：the role of different types of fibre in the treatment of irritable bowel syndrome. Aliment Pharmacol Ther, 2004, 19（3）：245-251.

［6］Shepherd SJ, Lomer MC, Gibson PR. Short-chain carbohydrates and functional gastrointestinal disorders. Am J Gastroenterol, 2013, 108（5）：707-717.

［7］Halmos EP, Power VA, Shepherd SJ, et al. A diet low in FODMAPs reduces symptoms of irritable bowel syndrome. Gastroenterology, 2014, 146（1）：67-75. e5.

［8］Fedewa A, Rao SS. Dietary fructose intolerance, fructan intolerance and FODMAPs. Curr Gastroenterol Rep, 2014, 16（1）：370.

［9］Shepherd SJ, Parker FC, Muir JG, et al. Dietary triggers of abdominal symptoms in patients with irritable bowel syndrome：randomized placebo-controlled evidence. Clin Gastroenterol Hepatol, 2008, 6：765-771.

［10］Chuwa EW. Seow-Choen F. Dietary fibre. Br J Surg, 2006, 93：2.

［11］Daley AJ, Grimmett C, Roberts L, et al. The effects of exercise upon symptoms and quality of life in patients diagnosed with irritable bowel syndrome: a randomised controlled trial. Int J Sports Med, 2008, 29 (9): 778-782.

[12] Johannesson E, Simrén M, Strid H, et al. Physical activity improves symptoms in irritable bowel syndrome: a randomized controlled trial. Am J Gastroenterol, 2011, 106 (5): 915-22.

[13] Taneja I, Deepak KK, Poojary G, et al. Yogic versus conventional treatment in diarrhea predominant irritable bowel syndrome: a randomized control study. Appl Psychophysiol Biofeedback, 2004, 29: 19-33.

附录1　腹泻型肠易激综合征的中医临床实践指南

一、要点说明

1. 关键事项　本指南主要根据我国 IBS – D 的中医药临床研究成果并结合专家的经验制定，力争做到与中医药治疗 IBS – D 的临床实际相符。

本指南并不是医疗行为的标准或者规范，而仅是根据现有的研究证据，依据特定方法制订出的。随着临床研究的进展，新证据的不断产生，指南所提供的建议亦会随之不断的修正。采用指南推荐的方法并不能保证所有人都能获得理想的临床结局。同时，就指南本身而言，并不能包括所有有效的疗法，也并不排斥其他有效的疗法。最终临床治疗措施的抉择需要医师根据临床的具体情况，结合自身的经验及患者的意愿做出。

2. 关键建议　中医药治疗 IBS – D 以中医辨证治疗为主，针灸等疗法为辅，配合饮食调节、心理疏导等方法综合干预，关键建议如下。

（1）辨证论治从患者整体的反应状态出发，对患者进行调治，在 IBS – D 的治疗中具有一定的价值（推荐强度：B，证据级别：Ⅱa）。

（2）痛泻要方作为肝郁脾虚证的代表方，符合 IBS – D 的基本病机，可以作为 IBS – D 的专病专方使用（推荐强度：B，证据级别：Ⅱa）。

（3）从专病专方的角度而言，敦土抑木汤、调中固肠汤、完带汤、泻肝健脾方等可在临床上参照使用（推荐强度：B，证据级别：Ⅱa）。

（4）从治法的角度而言，疏肝健脾法是 IBS - D 的常用治法。疏肝健脾法为主化裁优于健脾化湿法为主化裁，但在临床操作中，可将两法合并，采用疏肝健脾化湿法（推荐强度：B，证据级别：Ⅱa）。

（5）针刺是治疗 IBS - D 的另一种选择，可配合温针、电针或艾灸治疗（推荐强度：B，证据级别：Ⅱa）。

（6）汤药与针灸联合应用可能会提升疗效（推荐强度：B，证据级别：Ⅱa）。

3. 实施过程　对确诊为 IBS - D 患者，可以按如下实施流程操作：

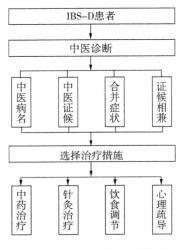

图 1　IBS - D 患者治疗措施

二、介绍

IBS 是世界范围内的常见病，欧、美洲人群中 IBS 的发病率为 9% ～22%，亚洲国家的患病率在 5% 左右[1]。中国北京地区 IBS 的患病率按 Manning 标准和罗马Ⅱ标准分别为 7.26% 和 0.82%[2]，而广州人群按罗马Ⅱ标准患病率为 5.6%[3]。IBS – D 在 IBS 中的患病率流行病学调查结果差异较大，总体估计应当在 25% 以上。

虽然 IBS 对患者的全身状况和预期寿命无明显影响，但患者常因症状长期反复发作、不能及时确诊和治疗效果不理想而频繁就诊，严重影响其生活质量，并造成了相应的经济负担和社会负担，据报道，美国每年用于 IBS 的费用高达数十亿美元[4-5]。中华中医药学会脾胃病分会于 2010 年制订了《肠易激综合征中医诊疗共识意见》[6]；中国中西医结合学会消化系统疾病专业委员会于 2011 年发布了《肠易激综合征中西医结合诊疗共识意见》[7]，为 IBS 的中医药诊疗提供了参考性意见。

目前国际上尚没有中医药治疗 IBS – D 的循证临床实践指南。IBS 指南开发小组遵照循证医学的理念，在系统分析国外指南制作方法和指南评价方法的基础上，将其与中医学的特点相结合，通过文献预调查、临床问题的分解与定义、文献检索、文献评价与证据形成、证据评价与推荐建议形成等步骤，完成了本指南草案，以期对近年来中医、中西医结合的临床研究成果加以总结。

指南开发小组的组成本着多学科结合的原则，其成员包括卫生保健政策制定者、医学专家、方法学专家、文献专家及患者代表等。

本指南制定的目的是为了对中医学治疗 IBS – D 的方法与措施加以总结并进行合理的评价，以期加以推广，为具有中医学执业资格的医生提供指导，同时也为社会医疗决策者及患者提供有益的参考。其针对的人群是成年人 IBS – D 患者。

三、背景

IBS 是以腹痛或腹部不适伴有排便性状或排便习惯异常为特征的一种功能性肠病，罗马Ⅲ标准将 IBS 分为便秘型（IBS – C）、腹泻型（IBS – D）、交替型（IBS – M）和不定型（IBS – U）四个临床亚型[8]。该病的病因和发病机制尚不完全明确，可能与胃肠运动障碍、内脏高敏感性、中枢对感觉的处理异常、肠道感染、肠道细菌失调及社会心理等因素相关。治疗目的是消除患者顾虑、改善症状、提高生活质量。治疗原则是在建立良好医患关系基础上，根据主要症状类型及其严重程度而选择相应的治疗药物[9-10]。对 IBS 的病因、发病机制及治疗是中西医共同关注的焦点。

传统中医学没有 IBS 的病名，但有对该病类似的认识，如《丹溪心法》中就有"录食泻"的记载："有脾气久虚，不受饮食者，食毕即肠鸣腹急，尽下所食物，才方宽快，不食则无事，俗名录食泻，经年不愈，宜快脾丸三五粒"，与 IBS - D 类似。IBS - D 常见的临床症状有腹痛、腹部不适、腹胀、腹泻、焦虑等，根据其临床表现，该病可能分布于中医学"腹痛""腹胀""泄泻""郁证"等病症的范畴中。

中医、中西医结合界将传统中医治疗手段与现代医学成果相结合，对 IBS - D 的病因、病机及治疗等开展了一系列的研究。在疾病诊断明确的情况下，临床上辨病与辨证相结合，以辨证论治为主，配合针灸、饮食调节等方法，对改善症状，提高患者的生活质量有一定的帮助。

四、临床特征

1. 临床表现　IBS 是一种功能性肠病，其腹痛或腹部不适伴有排便或排便习惯的改变，具有排便异常的特征[8]。疼痛、排便习惯及粪便特点之间具有相关性，是 IBS 最重要的特点。对于 IBS - D 而言，稀便或水样便是其粪便性状的典型特征。部分患者的腹痛症状较重，或表现出明显的排便急迫感。

IBS 临床症状的特点与其内镜下表现无明显关联，常因饮食、受凉、工作压力、情绪等诱发或加剧，表现出时发时止的特点。

部分患者会伴有胃灼热、反酸、上腹部疼痛、餐后饱胀等其他消化道症状。

2. 理化检查　罗马Ⅲ标准及中华医学会消化病学分会胃肠动力学组制定的《肠易激综合征诊断和治疗的共识意见（2007·长沙）》意见认为应当在严格遵循 IBS 诊断标准并排除器质性疾病的

基础上做出 IBS 诊断。对检查方法的选择，要求既不漏诊器质性疾病，又尽量减少不必要的检查，以免增加患者的经济和精神负担[11]。

2.1　在发现报警症状（发热、体重下降、便血或黑便、贫血、腹部包块等）以及其他不能用功能性疾病来解释的症状和体征时，应进行相关的检查以明确排除器质性疾病。对新近出现症状的患者或症状逐步加重、近期症状与以往发作形式有不同、有结直肠癌家族史、年龄≥40 岁者，建议将结肠镜或钡剂灌肠 X 线检查列为常规检查。

2.2　在无报警症状，且年龄在 40 岁以下、一般情况良好、具有典型的 IBS 症状者，可常规行粪常规（红、白细胞和隐血试验、寄生虫）检查，根据结果决定是否需要进一步检查。

五、诊断标准

1. 西医诊断

1.1　IBS 诊断标准（RomeⅢ标准[8]）

反复发作的腹痛或不适，最近 3 个月内每个月至少有 3 天出现症状，合并以下 2 条或多条：

（1）排便后症状缓解；

（2）发作时伴有排便频率改变；

（3）发作时伴有大便性状（外观）改变。

　＊诊断前症状出现至少 6 个月，近 3 个月满足以上标准；

　＊＊不适意味着感觉不舒服而非疼痛。

1.2　IBS 分型标准

（1）腹泻型 IBS（IBS－D）：至少 25% 的排便为松散（糊状）便或水样便，硬便或干球便 < 25%；

（2）便秘型 IBS（IBS－C）：至少 25% 的排便为硬便或干球便，松散（糊状）便或水样便 < 25%；

（3）混合型 IBS（IBS－M）：至少 25% 的排便为硬便或干球便，至少 25% 的排便为松散（糊状）便或水样便；

（4）不定型 IBS：粪便的性状异常不符合上述 IBS－C、D 或 M 标准。

1.3　Bristol 粪便性状量表

1 型：分散的干球便，如坚果，很难排出；

2 型：腊肠状，多块的；

3 型：腊肠样，表面有裂缝；

4 型：腊肠样或蛇状，光滑而柔软；

5 型：柔软团块，边缘清楚（易排出）；

6 型：软片状，边缘毛糙，或糊状；

7 型：水样，无固形成分。

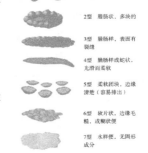

* 在未服用止泻剂或轻泻剂的情况下，将 Bristol 1 型与 2 型界定为便秘，6 型与 7 型界定为腹泻。

2. 中医病名诊断　IBS－D 中医病名诊断以症状诊断为主。一般而言，以腹泻为主症者，诊断为泄泻；以腹痛为主症者，诊为腹痛。

从临床角度而言，IBS－D 并不能简单等同于上述任何一种中医疾病；从治疗角度而言，IBS 的中医治疗仍是以中医的普遍理论与方法为指导，辨证论治，更多的体现了其独特的病机，而不是将其混同于其他中医疾病的诊治。

3. 中医证候诊断

3.1　常见证候分型。中医学的特点是整体观念与辨证论治，辨证论治因使用者不同而有较大的差异。《肠易激综合征中医诊疗共识意见》《肠易激综合征中西医结合诊疗共识意见》《中药新药临床指导原则》及中医学教材对相关的辨证分型起到了指导作用。总结临床实践经验，探索专病中医证候分布规律，是确定中医证型的有效途径[12－14]。指南开发小组结合现有共识和标准，采用定量的文献统计方法，对临床常用的相对单一证候进行统计，确定 IBS－D 常用证候为肝脾不和证、脾胃虚弱证、脾肾阳虚证、寒热错杂证及脾胃湿热证。上述证候可单独出现，也可相兼出现，临床应在辨别单一证候的基础上辨别相兼证候。同时，随着病情的发展变化，证候也呈现动态变化的过程，临床需认真甄别。

3.2 证候诊断标准。证候诊断标准参照《肠易激综合征中医诊疗共识意见》《肠易激综合征中西医结合诊疗共识意见》《中药新药临床指导原则》等拟定。

3.2.1 肝脾不和证：腹痛即泻、泻后痛减，急躁易怒，发作常和情绪有关，伴胸胁胀满、嗳气反酸，舌质淡，脉弦细。

3.2.2 脾胃虚弱证：餐后即泻，大便溏泻、时轻时重、夹有黏液，倦怠乏力，受凉或劳累后加重，伴食欲不振、食后腹胀，面色萎黄或少华，舌淡红或淡白，苔白或薄白，脉虚弱。

3.2.3 脾肾阳虚证：五更泄泻，腹部冷痛，得温痛减，受凉即泻，畏寒喜暖，形寒肢冷，腰膝酸软，舌淡胖、边有齿痕，苔白滑，脉沉细或沉缓。

3.2.4 寒热错杂证：腹泻，便下黏冻，或夹泡沫，受凉后易发作，口干、口苦，或伴胃灼热、反酸，舌暗红、苔白腻，脉弦细或细滑。

3.2.5 脾胃湿热证：腹痛泻泄，泄下急迫或不爽，肛门灼热，脘腹痞闷，口苦、口臭，渴不多饮，肢体困重，或纳呆恶心，大便黏滞，舌质红、苔黄厚或厚腻，脉滑或濡。

3.3 辨证要点。临床证候是辨证要点的体现，辨证要点从各个不同的侧面反映了证候特征。鉴于病机、症状的复杂性，临床常表现为多个证候的兼夹，辨证时应当依次辨别以下辨证要点及其相互转化关系。

3.3.1 虚实：虚是以正气不足为矛盾主要方面的病理反应，表现为机体的精、气、血、津液亏少和功能衰弱，脏腑经络的功能低下，抗病能力减退，如脾胃虚弱、脾肾阳虚属于虚证的范畴；实是指邪气亢盛，以邪气盛为矛盾主要方面的病理反应，可见各种亢盛有余的证候，如肝脾不和、脾胃湿热、寒热错杂三证型包含虚证的同时，也包含实证的因素。

3.3.2　寒热：寒热是体现机体整体功能状态的另一要素。如脾胃虚弱、脾肾阳虚包含寒的要素，脾胃湿热包含热的要素。寒与热之间可以相互影响。脾胃湿热证等失治误治，迁延日久，可转变为脾胃虚寒证，而脾胃虚弱证迁延不愈，气机不畅，郁而化热可表现为寒热错杂的证候。

3.3.3　病理产物：脾胃功能下降，不能运化水谷精微，则化生水湿；或久病迁延不愈，脾肾同病，水湿内停，造成水湿停积。而病理产物又可作为继发病因，损伤正气，阻滞气机，影响脾胃功能。

3.3.4　气血：以气血论，本病主要在气。肝主疏泄，脾胃主中焦，为气机升降的枢纽。因此，临床常出现气机失常的症状，如合并肝胃气逆则表现嗳气、反酸、恶心等症状；如脾气失于升发，则出现腹泻。久病入络，对病程较长者，需注意是否有肠络瘀阻的因素，但临床相对少见。

3.3.5　病位：IBS－D 的病变在脾胃，与肝、肾相关。

六、干预、管理和推荐

1. 干预　IBS 治疗目的是消除患者顾虑，改善症状，提高生活质量。治疗原则是在建立良好医患关系基础上，根据主要症状类型进行对症治疗和根据症状严重程度进行分级治疗。包括建立良好的医患关系，饮食治疗、药物对症治疗及心理和行为治疗等。

中医药对 IBS－D 的干预采取以药物治疗为主，针灸为辅，配合饮食调节、心理疏导等手段的综合干预方法。

2. 管理

2.1　药物治疗

2.1.1　辨证论治：辨证论治是中医治疗的主体。目前对辨证论治在 IBS－D 中的应用价值尚缺乏客观、公认、可靠的验证方法，但辨证论治是中医干预管理 IBS－D 的支柱。

正确的辨证是处方的前提。简单而言，辨证论治就是依据中医基本理论对患者所表现出来的各种症状、舌象、脉象，进行综合分析，判断机体的整体反应状态，并处方用药。

中医证型的方剂选择以文献为依据，指南制作小组对各中医证型的使用方剂以临床使用频次作统计，并参考了现有的共识或标准，得出各中医证型的使用方剂。

由于现有辨证论治中医证据级别较低，因此，推荐建议的级别普遍不高，但低级别的推荐建议并不意味着临床重要性的下降。另外，专家临床实践经验，以及部分在临床上常用但缺乏合格证据的方剂及中成药等，将以专家共识意见的形式给出（用"※"注明，推荐强度为 C 级，证据级别Ⅳ级）。

2.1.1.1　肝郁脾虚证

病机：肝气横逆，木旺乘土；或脾胃虚弱，土虚木乘。

治法：抑肝扶脾，理气止痛。

推荐方药：

（1）痛泻要方加减（《丹溪心法》）。白术、白芍、防风、陈皮等；水煎服，日一剂，分二次或三次服用（推荐强度：B，证据级别：Ⅱa）。

（2）逍遥散加减（《太平惠民和剂局方》）。当归、茯苓、芍药、白术、柴胡、生姜、薄荷、甘草等；水煎服，日一剂，分二次或三次服用（推荐强度：C，证据级别：Ⅳ）。

（3）四逆散加减（《伤寒论》）。枳实、柴胡、白芍、甘草等；水煎服，日一剂，分二次或三次服用（推荐强度：C，证据级别：Ⅳ）。

（4）柴胡疏肝散加减（《证治准绳》）。柴胡、芍药、枳壳、香附、川芎、陈皮、甘草等；水煎服，日一剂，分二次或三次服用（推荐强度：C，证据级别：Ⅳ）。

2.1.1.2　脾胃虚弱证

病机：脾胃虚弱，水湿下注。

治法：益气健脾，渗湿止泻。

推荐方药：

（1）参苓白术散加减（《太平惠民和剂局方》）。莲子肉、薏苡仁、砂仁（后下）、桔梗、白扁豆、茯苓、人参、甘草、白术、山药等；水煎服，日一剂，分二次或三次服用（推荐强度：B，证据级别：Ⅱa）。

（2）补中益气汤加减（《脾胃论》）。黄芪、甘草、人参、当归、陈皮、升麻、柴胡、白术等；水煎服，日一剂，分二次或三次服用（推荐强度C，证据级别：Ⅳ）。

（3）四君子汤加减（《太平惠民和剂局方》）。人参、甘草、茯苓、白术等。水煎服，日一剂，分二次或三次服用（推荐强度：C，证据级别：Ⅳ）。

（4）六君子汤加减（《医门八法》）。党参、白术、茯苓、甘草、陈皮、半夏等。水煎服，日一剂，分二次或三次服用（推荐强度：C，证据级别：Ⅳ）。

推荐中成药：

（1）参苓白术散（《中华人民共和国药典》2005年版）6～9 g/次，2～3次/日，口服（推荐强度：C，证据级别：Ⅳ）。

（2）补脾益肠丸6 g/次，3次/日，口服（推荐强度：C，证据级别：Ⅳ）。

（3）补中益气丸（《中华人民共和国药典》2005年版）小蜜丸一次9 g，大蜜丸一次1丸，一日2～3次，口服（推荐强度：C，证据级别：Ⅳ）。

（4）香砂六君丸（《中华人民共和国药典》2005年版）6～9 g/次，2～3次/日，口服（推荐强度：C，证据级别：Ⅳ）。

2.1.1.3 脾肾阳虚证

病机：脾肾阳虚，水湿下注。

治法：补肾温阳、健脾止泻。

推荐方药：

（1）四神丸加减（《内科摘要》）。补骨脂、吴茱萸、肉豆蔻、五味子等；水煎服，日一剂，分二次或三次服用（推荐强度：C，证据级别：Ⅳ）。

（2）理中汤加减（《伤寒论》）。人参、白术、干姜、甘草等；水煎服，日一剂，分二次或三次服用（推荐强度：C，证据级别：

Ⅳ）。

推荐中成药：

（1）附子理中丸（《中华人民共和国药典》2005 年版）水蜜丸 6 g/次，大蜜丸 1 粒/次，2~3 次/日，口服（推荐强度：C，证据级别：Ⅳ）。

（2）四神丸 9 g/次，1~2 次/日，口服（推荐强度：C，证据级别：Ⅳ）。

2.1.1.4　寒热错杂证

病机：寒热错杂，脾虚湿胜。

治法：平调寒热，健脾益气。

推荐方药：

（1）乌梅丸加减（《伤寒论》）。乌梅、当归、细辛、黄连、黄柏、党参、蜀椒、干姜、附子等；水煎服，日一剂，分二次或三次服用（推荐强度：C，证据级别：Ⅳ）。

（2）半夏泻心汤加减（《伤寒论》）。半夏、黄芩、干姜、人参、黄连、大枣、甘草等；水煎服，日一剂，分二次或三次服用（推荐强度：C，证据级别：Ⅳ）。

推荐中成药：

乌梅丸 2 丸/次，2~3/次，口服（推荐强度：C，证据级别：Ⅳ）。

2.1.1.5　脾胃湿热证

病机：脾失健运，湿热下注。

治法：清热除湿。

推荐方药：

（1）葛根芩连汤加减（《伤寒论》）。葛根、黄芩、黄连、甘草等；水煎服，日一剂，分二次或三次服用（推荐强度：B，证据级别：Ⅱa）。

（2）半夏泻心汤加减（《伤寒论》）。半夏、黄芩、干姜、人参、黄连、大枣、甘草等；水煎服，日一剂，分二次或三次服用（推荐强度：C，证据级别：Ⅳ）。

推荐中成药：

（1）葛根芩连微丸 6 g/次，2 次/日，口服（推荐强度：C，证据等级：Ⅳ）。

（2）香连丸 6 g/次，2 次/日，口服（推荐强度：C，证据等级：Ⅳ）。

2.1.2　辨病论治：专病专方是 IBS-D 的重要中医治疗方式之一，其以对本病的基本病机的认识为基础，使用相对单一的处方进行临床化裁。类似于"方证结合"的医疗模式，体现了固定处方对疾病的特异作用。一般认为，脾胃虚弱、肝郁脾虚是 IBS-D 的基本病机，临床专病专方多以痛泻要方、参苓白术散、逍遥散为主进行加减化裁（推荐强度：C，证据级别：Ⅳ）。

2.1.3　对症治疗：IBS-D 临床症状表现各异，可在辨证、辨病论治的基础上配合对症治疗，改善患者的生活质量。

腹痛较重者可加失笑散、白芷、延胡索等；腹泻较重者者可加炮姜炭、石榴皮、肉豆蔻、补骨脂、诃子等；排便急迫感明显者可加白芍、乌梅、石榴皮等；食欲不振者加鸡内金、神曲等（推荐强度：C，证据级别：Ⅳ）。

2.1.4　临证要点：按常规辨证论治效果不明显时，应综合考虑虚实、寒热、气血、病理产物等辨证要点之间的关系，寻找可能的原因，调整处方；或依据辨证试用同类证候中推荐的其他处方（推荐强度：C，证据级别：Ⅳ）。

专病专方治疗是临床常用的另一种处方形式。所用的处方一般药味较多，多个病机兼顾，其机制是在该病的基本病机的基础上，随证、随症化裁。常用基本方大都为各证候的推荐方剂（推荐强度：C，证据级别：Ⅳ）。

在 IBS-D 的临床治疗过程中，经常存在着多证候兼夹的情况，临床治疗时可选择相应的单一证候的主方，组成合方，进行化裁（推荐强度：C，证据级别：Ⅳ）。

对 IBS-D 与其他功能性胃肠病症状重叠时，可以按辨证论治的一般原则，采用多证型的合方处理，也可以在辨病论治的基础上配合证素化裁（推荐强度：C，证据级别：Ⅳ）。

IBS - D 经常合并抑郁焦虑状态，在治疗过程中，应将心理调节与对症治疗有机结合；有必要向患者详细说明 IBS 的诱发因素及病理机制、预后转归等，提高患者对本病的认识，减轻其精神压力[14-15]，必要时可加用相关药物如柴胡、白芍、香附等疏肝柔肝之品或夜交藤、淮小麦、合欢皮等调心解郁安神之品[16]（推荐强度：C，证据级别：Ⅳ）。

IBS - D 是一种容易反复发作的疾病，在临床治疗过程中，应当根据发作期和缓解期的不同特点，分期治疗[17-18]（推荐强度：C，证据级别：Ⅳ）。

药物的使用剂量应当参照药典剂量，并结合临床实际情况进行合理调整。

药物在煎煮前宜用水浸泡 20 ~ 30 min，用砂锅煎煮。每日 1 剂，每剂煎煮 2 次，两次药汁混合，分 2 ~ 3 次服用（推荐强度：C，证据级别：Ⅳ）。

2.2　针灸治疗（推荐强度：B，证据级别：Ⅱa）

2.2.1　主穴：足三里（ST36）、中脘（CV［RN］12）、内关（PC6）、胃俞（BL21）、脾俞（BL20）、天枢（ST25）、上巨虚（ST37）、下巨虚（ST39）等。

2.2.2　配穴：脾胃气虚证加气海（CV［RN］6）；脾胃虚寒证加气海（CV［RN］6）灸法；肝胃不和证加太冲（LR3）、肝俞（BL18）、期门（LR14）；脾虚肝郁证加公孙（SP4）、太冲（LR3）；气滞血瘀证加太冲（LR3）、血海（SP10）、合谷（LI4）。

2.2.3　操作方法：以毫针为主，可单独应用，也可配合艾灸、电针等使用。

2.2.4　温针操作

2.2.4.1　器具：毫针、艾条（切成段）。

2.2.4.2　操作（以足三里 ST36 为例）：选定穴位，常规皮肤消毒，以毫针直刺足三里（ST36）1 ~ 1.5 寸，然后点燃艾条段，插在针柄上。针柄下端可垫一纸片，以防烫伤。

2.2.5　疗程：7 天为 1 个疗程，3 到 4 个疗程。

2.4　调摄护理。IBS 患者应保持心情舒畅，培养积极的生活心态，避免不良情绪的刺激，必要时可向心理医师咨询[13]；加强对 IBS 患者的心理疏导对缓解其症状发作、减轻症状，提高生活质量有一定的帮助[19]（推荐强度：C，证据级别：Ⅳ）。

IBS 患者有必要养成良好的饮食习惯，避免过食凉食、油腻及含盐过多的食品，避免饮酒；宜增加营养，适当高蛋白、低脂肪饮食[20-21]（推荐强度：C，证据级别：Ⅳ）。

IBS 患者应当避免长期过度劳累；在冬春季节尤需注意生活调摄，避免受凉；宜经常锻炼，传统的中医保健功法如太极拳等对调整胃肠功能有一定的作用[22-23]（推荐强度：C，证据级别：Ⅳ）。

2.5　预后。尽量大部分 IBS - D 患者的症状容易反复发作，缠绵难愈，对患者的生活质量造成了很大的影响，但该病预后良好，目前尚没有证据表明 IBS 患者易患其他疾病或其预期寿命会受到影响[8,10]。

3. 推荐

3.1　辨证论治从患者整体的反应状态出发，对患者进行调治，在 IBS - D 的治疗中具有一定的价值（推荐强度：B，证据级别：Ⅱa）。

张声生等验证中药辨证论治干预 IBS - D 的疗效，将 360 例患者随机分为辨证论治组与匹维溴胺组，疗程 4 周，结果表明，治疗后中药组在腹痛程度积分、排便满意度积分、生活干扰积分及 BSS 总积分 4 个方面优于西药组（P < 0.01，0.05）。单项症状评价，中药组腹痛的总有效率为 86.1%，对照组为 70.3%，两组间差异有统计学意义，在大便改善的评价中，中药组在每天排便的最多次数、10 天排便急迫感的天数及 Bristol 方面优于对照组（P < 0.01，0.05）。

该研究将 IBS - D 分为肝郁脾虚证、脾虚湿阻证、脾胃湿热证及脾肾阳虚证四型治疗，分别采用痛泻要方加减（党参、白术、白芍、陈皮、防风、白扁豆、芡实、绿萼梅、甘草）、参苓白术散加减（党参、白术、茯苓、砂仁、桔梗、白扁豆、莲子肉、生薏苡仁、草豆蔻、佩兰）、葛根芩连汤加减（葛根、黄芩、黄连、甘草、苦参、秦皮、炒莱菔子、生薏苡仁、白花蛇舌草）、四神丸合理中丸加减（吴茱萸、肉豆蔻、补骨脂、五味子、生黄芪、白术、干姜、甘草、黄连）治疗。每剂煎 400 ml，分早晚分服，每日一剂[24]。

3.2　痛泻要方作为肝郁脾虚证的代表方，符合 IBS－D 的基本病机，可以作为 IBS－D 的专病专方使用（推荐强度：B，证据级别：Ⅱa）。

古方痛泻要方出自《丹溪心法》，方名出自《医学心悟》卷二引刘草窗方。处方条文格式如下"治痛泄。炒白术三两、炒芍药二两、炒陈皮半两、炒防风一两，久泻加升麻六钱。上剉，分八贴，水煎，或丸服"。功能主治有"治痛泄"（《丹溪心法》），"肝木乘脾，痛泻不止"（《医林纂要》）。

对痛泻要方的研究相对较多，虽然各个研究的质量参差不齐，但结果表现了很强的一致性。

苏国彬等以"痛泻要方""肠易激综合征""随机对照试验"为关键词，在国内外中英文主要学术论文数据库进行检索。以主要症状（腹痛、大便形状、大便频率等）和（或）总体疗效评价以及生存质量为结局指标，对痛泻要方或其化裁方治疗 IBS 的疗效进行 Meta 分析。共纳入 46 个随机对照试验，包括 4155 例患者。结果表明以痛泻要方为基本方治疗 IBS 的疗效优于西药或安慰剂，其差异有统计学意义［OR 为 5.30，95% CI（4.38~6.41）］。亚组分析显示，治疗 IBS－D 的 OR 值［OR 为 5.6，95% CI（4.33~7.25）］高于不分亚型组 OR 值［OR 为 4.95，95% CI（3.74~6.55）］，但差异无统计学意义；痛泻要方为基本方配合中医辨证加减治疗 IBS－D 的 OR 值［OR 为 6.50，95% CI（3.78~11.20）］高于未配合中医辨证组 OR 值［OR 为 5.37，95% CI（4.01~7.19）］，但差异无统计学意义。认为以痛泻要方为基本方治疗中医辨证为肝郁脾虚型的 IBS – D 的效果优于西药或安慰剂，但尚未能证实配合中医辨证加减的疗效优于基本方，腹泻型疗效优于便秘型等其他类型。作者同时认为文献存在发表性偏倚，研究的总体质量偏低，受偏倚影响的机会较大，个别高质量研究的阴性结果值得进一步探讨[25]。另两项关于痛泻要方加减方治疗 IBS 的系统分析得出了类似的结论，但同时强调由于研究的质量较低和同质性较差，使研究结果的可信度受到一定的限制[26-27]。

另外，Leung WK 等在香港地区开展了一项中药治疗 IBS – D 的随机双盲安慰剂对照临床试验，试验组采用痛泻要方化裁（白术、黄芪、白芍、苍术、柴胡、陈皮、防风、九里香、石榴皮、马齿苋、黄连），对照组采用安慰剂（由淀粉、葡萄糖、乳糖、苦味素、蔗糖组成）治疗，采用颗粒剂型，以总体症状改善为主要疗效指标，个体症状与生活质量为次要疗效指标，结果显示试验组与与安慰剂相比，疗效无统计学差异[28]。

对痛泻要方及其相关组方的系统评价虽然从总体上认为该方有效，但实际上，痛泻要方的加减方临床种类较多，且加减的药物种类在许多研究中均超过了痛泻要方的原方，很难说明其与痛泻要方在理法方面的一致性。因此，对结果阳性的处方可仿照使用，证明无效者避免使用。

3.3　从专病专方的角度而言，敦土抑木汤、调中固肠汤、完带汤、泻肝健脾方等可在临床上参照使用（推荐强度：B，证据级别：Ⅱa）。

叶世龙将 137 例 IBS – D 患者随机分为敦土抑木汤治疗组与西药组（思密达粉剂、普鲁苯辛片）对照组，疗程为 8 周。观察腹泻、腹痛、腹胀等症状变化。结果表明，使用中药汤剂治疗可以明显改善患者的腹泻、腹痛及腹胀症状，疗效优于西药对照组，未见明显不良反应。敦土抑木汤的组成为：炙黄芪、党参、焦白术、茯苓、陈皮、防风、柴胡、香附、枳壳、木香、砂仁、白芍、川芎、炙甘草[29]。

王恩元等观察调中固肠汤治疗 IBS – D 的疗效。将 108 例IBS –

D 患者，随机分为 2 组，各 54 例。治疗组应用调中固肠汤治疗，对照组予马来酸曲美布汀胶囊治疗。疗效为 60 天，观察中医证候疗效、评定症状积分和停药半年后复发情况。治疗组中医证候总有效率为 92.59%，对照组为 77.78%，2 组比较差异有统计学意义（$P < 0.05$）。2 组治疗前后中医症状积分比较，除对照组黏液便外差异均有统计学意义（$P < 0.05$），且治疗组对腹胀、排便次数的改善优于对照组（$P < 0.05$）。停药半年后治疗组复发率为 14.63%，对照组为 42.86%（$P < 0.05$）。调中固肠汤组成：陈皮、党参、白术、茯苓、木香、葛根、地锦草、石榴皮、白芍、防风、甘草[30]。

康萍香等观察完带汤对 IBS-D 的疗效。治疗组采用完带汤加味治疗；对照组采用西药小檗碱、谷维素、帕罗西汀等治疗，疗程为 4 周。结果表明，完带汤对患者腹痛、排便次数、大便性状及症状积分均有改善。试验组的总有效率为 96.7%，对照组总有效率为 82.0%。完带汤的组成为：白术、山药、党参、白芍、防风炭、木香、柴胡、车前子、苍术、陈皮、芥穗炭、甘草[31]。

陈丽英等研究泻肝健脾方煎剂治疗 IBS-D 的临床疗效及安全性。将 128 例 IBS-D 随机分为 2 组，治疗组采用泻肝健脾方煎剂化裁治疗；对照组采用洛哌丁胺、谷维素治疗。4 周为 1 个疗程。治疗组总有效率 92.18%，对照组 64.06%，2 组比较差异有统计学意义（$P < 0.01$）。2 组均可不同程度地改善 IBS-D 临床症状，在改善大便性状（稀便）、消除腹痛、腹胀、排便窘迫方面治疗组均优于对照组（$P < 0.05$）。泻肝健脾方煎剂组方：白芍、炒白术、陈皮、防风、菠菜籽、乌梅、石榴皮、甘草[32]。

Bensoussan A 等开展的中医药治疗 IBS 的临床研究，采用随机双盲安慰剂对照临床试验设计，分为中药辨证组、中药固定处方组及安慰剂组，中药辨证组由中医师根据辨证组方用药，中药固定处方的组成为党参、藿香、防风、薏苡仁、柴胡、茵陈、白术、厚朴、陈皮、炮姜、秦皮、茯苓、白芷、车前子、黄柏、白芍、木香、黄连、五味子，安慰剂的组成不明。治疗疗程为 16 周，随访时间为 14 周。测量指标包括肠道症状量表（bowel symptom scale scores，BSS），分为医师测评与患者自评两种及对生活的影响。结果表明，无论是患者自评还是医师评价，治疗组（中药辨证组与固定处方组）的 BSS 积分改善明显优于安慰剂组；且生活质量的改善也优于对照组。而中药辨证组与固定处方组之间的疗效无明显差异。停药后随访表明，只有中药辨证组疗效得以维持。该研究未对 IBS 进行分型[33]。

3.4 从治法的角度而言，疏肝健脾法是 IBS－D 的常用治法。疏肝健脾法为主化裁优于健脾化湿法为主化裁，但在临床操作中，可将两法合并，采用疏肝健脾化湿法（推荐强度：B，证据级别：Ⅱa）。

黄绍刚等对疏肝健脾中药治疗 IBS－D 进行 Meta 分析。共纳入 5 篇随机对照试验文献，均未使用盲法。Jadad 文献质量评分，有 2 篇文献得 3 分，3 篇文献得 2 分。合并试验组与对照组治疗 IBS 的总有效率分别为 318/340（93.53%）、130/195（66.67%），差异有统计学意义；敏感性分析显示，评价结果较为稳定，漏斗图形不对称，考虑存在发表性偏倚。作者认为疏肝健脾法治疗 IBS－D 有效，优于西医对照组，能明显提高患者生存质量，改善临床症状，但研究结果具有一定局限性[34]。

张声生等对比观察基于随证加减的疏肝健脾法和健脾化湿法治疗 IBS－D 的疗效。将 156 例 IBS－D 患者随机分为疏肝健脾组、健脾化湿组和匹维溴胺组，疗程 4 周，随访 3 个月。主要疗效评价指标采用 IBS－SSS 量表，疏肝健脾组总有效率为 90.6%，健脾化湿组为 81.6%，匹维溴胺组为 70.4%；症状积分变化情况：治疗结束和治疗结束后第三个月随访时，疏肝健脾组疗效最佳，与健脾化湿组和匹维溴胺组比较，具有显著性差异（P＜0.05）。中医证候治疗后及 3 个月随访时，疏肝健脾组总有效率为 81.1%，健脾化湿组为 71.4%，匹维溴胺组为 70.4%；疏肝健脾组优于健脾化湿组和匹维溴胺西药组。各组均能有效改善腹胀腹痛、大便次数、大便性状等主要单项症状，但在改善大便次数和大便性状上疏肝健脾组明显优于健脾化湿组及匹维溴胺组（$P < 0.05$）。表明基于随证加减疏肝健脾法治疗 IBS – D 具有较好临床疗效，优于健脾化湿中药和匹维溴胺西药[35]。

杨静等人观察疏肝健脾化湿法治疗 IBS – D 的临床疗效。将 87 例 IBS – D 肝郁脾虚型患者按 3 : 1 随机分为 2 组，中药组 66 例给予疏肝健脾化湿方治疗，对照组 21 例给予匹维溴胺治疗，疗程 1 个月。主要疾病疗效评价采用 IBS – SSS 量表。治疗后中药组总有效率为 93.94%，西药组为 61.90%，2 组比较差异有统计学意义（$P < 0.01$）；中医证候疗效评价，治疗后中药组总有效率为 89.39%，西药组为 66.67%，2 组比较差异有统计学意义（$P < 0.01$）。疏肝健脾化湿中药能有效改善腹胀腹痛、排便次数、大便性状等主要单项症状，尤其在改善排便次数和大便性状上明显优于匹维溴胺（$P < 0.01$）[36]。

3.5　针刺是治疗 IBS – D 的另一种选择，可配合温针、电针或艾灸治疗（推荐强度：B，证据级别：Ⅱa）。

关于针刺的研究国内外均有开展，国内研究绝大部分采用阳性对照，结果多为阳性；国外多采用假针刺治疗，结果并不一致[37-42]。2006 年的一项对针刺的系统评价认为与假针刺相比，针刺无明显疗效，但同时认为由于文献的质量较低，缺乏同质性，对针刺疗效仍然存疑[43]。但从临床的角度而言，无论与假针刺相比有无疗效，对患者造成的症状改善则存在着一致性。因此，我们更侧重于从患者是否获益的角度出发来衡量针刺的疗效。

石学慧等采用电针治疗 IBS – D，主穴为天枢、足三里、脾俞、胃俞、肾俞、大肠俞、上巨虚。伴精神心理症状抑郁、紧张、焦虑、失眠者加内关、太冲、四神聪。对照组口服匹维溴铵每次服用 50 mg，每天 3 次，疗程为 28 天。治疗组在腹泻症状、腹痛或腹部不适及整体症状感受等改善方面优于对照组，且随着治疗时间的延长，治疗组的优势有逐渐明显的趋势。但治疗结束后，2 组整体症状感受视觉模拟评分发（VAS）评分均有回升趋势。依据患者 SRI 水平，得出治疗结束时，有效率治疗组为 81.3%，对照组为

52.6%，2 组比较，差异有显著性意义（*P* < 0.05）。治疗组有 1 例发生晕针现象，因不能耐受而退出。对照组有 1 例在服药过程中出现瘙痒和皮疹而退出。其余患者未发现明显不良反应[44]。

钱火辉等采用前瞻性、随机、平行对照设计，将 120 例符合诊断标准、纳入标准的 IBS - D 患者，按 1 : 1 随机分为两组，每组 60 例。治疗组予针刺结合匹维溴胺处理，针刺取穴：中脘、天枢、下巨虚、上巨虚、内关、太冲、足三里、脾俞；对照组予假针刺结合匹维溴胺处理，观察患者腹痛、腹部不适、大便性状等症状变化。结果表明，患者腹痛、腹部不适及大便性状的改善与对照组相比，有明显缓解[45]。

3.6　汤药与针灸联合应用可能会提升疗效（推荐强度：B，证据级别：Ⅱa）。

王志坤等采用治疗组口服隔山逍遥方同时针刺太冲、三阴交、少海，每日 1 次。对照 1 组口服双歧杆菌活菌制剂（丽珠肠乐）；对照 2 组单纯口服隔山逍遥方；对照 3 组单纯针刺治疗（同治疗组针刺取穴）。4 组疗程均为 4 周。治疗期间停用影响疗效评价的其他药物。结果显示证候疗效治疗组为 89.71%，对照 1 组为 68.52%，对照 2 组为 74.31%，对照 3 组为 66.87%，治疗组与各对照组比较差异均有统计学意义（*P* < 0.05）。主要症状疗效治疗组对 6 组症状疗效均优于对照 1 组，对肠鸣、神疲懒言疗效优于对照 2 组，对大便泄泻、食欲不振、倦怠乏力疗效优于对照 3 组，差异均有统计学意义（*P* < 0.05）。表明隔山逍遥方配合针刺治疗 IBS - D 有较好疗效。隔山逍遥方：隔山消、柴胡、白芍、当归、白术、茯苓、合欢皮、合欢花、夜交藤[46]。

七、方法

1. 临床证据的检索策略　指南制作小组在对 IBS - D 临床问题作分析的基础上，制定了文献检索策略，采取了电子检索与手工检索相结合的方式，系统的检索了中医药治疗 IBS - D 的国内外文献，具体内容见附件 2。

2. 证据强度和质量评价 指南制作小组对检索的文献进行了初筛标准，排除明显不合格的文献，初筛合格的文献根据文献筛查标准由二人进行第二次筛查，合格的文献采用了温哥华格式的文献摘要表对文献进行了结构性的摘要，并最终汇总成证据表。

中医药临床研究文献筛查标准：①随机对照临床试验；②样本量试验组不少于40例；③疗效评价标准明确；④研究设计能够说明相对应的临床问题。

3. 推荐强度 推荐强度参考美国国家临床指南交换所建议分级划分标准，并作适当修改，具体内容见附件3。

4. 评议和咨询过程 IBS－D的中医药临床实践指南在初稿完成后，进行了两次专家评审。第一次采取专家函审的方式，指南编写小组对指南草案进行了编排，由专家在边页提出修改意见。指南编写小组对专家的意见进行了集中和整理，形成了函审意见表；第二次采用专家现场评审的方式，各评审专家在审阅指南草案后，一方面对第一次的专家函审意见表进行讨论，另一方面提出自己的修改意见。指南编写小组根据两次专家评审的意见，对指南草案作了修改，并经指南指导委员会审核通过。

5. 宣传 本指南将以国家脾胃病重点专科协作组及世界中医药联合会消化系统疾病专业委员会为平台，在广大中医药医务人员中开展慢性胃炎中医临床实践指南的宣传工作。

6. 执行 引进苏格兰地区学院间指南网络（SIGN）和世界卫生组织（WHO）所提供的指南制作方法，制订IBS－D传统医学临床实践指南在中国和亚太区尚属首次。本次指南的制作只是一个开端和尝试，更多的经验有待以后进一步总结。对于使用过程中出现的问题，我们欢迎您提出宝贵意见。

联系单位：中国中医科学研西苑医院脾胃病科

联系地址：北京市海淀区西苑操场1号（100091）

E－mail：lq_bian@163.com

7. 更新 指南指导委员会定期委托相关人员对指南进行评议，对新出现的证据进行收集、整理和分析，最后由指南指导委员会决定是否对指南予以修订。一般而言，在下列情况下，需要对指南进行修订或更新：①产生新的干预方法；②产生证明现有干预方法为最佳、有利或有弊的证据；③产生新的重要或有意义的结论；④产生新的医疗资源。

附　件
附件1：指南工作组

腹泻型肠易激综合征指南编写小组：

组长：唐旭东

成员：李振华、李保双、詹思延、高蕊、王凤云、陆永辉、王萍、杨俭勤、李敬华、刘果、胡建华、卞立群、张引强、赵迎盼、张北华、张丽颖、杜娜

腹泻型肠易激综合征指南咨询专家：

Jöster Elke（教授，德国艾森大学附属医院）、谢达之（香港医管局中医处）、卞兆祥（主任医师，香港浸会大学）、李振华（主任医师，中国中医科学院西苑医院）、李保双（主任医师，中国中医科学院西苑医院）、王新月（主任医师，北京中医药大学东直门医院）、唐志鹏（主任医师，上海中医药大学附属龙华医院）、孟立娜（主任医师，浙江省中医院）、魏玮（主任医师，中国中医科学院望京医院）。参与评审的专家有：马贵同（主任医师，上海中医药大学附属龙华医院）、劳绍贤（主任医师，广东中医药大学第一附属医院）、杨春波（主任医师，福建省第二人民医院）、单兆伟（主任医师，江苏省中医院）、谢胜（主任医师，柳州市中医院）、沈洪（主任医师，江苏省中医院）、赵文霞（主任医师，河南省中医院）、李军祥（主任医师，北京中医药大学东直门医院）、任顺平（主任医师，山西中医学院第一附属医院）、蒋健（主任医

师，上海中医药大学附属曙光医院)、时昭红（主任医师，湖北省中医院)、刘力（主任医师，陕西中医学院附属医院)、王敏（主任医师，贵阳中医学院)、黄恒青（主任医师，福建省第二人民医院)。

附件2：信息资源

1. 检索的数据库：①中文文献：中国生物医学文献数据库（CBMdisc)、中文科技期刊数据库（全文)、中国期刊全文数据库（CNKI)、万方数据资源、重庆维普（VIP）数字期刊全文数据库、中国中医药信息网、台湾CEPS中文电子期刊服务；②英文文献：MEDLINE、PUBMED、EMBASE、Cochrane library、AMED。

2. 检索类型：已有的指南、系统评价或Meta分析、随机对照临床试验（RCT)、其他类型的文献如专家经验、流行病学、护理等。

3. 检索策略：用主题词或关键词结合自由词检索，关键词包括肠易激综合征、腹泻型、泄泻、随机对照临床试验、辨证论治、针刺、中医药、中药、中草药等及部分根据特定临床问题确定的关键词。检索年限，中文文献从1979年至2009年9月，英文文献检索近15年内的文献。

4. 手工检索：中国医籍如《伤寒论》《金匮要略》《备急千金要方》《千金翼方》《外台秘要》《丹溪心法》《脾胃论》《儒门事亲》《兰台轨范》《临证指南医案》《名医类案》《中医方剂大辞典》，国外有关中医的古典医籍如《杂病广要》《皇汉医学》《东医宝鉴》《东医寿世保元》等。

附件3：证据分级与推荐强度标准

1. **证据分级标准** 证据分级标准参考《传统医学证据体的构成及证据分级的建议》，本指南结合临床实际作适当修订。

　　Ⅰa：由随机对照试验、队列研究、病例对照研究、病例系列这4种研究中至少2种不同类型的研究构成的证据体，且不同研究结果的效应一致；实施较好的Meta分析或系统评价；

　　Ⅰb：具有足够把握度的单个随机对照试验；

　　Ⅱa：非随机对照研究或队列研究（有对照的前瞻性研究）；

　　Ⅱb：病例对照研究；

　　Ⅲa：历史性对照的系列病例；

　　Ⅲb：自身前后对照的病例系列；

　　Ⅳ：长期在临床上广泛运用的病例报告和史料记载的疗法；专家共识意见；

　　Ⅴ：未经系统研究验证的专家观点和临床经验，以及没有长期在临床上广泛运用的病例报告和史料记载的疗法。

　　注：如果对应级别的文献质量较低，可适当降级处理。

　　2. 推荐强度　推荐强度参考美国国家临床指南交换所建议分级划分标准，并作适当修改。

　　A级：需要至少一个随机对照临床试验作为高质量和连贯性地提出具体建议的文献整体的一部分（证据来自Ⅰa和Ⅰb）；

　　B级：需要与主题相关的完成良好的临床研究，但没有随机对照临床试验（证据来自Ⅱa、Ⅱb和Ⅲ级）；

　　C级：需要来自专家委员会的报告或意见和（或）临床经验，但缺乏直接的高质量的临床研究（证据来自Ⅳ和Ⅴ级）。

参考文献

[1] 李延青，杨云生，陈建. 肠易激综合征. 北京：中国医药科技出版社，2005：27.

[2] 潘国宗，鲁素彩，柯美云，等. 北京地区肠易激综合征的流行病学研究：一个整群、分层、随机的调查. 中华流行病学杂志，2000，21（1）：26-28.

[3] 熊理守，陈旻湖，陈惠新，等. 广东省社区人群肠易激综合征的流行病学研究. 中华医学杂志，2004，84（4）：278-281.

[4] Hulisz D. The burden of illness of irritable bowel syndrome：current challenges

and hope for the future. J Manag Care Pharm, 2004, 10 (4): 299-309.

[5] Talley NJ, Gabriel SE, Harmsen WS, et al. Medical costsin community subjects with irritable bowel syndrome. Gasrtoenterology, 1995, 109 (6): 1736-1741.

[6] 中华中医药学会脾胃病分会. 肠易激综合征中医诊疗共识意见. 中华中医药杂志, 2010, 25 (7): 1062-1065.

[7] 中国中西医结合学会消化系统疾病专业委员会. 肠易激综合征中西医结合诊疗共识意见. 中国中西医结合杂志, 2011, 31 (5): 587-590.

[8] Longstreth GF, Thompson WG, Chey WD, et al. Functional bowel disorders. Gastroenterology, 2006, 130 (5): 1480-1491.

[9] Otero RW, Gomez ZM. Irritable bowel syndrome: a concise diagnostic and pharmacological therapy review. 2005, 25 (2): 189-97.

[10] 胡品津, 方秀才. 肠易激综合征诊断和治疗. 北京: 科学出版社, 2009: 83.

[11] 中华医学会消化病学分会胃肠动力学组. 肠易激综合征诊断和治疗的共识意见. 中华消化杂志, 2008, 28 (1): 38-40.

[12] 时乐, 卜平, 郑新梅, 等. 211 例肠易激综合征证候病机的研究. 中医研究, 2005, 18 (11): 24-26.

[13] 汪红兵, 张声生, 李振华, 等. 360 例腹泻型肠易激综合征主要证候分布与不同因素关系的研究. 中国中医药信息杂志, 2010, 17 (3): 18-20.

[14] 张声生, 汪红兵, 李振华, 等. 360 例腹泻型肠易激综合征的聚类分析及证候特征研究. 中华中医药杂志, 2010, 25 (8): 1183-1187.

[15] 代子艳, 王巧民, 宋继中, 等. 有和无重叠症状的肠易激综合征患者生活质量及精神心理状况比较研究. 临床消化病杂志, 2008, 20 (6): 346-348.

[16] 周福生, 程宏辉. 治疗肠易激综合征的中医理论研究和临床经验传承. 世界华人消化杂志, 2010, 18 (21): 2225-2229.

[17] 刘穗宁. 分阶段辨证治疗肠易激综合征 30 例. 中医药学刊, 2005, 23 (10): 1844-1845.

[18] 苏仁意, 章晓华. 分期辨治肠易激综合征. 湖北中医杂志, 2005, 27 (4): 45.

[19] 卜景华, 任路. 中医情志与腹泻关系的 Meta 分析. 中华中医药学刊, 2011, 29 (1): 136-139.

［20］袁海鹏，李延青．饮食调整在肠易激综合征治疗中的进展．胃肠病学与肝病学杂志，2004，13（4）：443-445.

［21］卜平，时乐，徐敏，等．72例功能性胃肠病复合型证候病机研究．中医杂志，2005，46（6）：451-453.

［22］李春联，冯华扬，肖生翠，等．太极拳运动对肠易激综合征疗效的影响探讨．实用医技杂志，2008，15（11）：1384-1386.

［23］梁谊深，谢胜，张越．太极拳运动治疗肠易激综合征的疗效观察．现代中西医结合杂志，2011，20（4）：417-418.

［24］张声生，汪红兵，李振华，等．中医药辨证治疗腹泻型肠易激综合征多中心随机对照研究．中国中西医结合杂志，2010，30（1）：9-12.

［25］苏国彬，刘文华，陈海滨，等．以痛泻要方为基本方治疗肠易激综合征随机对照试验的系统评价．广州中医药大学学报，2009，26（2）：113-119.

［26］石琨，汪崇文，范可．中药痛泻要方治疗肠易激综合征疗效的荟萃分析．世界华人消化杂志，2007，15（17）：1934-1939.

［27］Bian ZX, Wu TX, Liu L, et al. Effectiveness of the Chinese herbal formula TongXieYaoFang for irritable bowel syndrome：a systematic review. The journal of alternative and complementary medicine，2006，12（4）：401-407.

［28］Leung WK, Wu JC, Liang SM, et al. Treatment of diarrhea-predominant irritable bowel syndrome with Traditional Chinese Herbal Medicine：A Randomized Placebo-Controlled Trial. Am J Gastroenterol，2006，101（7）：1574-1580.

［29］叶世龙．敦土抑木汤治疗腹泻型肠易激综合征的临床研究．中国临床药理学与治疗学，2006，11（8）：937-939.

［30］王恩元，李柏群，魏大荣．调中固肠汤治疗腹泻型肠易激综合征54例．中国中西医结合消化杂志，2010，18（2）：122-123.

［31］康萍香，杨跃青，何瑾瑜．完带汤治疗肠道易激综合征60例．陕西中医，2010，31（9）：1153-1154.

［32］陈丽英，李青，沈舒文．泻肝健脾方煎剂治疗腹泻型肠易激综合征的临床研究．中国中西医结合消化杂志，2009，17（2）：115-117.

［33］Bensoussan A, Talley NJ, Hing M, et al. Treatment of irritable bowel syndrome with chinese herbal medicine：a randomized controlled trial. JAMA，1998；280（18）：1585-1589.

[34] 黄绍刚，张海燕. 疏肝健脾法治疗腹泻型肠易激综合征（IBS-D）随机对照试验的 Meta 分析. 中国中医基础医学杂志，2011，17（1）：80-81.

[35] 张声生，许文君，陈贞，等. 疏肝健脾法与健脾化湿法治疗腹泻型肠易激综合征对比疗效观察. 中华中医药杂志，2010，25（1）：127-130.

[36] 杨静，张声生. 疏肝健脾化湿法治疗腹泻型肠易激综合征临床观察. 中国中西医结合消化杂志，2009，17（1）：12-14.

[37] Anastasi JK, McMahon DJ, Kim GH. Symptom management for irritable bowel syndrome：a pilot randomized controlled trial of acupuncture/moxibustion. Gastroenterol Nurs, 2009 32（4）：243-255.

[38] Fireman Z, Segal A, Kopelman Y, et al. Acupuncture treatment for irritable bowel syndrome. A double-blind controlled study. Digestion, 2001, 64（2）：100-103.

[39] Chan J, Carr I, Mayberry JF. The role of acupuncture in the treatment of irritable bowel syndrome：a pilot study. Hepatogastroenterology, 1997, 44（17）：1328-1330.

[40] Schneider A, Enck P, Streitberger K, et al. Acupuncture treatment in irritable bowel syndrome. Gut, 2006, 55（5）：649-654.

[41] Reynolds JA, Bland JM, MacPherson H. Acupuncture for irritable bowel syndrome an exploratory randomised controlled trial. Acupunct Med, 2008, 26（1）：8-16.

[42] Forbes A, Jackson S, Walter C, et al. Acupuncture for irritable bowel syndrome：A blinded placebo-controlled trial. World J Gastroenterol, 2005, 11（26）：4040-4044.

[43] Lim B, Manheimer E, Lao L, et al. Acupuncture for treatment of irritable bowel syndrome. Cochrane Database Syst Rev, 2006, 18（14）：CD005111.

[44] 石学慧，罗杰坤，谭涛. 电针治疗腹泻型肠易激综合征的临床观察. 新中医，2010，42（5）：72-74.

[45] 钱火辉，朱永苹，蒙珊，等. 针刺治疗腹泻型肠易激综合征的随机对照试验. 世界华人消化杂志，2011，19（3）：257-261.

[46] 王志坤，刘启泉，张晓利，等. 隔山逍遥方配合针刺治疗腹泻型肠易激综合征150例. 辽宁中医杂志，2010，37（2）：276-277.

附录2 成人功能性胃肠病罗马Ⅲ 诊断性问卷和评分方法

——摘自柯美云、方秀才主译罗马Ⅲ功能性胃肠病

问卷填写者须知

这份问卷调查的目的是了解人们胃肠道系统有时会出现的健康问题。问卷的填写大约需要 15 min。对每个问题的回答请正确答案的左侧画圈。您可能会发现您并不具有我们询问您的某些症状，请按提示跳过这些的问题。如果您对某些问题的回答不肯定或记不清楚，请选择您认为最贴近的答案。问题容易漏答，请您离开前检查、确认您没有遗漏任何问题。

成人功能性胃肠病罗马Ⅲ诊断性问卷	
问　　题	回　　答
食管症状	
1. 最近 3 个月内，您是否觉得咽喉部哽咽、堵胀或有东西黏附？	0. 无　→跳到问题4 1. <1 日／月 2. 1 日／月 3. 2~3 日／月 4. 1 日／周 5. >1 日／周 6. 每日都有

续表

成人功能性胃肠病罗马Ⅲ诊断性问卷

问　　题	回　　答
2. 您的这种感觉已经有 6 个月或更长时间了吗?	0. 否 1. 是
3. 这种感觉是在餐间（您不进食的时候）出现吗?	0. 否 1. 是
4. 当您进餐或饮水时，这种感觉会影响您的吞咽吗?	0. 无或很少 1. 有时 2. 经常 3. 很常见 4. 几乎总是
5. 最近 3 个月内，您是否觉得胸骨后疼痛或不适（与心脏问题无关)?	0. 无　→跳到问题 8 1. <1 日/月 2. 1 日/月 3. 2～3 日/月 4. 1 日/周 5. >1 日/周 6. 每日都有
6. 您的这种感觉已经有 6 个月或更长时间了吗?	0. 否 1. 是
7. 当您有胸痛时，您感觉疼痛像烧灼样吗?	0. 无或很少 1. 有时 2. 经常 3. 很常见 4. 几乎总是

成人功能性胃肠病罗马Ⅲ诊断性问卷

问　　　题	回　　　答
8. 最近 3 个月内，您是否有胃灼热（胸部烧灼样不适或疼痛）？	0. 无　→跳到问题 10 1. <1 日/月 2. 1 日/月 3. 2～3 日/月 4. 1 日/周 5. >1 日/周 6. 每日都有
9. 这种胃灼热（胸部烧灼样不适或疼痛）已经有 6 个月或更长时间了吗？	0. 否 1. 是
10. 最近 3 个月内，您在吞咽后是否觉得食物或饮料黏附在胸部或通过胸部时很缓慢？	0. 无　→跳到问题 13 1. <1 日/月 2. 1 日/月 3. 2～3 日/月 4. 1 日/周 5. >1 日/周 6. 每日都有
11. 这种食物黏附的感觉与胃灼热有关系吗？	0. 无或很少 1. 有时 2. 经常 3. 很常见 4. 几乎总是
12. 这种感觉已经有 6 个月或更长时间了吗？	0. 否 1. 是

续表

成人功能性胃肠病罗马 III 诊断性问卷

问　　题	回　　答
13. 最近 3 个月内，您在进食平常餐量后，您是否觉得饱胀不适？	0. 无　　→跳到问题 15 1. <1 日/月 2. 1 日/月 3. 2~3 日/月 4. 1 日/周 5. >1 日/周 6. 每日都有
14. 您的这种饱胀不适感已经有 6 个月或更长时间了吗？	0. 否 1. 是
15. 最近 3 个月内，您是否无法完成平常餐量的进食？	0. 无　　→跳到问题 17 1. <1 日/月 2. 1 日/月 3. 2~3 日/月 4. 1 日/周 5. >1 日/周 6. 每日都有
16. 您无法完成平常餐量的进食的情况已经有 6 个月或更长时间了吗？	0. 否 1. 是
胃和肠道症状	
17. 最近 3 个月内，您是否觉得中上腹部（肚脐以上，但不是胸部）有疼痛或烧灼感？	0. 无　　→跳到问题 26 1. <1 日/月 2. 1 日/月 3. 2~3 日/月 4. 1 日/周 5. >1 日/周 6. 每日都有

成人功能性胃肠病罗马Ⅲ诊断性问卷	
问　　　　题	回　　　　答
18. 这种疼痛或烧灼感已经有 6 个月或更长时间了吗?	0. 否 1. 是
19. 这种疼痛或烧灼感出现后，会在当日内完全消失吗?	0. 无或很少 1. 有时 2. 经常 3. 很常见 4. 几乎总是
20. 通常，您的中上腹疼痛或烧灼感有多严重?	1. 很轻 2. 轻度 3. 中度 4. 重度 5. 非常严重
21. 这种疼痛或烧灼感会受进食的影响吗?	0. 不会 1. 进食后加重 2. 进食后减轻
22. 这种疼痛或烧灼痛可以通过服抗酸药来缓解吗?	0. 无或很少 1. 有时 2. 经常 3. 很常见 4. 几乎总是
23. 这种疼痛或烧灼感在排便或排气后好转或消失吗?	0. 无或很少 1. 有时 2. 经常 3. 很常见 4. 几乎总是

续表

成人功能性胃肠病罗马Ⅲ诊断性问卷	
问　　题	回　　答
24. 这种疼痛或烧灼感出现时，常伴有排便次数的改变吗（增多或减少）？	0. 无或很少 1. 有时 2. 经常 3. 很常见 4. 几乎总是
25. 这种疼痛或烧灼感出现时，您的大便常会变干或变稀吗？	0. 无或很少 1. 有时 2. 经常 3. 很常见 4. 几乎总是
26. 最近 3 个月，您是否觉得恶心不适？	0. 无　→跳到问题 28 1. <1 日/月 2. 1 日/月 3. 2~3 日/月 4. 1 日/周 5. >1 日/周 6. 每日都有
27. 这种恶心感 6 个月前开始了吗？	0. 否 1. 是
28. 最近 3 个月内，您有过呕吐吗？	0. 无　→跳到问题 33 1. <1 日/月 2. 1 日/月 3. 2~3 日/月 4. 1 日/周 5. >1 日/周 6. 每日都有

成人功能性胃肠病罗马Ⅲ诊断性问卷

问 题	回 答
29. 您的呕吐已经有 6 个月或更长时间了吗?	0. 否 1. 是
30. 您是否自己诱发过呕吐?	0. 无或很少 1. 有时 2. 经常 3. 很常见 4. 几乎总是
31. 最近 1 年内,您是否间断发生呕吐?这种呕吐每次发作持续几日,之后停止。	0. 无或很少　→跳到问题 33 1. 有时 2. 经常 3. 很常见 4. 几乎总是
32. 最近 1 年内,您间断发作的呕吐至少有 3 次吗?	0. 否 1. 是
33. 最近 3 个月内,您是否感到食物反流到口腔?	0. 无　→跳到问题 39 1. <1 日/月 2. 1 日/月 3. 2~3 日/月 4. 1 日/周 5. >1 日/周 6. 每日都有
34 这种毛病(食物以流到口腔)已经有 6 个月或更长时间了吗?	0. 否 1. 是

成人功能性胃肠病罗马Ⅲ诊断性问卷	
问　　题	回　　答
35. 当食物反流到口腔后，在您把反上来的食物咽下去或吐出之前，食物常在您口腔里停留一会吗？	0. 无或很少 1. 有时 2. 经常 3. 很常见 4. 几乎总是
36. 食物反流到口腔之前，您会有干呕吗？	0. 无或很少 1. 有时 2. 经常 3. 很常见 4. 几乎总是
37. 食物反流到口腔时，您常呕吐或觉得胃部不适吗？	0. 无或很少 1. 有时 2. 经常 3. 很常见 4. 几乎总是
38. 当反流上来的食物变馊或有酸味时，食物就不再反流到您的口腔了吗？	0. 无或很少 1. 有时 2. 经常 3. 很常见 4. 几乎总是
39. 最近 3 个月内，您是否感到嗳气不适？	0. 无　→跳到问题41 1. <1 日/月 2. 1 日/月 3. 2~3 日/月 4. 1 日/周 5. >1 日/周 6. 每日都有

成人功能性胃肠病罗马Ⅲ诊断性问卷	
问　　题	回　　答
40. 这种嗳气不适感 6 个月前就开始了吗？	0. 否 1. 是
41. 最近 3 个月内，您有腹部（任何区域）疼痛或不适感？	0. 无　→跳到问题 52 1. <1 日/月 2. 1 日/月 3. 2～3 日/月 4. 1 日/周 5. >1 日/周 6. 每日都有
42. 您只是有疼痛（没有不适，也没有不适混有疼痛）？	0. 无或很少 1. 有时 2. 经常 3. 很常见 4. 几乎总是
43. 女性回答：这种不适或疼痛只出现在您的月经出血期，而其他时间不出现吗？	0. 否 1. 是 2. 我已绝经或我是男性，无法回答
44. 当您有这种疼痛时，会限制或约束您的日常活动吗（如上班、家务劳动和社交活动）？	0. 无或很少 1. 有时 2. 经常 3. 很常见 4. 几乎总是
45. 您的这种不适或疼痛已经有 6 个月或更长时间了吗？	0. 否 1. 是

续表

成人功能性胃肠病罗马Ⅲ诊断性问卷

问　　题	回　　答
46. 这种不适或疼痛在排便后会好转或消失吗?	0. 无或很少 1. 有时 2. 经常 3. 很常见 4. 几乎总是
47. 这种不适或疼痛出现时, 您的排便次数会增多吗?	0. 无或很少 1. 有时 2. 经常 3. 很常见 4. 几乎总是
48. 这种不适或疼痛出现时, 您的排便次数会减少吗?	0. 无或很少 1. 有时 2. 经常 3. 很常见 4. 几乎总是
49. 这种不适或疼痛出现时, 您的排便是稀便吗?	0. 无或很少 1. 有时 2. 经常 3. 很常见 4. 几乎总是
50. 这种不适或疼痛感出现时, 您的排便是干硬便吗?	0. 无或很少 1. 有时 2. 经常 3. 很常见 4. 几乎总是

成人功能性胃肠病罗马Ⅲ诊断性问卷

问　　　题	回　　　答
51. 这种不适或疼痛会因活动或变换体位而减轻吗？	0. 无或很少 1. 有时 2. 经常 3. 很常见 4. 几乎总是
52. 最近 3 个月内，您有排便次数少于 3 次/周（即 0~2 次/周）的情况吗？	0. 无或很少 1. 有时 2. 经常 3. 很常见 4. 几乎总是
53. 最近 3 个月内，您有排硬便或干球状便的情况吗？	0. 无或很少 1. 有时 2. 经常 3. 很常见 4. 几乎总是
54. 最近 3 个月内，您有排便费力吗？	0. 无或很少 1. 有时 2. 经常 3. 很常见 4. 几乎总是
55. 最近 3 个月内，您在排便后有未完全排尽的感觉吗？	0. 无或很少 1. 有时 2. 经常 3. 很常见 4. 几乎总是

续表

成人功能性胃肠病罗马Ⅲ诊断性问卷

问　　　题	回　　　答
56. 最近 3 个月内，您在排便时有大便不能通过（即堵塞）的感觉吗？	0. 无或很少 1. 有时 2. 经常 3. 很常见 4. 几乎总是
57. 最近 3 个月内，为了完全排出大便，您有手按压腹部或肛门周围或抠大便的情况吗？	0. 无或很少 1. 有时 2. 经常 3. 很常见 4. 几乎总是
58. 最近 3 个月内，您在排便过程中，会感到难以放松或难以让大便排出吗？	0. 无或很少 1. 有时 2. 经常 3. 很常见 4. 几乎总是
*如果应用罗马Ⅲ诊断标准，通过粪便性状的改变来对肠易激综合征患者进行亚型分型，可用右侧反应频度等级来代替问题 53—61 中的反应频度等级。	0. 无或很少 1. 约 25% 的时间 2. 约 50% 的时间 3. 约 75% 的时间 4. 几乎总是，100% 的时间
59. 您的便秘症状（问题 52—58）在 6 个月前就开始了吗？	0. 否 1. 是

成人功能性胃肠病罗马Ⅲ诊断性问卷

问　　题	回　　答
60. 最近 3 个月内，您有排便≥4 次/日的情况吗？	0. 无或很少 1. 有时 2. 经常 3. 很常见 4. 几乎总是
61. 最近 3 个月内，您有排松散便、糊状便或水样便的情况吗？	0. 无或很少　→跳到问题 64 1. 有时 2. 经常 3. 很常见 4. 几乎总是
62. 最近 3 个月内，您至少有 3/4 的时间排便为松散便、糊状便或水样便吗？	0. 否 1. 是
63. 您排松散便、糊状便或水样便是在 6 个月以前就开始了吗？	0. 否 1. 是
64. 最近 3 个月内，您是否一有便就要赶紧上厕所排便？	0. 无或很少 1. 有时 2. 经常 3. 很常见 4. 几乎总是
65. 最近 3 个月内，您的大便中是否带有黏液或黏胨？	0. 无或很少 1. 有时 2. 经常 3. 很常见 4. 几乎总是

成人功能性胃肠病罗马Ⅲ诊断性问卷

问　　　题	回　　　答
＊如果应用罗马Ⅲ诊断标准，通过粪便性状的改变来对肠易激综合征患者进行亚型分型，可用右侧反应频度等级来代替问题53—61中的反应频度等级。	0. 无或很少 1. 约25%的时间 2. 约50%的时间 3. 约75%的时间 4. 几乎总是，100%的时间
66. 最近3个月内，您是否觉得腹部胀气或腹部膨胀？	0. 无　→跳到问题68 1. <1日/月 2. 1日/月 3. 2~3日/月 4. 1日/周 5. >1日/周 6. 每日都有
67. 您的胀气或腹部膨胀症状是在6个月前就开始了吗？	0. 否 1. 是
胆囊和胰腺症状	
68. 最近6个月内，您是否觉得右上腹或中上腹有固定的疼痛。	0. 无　→跳到问题75 1. <1日/月 2. 1日/月 3. 2~3日/月 4. 1日/周 5. >1日/周 6. 每日都有
69. 这种疼痛会持续30 min或更长时间吗？	0. 无或很少 1. 有时 2. 经常 3. 很常见 4. 几乎总是

成人功能性胃肠病罗马 III 诊断性问卷	
问　　题	回　　答
70. 这种疼痛是否会达到稳定且严重的程度？	0. 无或很少 1. 有时 2. 经常 3. 很常见 4. 几乎总是
71. 这种疼痛在发作间期可完全消失吗？	0. 无或很少 1. 有时 2. 经常 3. 很常见 4. 几乎总是
72. 疼痛会限制您的日常活动或迫使您马上看医生或看急诊吗？	0. 无或很少 1. 有时 2. 经常 3. 很常见 4. 几乎总是
73. 您的胆囊已经被切除了吗？	0. 否　→　跳到问题 75 1. 是
74. 自从您的胆囊被切除后，您是否有这种疼痛？	0. 无或很少 1. 有时 2. 经常 3. 很常见 4. 几乎总是

续表

成人功能性胃肠病罗马Ⅲ诊断性问卷

问　　题	回　　答
直肠和肛门症状	
75. 最近 3 个月内，您是否无意中出现过大便失禁（固体或液体大便）？	0. 无　→跳到问题 78 1. <1 日/月 2. 1 日/月 3. 2～3 日/月 4. 1 日/周 5. >1 日/周 6. 每日都有
76. 最近 3 个月内，您出现这种大便失禁情况时，大便量有多少？	1. 少量（仅沾污内裤） 2. 中等量（比沾污内裤多，但少于一次彻底的排便量） 3. 大量（一次彻底的排便量）
77. 最近 1 年内，出现这种大便失禁情况时，失禁的大便症状：	1. 仅有液体/黏液 2. 仅有大便 3. 液体/黏液和大便均有
78. 最近 3 个月内，您在不排便时，肛门或直肠是否有瘙痒、疼痛和紧迫感？	0. 无　→跳到问题 82 1. <1 日/月 2. 1 日/月 3. 2～3 日/月 4. 1 日/周 5. >1 日/周 6. 每日都有
79. 这种瘙痒、疼痛和紧迫感会持续多长时间？	1. 几秒钟至 20 min，继而完全消失 2. 超过 20 min 至几日或更久

成人功能性胃肠病罗马Ⅲ诊断性问卷

问　　题	回　　答
80. 这种肛门直肠疼痛出现后，会在当日内完全消失吗？	0. 否 1. 是
81. 这种肛门或直肠瘙痒、疼痛和紧迫感是在 6 个月前就开始了吗？	0. 否 1. 是
其他问题	
82. 最近 3 个月内，您是否注意到大便带血？	0. 无或很少 1. 有时 2. 经常 3. 很常见 4. 几乎总是
83. 最近 3 个月内，您是否注意到大便颜色变黑？	0. 无或很少 1. 有时 2. 经常 3. 很常见 4. 几乎总是
84. 最近 3 个月内，您是否有过呕血？	0. 无或很少 1. 有时 2. 经常 3. 很常见 4. 几乎总是
85. 是否曾经有医师告诉您，您有贫血（红细胞数减少或缺铁）？（女性应排除月经所致贫血）	0. 否 1. 是

成人功能性胃肠病罗马Ⅲ诊断性问卷

问　　　　题	回　　　　答
86. 最近 3 个月内，您是否经常测体温并发现体温有多次超过 38℃（99 ℉）？	0. 无或很少 1. 有时 2. 经常 3. 很常见 4. 几乎总是
87. 最近 3 个月内，您是否有不明原因的体重减轻，超过 4.5 kg（10磅）？	0. 否 1. 是
88. 如果年龄大于 50 岁，您最近是否有大便的明显变化（排便次数或大便性状）？	0. 否 1. 是 2. 无法回答
89. 您的父母或兄弟姐妹是否存在以下情况：	
（1）食管癌、胃癌或结肠癌	0. 否 1. 是
（2）溃疡性结肠炎或克罗恩病	0. 否 1. 是
（3）乳糜泻	0. 否 1. 是
90. 最近 3 个月内，您是否有持续性或进行性加重的声音嘶哑？	0. 无或很少 1. 有时 2. 经常 3. 很常见 4. 几乎总是

成人功能性胃肠病罗马Ⅲ诊断性问卷

问　　题	回　　答
91. 最近 3 个月内，您是否有持续性或进行性加重的颈部或咽喉疼痛？	0. 无或很少 1. 有时 2. 经常 3. 很常见 4. 几乎总是
92. 最近 3 个月内，您是否有用力活动后的胸痛或心脏问题有关的胸痛？	0. 无或很少 1. 有时 2. 经常 3. 很常见 4. 几乎总是
93. 最近 3 个月内，您是否出现吞咽困难？	0. 无或很少 1. 有时 2. 经常 3. 很常见 4. 几乎总是

成人肠易激综合征罗马Ⅲ诊断性问卷的评分方法

诊断标准*

反复发作的腹痛或腹部不适**，最近 3 个月内每月发作至少 3 日，伴有以下 1~3 条中 2 项或 2 项以上标准［腹痛或不适至少 2~3 日/月（问题 41 > 2）；对女性患者来说，腹痛只出现在月经期？（问题 43 = 0 或 2）］：

1. 排便后症状改善　至少有部分时间腹痛或不适在排便后改善（问题 46 > 0。

2. 症状发作时伴有排便频率的改变 至少有部分时间腹痛或不适发作时大便次数增多（问题 47 > 0），或至少有部分时间腹痛或不适发作时大便次数减少（问题 48 > 0）。

3. 症状发作时伴有粪便性状（外观）的改变 至少有部分时间腹痛或不适发作时排稀便（问题 49 > 0），或至少有部分时间腹痛或不适发作时排干硬便（问题 50 > 0）。

注：＊诊断前症状出现至少 6 个月，近 3 个月符合以上诊断标准（问题 45 = 1）；＊＊腹部不适是指难以用疼痛来形容的不适感。

在临床试验和病理生理机制的研究中，建议在筛选合格受试者时将疼痛/不适感的发作频率在设定为至少每周 2 日。